PRÉCIS

DE

L'INSPECTION DES VIANDES

CORBEIL. — IMPRIMERIE ÉD. CRÉTÉ.

PRÉCIS

DE

L'INSPECTION DES VIANDES

A L'USAGE

DES INSPECTEURS, DES CANDIDATS-INSPECTEURS.
DES MÉDECINS ET VÉTÉRINAIRES MILITAIRES, DES ÉCONOMES, ETC.

PAR

L. PAUTET

ANCIEN RÉPÉTITEUR A L'ÉCOLE VÉTÉRINAIRE D'ALFORT
VÉTÉRINAIRE SANITAIRE DU DÉPARTEMENT DE LA SEINE

Avec 89 figures dessinées d'après nature

PAR

J. PERTUS

Vétérinaire sanitaire du département de la Seine.

Deuxième édition, revue et augmentée

PARIS

ASSELIN ET HOUZEAU

Libraires de la Société centrale de Médecine vétérinaire

PLACE DE L'ÉCOLE-DE-MÉDECINE

1901

PRÉFACE

DE LA PREMIÈRE ÉDITION

En publiant ce modeste travail, nous n'avons eu qu'un but, qu'une ambition : être utile à nos confrères.

Nous avons désiré que ce livre fût le véritable manuel de l'Inspecteur des animaux et des viandes qui en proviennent; nous avons eu surtout l'intention d'écrire un Guide pour le candidat-Inspecteur.

Aussi nous sommes-nous efforcé de traiter toutes les principales questions se rattachant à l'inspection des viandes. Pour cela faire, nous nous sommes inspiré des divers programmes de Paris, de Reims, de Dijon, etc.; nous avons également mis à profit l'intéressante *Causerie sur l'inspection de la boucherie* par M. le professeur Barrier, d'Alfort. Voici :

1° Le programme de Paris. C'est le plus restreint, ce qui, pour notre compte personnel, nous surprend étrangement.

L'épreuve écrite comprend :

a. *Une étude sur les maladies qui sont susceptibles d'altérer les viandes de boucherie ;*

b. *Un procès-verbal de constatation.*

L'épreuve pratique est divisée en deux parties :

a. *Examen des viandes insalubres et détermination des causes des saisies ;*

b. *Examen microscopique des viandes insalubres.*

2° Celui de Reims. Il a beaucoup plus d'envergure :

a. *Rédaction d'un mémoire ayant trait à la pathologie et à la police sanitaire de l'une des maladies qui peuvent affecter les animaux de boucherie ;*

b. *Rédaction d'un rapport exposant les motifs de la saisie des viandes impropres à la consommation ;*

c. *Dissertation orale sur une ou plusieurs questions ayant trait à l'anatomie pathologique des animaux de boucherie ;*

d. *Dissertation orale sur un ou plusieurs sujets relatifs : 1° à la police des abattoirs et des marchés ; 2° aux conditions générales qui peuvent modifier la qualité des viandes abattues ou sur pied ; 3° aux principes de droit qui régissent le commerce des animaux de boucherie ;*

e. *Examen de viandes insalubres, à l'œil nu et au microscope. Examen d'un ou plusieurs animaux sur pied au point de vue de l'âge, de la race, du rendement, de l'état de santé ou de maladie.*

3° Celui de Dijon :

a. *Rédaction d'un mémoire ou d'un rapport ayant trait à la police sanitaire ou à la jurisprudence commerciale des animaux de boucherie;*

b. *Rédaction d'un mémoire sur une ou plusieurs questions relatives aux principales maladies qui affectent les animaux de boucherie;*

c. *Dissertation orale sur une ou plusieurs questions ayant trait à l'anatomie normale ou pathologique des animaux de boucherie;*

d. *Dissertation orale sur un ou plusieurs sujets relatifs à la police des abattoirs, à l'hygiène des animaux de boucherie, à leurs logements, à leur nourriture, à l'influence de leur mode de transport d'un lieu dans un autre sur leur santé et sur l'état de leurs chairs;*

e. *Examen microscopique des viandes insalubres. Examen pratique d'un ou plusieurs animaux de boucherie au point de vue de leur âge, de leur race, de leur conformation, de leur degré d'engraissement et de leur rendement, et exposé ayant pour but de déterminer si ces animaux sont sains ou malades, et, dans ce dernier cas, de préciser la maladie ou les maladies dont ils sont atteints et le préjudice qu'il en résulte pour la qualité de la viande qu'ils pourront produire.*

Cette simple lecture fait voir clairement que les villes qui créent des emplois d'Inspecteur de la boucherie, exigent de leurs futurs fonctionnaires des connaissances très étendues et fort variées, que, seules, les études vétérinaires permettent d'acquérir.

A chaque instant, en effet, l'Inspecteur doit faire appel à ses souvenirs anatomiques, zoologiques, pathologiques, zootechniques, etc., s'il tient à déterminer sûrement l'origine de telle ou telle viande, de tel ou tel viscère ou abat, la nature et la gravité des altérations dont ils peuvent être le siège, etc. En outre, il doit connaître les lois, décrets et articles du Code qui régissent le commerce des animaux de boucherie.

Réunir, condenser dans un *petit volume* toutes les données scientifiques sur lesquelles repose l'inspection des viandes, voilà l'idée dominante qui nous a décidé à entreprendre ce travail. En d'autres termes, nous avons tenu à éviter au candidat-Inspecteur l'ennui et la fatigue de chercher à *droite*, à *gauche* et de fouiller dans de nombreux ouvrages. Nous osons même espérer qu'il nous en sera d'autant plus reconnaissant que, dans la majorité des cas, l'intervalle de temps qui sépare la publication du concours de l'époque fixée pour subir les épreuves, est très court et que, par suite, il n'a guère la possibilité de s'y préparer.

Pour y parvenir, nous avons puisé à pleines mains dans les œuvres de nos savants maîtres : MM. Arloing, Chauveau, Cornevin, Galtier, Neumann, Nocard, Peuch, Railliet, etc...

Nous avons divisé notre travail en chapitres pour

en faciliter l'étude, décrit les symptômes et les lésions (*ce qui importe le plus à l'Inspecteur*) des maladies susceptibles d'altérer les viandes ; enfin nous avons donné, à la fin du livre, quelques modèles de procès-verbaux de constatation.

En terminant, disons que nous n'avons nullement visé à l'originalité des idées. Notre travail est assurément fort imparfait ; mais, nous le répétons : être utile à nos confrères-candidats, voilà l'unique but de nos désirs et de nos efforts. Puissions-nous avoir réussi !...

L. P.

AVERTISSEMENT

DE LA DEUXIÈME ÉDITION

Comme pour la première édition, à laquelle nos confrères ont fait bon accueil — ce dont nous les remercions — nous nous sommes borné au strict nécessaire, tenant à éviter les longueurs, souvent inutiles, toujours fatigantes.

Bon ou mauvais, le plan primitif de l'ouvrage a été conservé. Seul l'ordre des chapitres a été quelque peu modifié.

Nous nous sommes conformé, dans la mesure du possible, au nouveau programme de Paris, sans négliger les questions posées aux concours de province. C'est dire que nous avons tout revu et presque tout augmenté ; mais, nous le répétons, notre ferme dessein a été de ne pas grossir ce livre au point d'être contraint à en changer le titre.

L. P.

25 juillet 1900.

PRÉCIS

DE

L'INSPECTION DES VIANDES

CHAPITRE PREMIER

NÉCESSITÉ D'UNE BONNE INSPECTION.

Dans son excellent *Traité de l'inspection des viandes de boucherie* (1880), Baillet, de Bordeaux, pose la question suivante :

L'inspection des viandes a-t-elle sa raison d'être?

Decroix, marchant sur les traces de Parent-Duchâtelet, répondrait catégoriquement non, si toutefois — ce que nous ignorons — il n'a pas changé d'opinion, depuis la publication de son mémoire ayant pour titre : *Recherches expérimentales sur la viande de cheval et sur les viandes dites insalubres au point de vue de l'alimentation publique.* Soumettre préalablement à une cuisson complète toutes les viandes réputées insalubres, voilà la seule précaution à observer, et encore cette mesure serait-elle presque superflue.

Il ne faut pas croire que la *négation* de Decroix ne repose que sur de pures hypothèses, car notre honorable confrère n'a nullement l'habitude de s'en tenir aux simples vues de l'esprit. Comme le physiologiste, il a recours à l'expérimentation. Mais dédaignant les vulgaires animaux du laboratoire, il paye lui-même de sa personne.

Oui, notre courageux confrère n'a pas craint d'ingérer et de faire ingérer à d'autres personnes la chair d'animaux morts de maladies communes, sporadiques ou épidémiques les plus diverses (*morve*, *charbon*, *ladrerie*, *trichinose*, *cancer*, etc.) et ayant été traités par l'acide arsénieux, la noix vomique, etc. Il a mangé des viandes saisies par l'inspection de la boucherie comme nuisibles à des titres divers, du cheval morveux et du cheval farcineux et, enfin, *de la viande crue provenant d'animaux morveux et même enragés.*

Voici, du reste, un extrait de l'analyse du mémoire de Decroix par Bernier. Après avoir rappelé ce qui précède (Séance du 6 janvier 1885), Bernier ajoute :

Le plus généralement, ces viandes ont été ingérées bien cuites, sous forme de bouilli, de bouillon, de rôtis ou de ragoûts, et même de pâtés ; l'aspect des mets obtenus n'était pas toujours satisfaisant, mais c'est tout à fait par exception qu'il est survenu quelque trouble digestif léger et éphémère à la suite de ces ingestions multipliées, et jamais il n'y a eu de transmission morbide.

Avant d'aller plus loin, et tout en reconnaissant l'intérêt que présentent les expériences de M. Decroix, nous devons faire remarquer qu'elles n'infirment en rien les observations faites sur un grand nombre de points et qui démontrent le danger de la consommation des viandes d'animaux malades et, à plus forte raison, des viandes septiques, septicémiques ou virulentes.

Que les principes nuisibles qu'elles renferment puissent

être neutralisés par une coction parfaite entre les mains ou sous la surveillance d'un vétérinaire habile, cela n'est pas contesté. Mais qui pourrait comparer les expérimentations scientifiques de l'auteur avec la manipulation de ces viandes dangereuses et leur préparation culinaire par les particuliers et par la population proprement dite ?

. . . .

Toutes ces réserves, messieurs, ne nous empêchent pas de reconnaître l'intérêt que présentent les expérimentations de M. Decroix, lesquelles montrent, une fois de plus, quelle importance il faut apporter à la cuisson complète des viandes au point de vue de la santé publique. On ne peut oublier qu'il a contribué, pour une grande part, à créer une nouvelle source d'alimentation publique en temps normal, et qu'il a montré à quelles conditions on pourrait, en temps de disette ou de famine, utiliser sans péril considérable les viandes suspectes ou altérées. On se plaît enfin à signaler avec honneur le courage personnel qu'il a montré dans une expérimentation répugnante et pénible que, seules, une conviction ardente et une foi d'apôtre pouvaient permettre d'exécuter et de poursuivre pendant d'aussi longues années.

. . . .

Au contraire, les vétérinaires-inspecteurs proclament hautement que les viandes précitées et d'autres encore sont réellement dangereuses pour la santé publique et, partant, qu'il faut les retirer de la consommation.

Mais les partisans du *mange-tout*, les *omnivores* (dans l'acception la plus étendue du mot) s'empressent de leur répliquer : Vos convictions, vos croyances, nous savons ce qu'elles valent ; votre pessimisme nous est suspect et pour cause. Vous êtes comme les directeurs de haras, qui ne manquent jamais de dire et de répéter sur tous les tons :

« Dans les accouplements, l'influence de l'étalon ou

puissance héréditaire individuelle est constamment prépondérante. »

Et les détracteurs de l'inspection d'ajouter, non sans laisser percer une petite pointe d'ironie : Que vos intérêts, lorsqu'ils sont directement en jeu, trouvent donc en vous d'éloquents défenseurs !...

Comme on le voit, le problème est définitivement posé, mais pas le moins du monde résolu. Pourtant il se réduit à ceci :

Y a-t-il réellement des viandes insalubres, dangereuses, nuisibles ? — Eh bien, oui assurément.

Prenons, par exemple, un porc ladre, trichineux, un mouton charbonneux, un bœuf tuberculeux, un cheval morveux.

1° Porc ladre. — La ladrerie est déterminée par la présence, dans le système musculaire, de petites vésicules elliptiques, pleines d'un liquide limpide, incolore ou légèrement trouble. Ces vésicules renferment un corps blanchâtre, opaque, qui n'est autre que le scolex ou la larve (*Cysticercus cellulosæ*) du *Tænia solium* de l'homme.

En d'autres termes, ce cysticerque, ingéré par *nous*, se transforme en *Tænia solium* ou Ver solitaire dans notre intestin.

On admet généralement qu'une température de 50° est suffisante pour tuer les cysticerques. Connaissant ce fait, il semble qu'une bonne cuisson des viandes ladriques doive faire disparaître tout danger.

Mais, en réalité, la question est beaucoup plus complexe, ainsi que l'a démontré la commission d'hygiène de Lille (1863). Citons un passage de son rapport :

Un jambon, après une cuisson pendant deux heures dans l'eau bouillante, avait une température de 58° dans les parties voisines de l'extérieur, et de 33° seulement dans les parties centrales ; un deuxième, cuit pendant six heures, avait atteint 74° à la surface et seulement 65° à l'intérieur : dans l'un et l'autre cas, les cysticerques avaient conservé toutes les apparences de la vie.

Après d'autres cuissons plus prolongées, la commission en conclut qu'il faudrait une température de 75° pour détruire la vitalité des scolex. « On ne peut pas compter, ajoute-t-elle, sur la cuisson dans les ménages, pour faire périr les cysticerques et les mettre, par conséquent, dans l'impossibilité de se transformer. »

Baillet a répété les expériences de la commission de Lille et il a remarqué que « dans un morceau de viande rôtie sur le gril, la couche extérieure recélait des cysticerques complètement carbonisés, alors qu'à une profondeur de 4 centimètres, l'helminthe était complètement intact ».

Donc, la cuisson, telle qu'elle est faite ordinairement, n'enlève pas à un morceau de viande ladrique un peu volumineux toute propriété nuisible, surtout si, comme le prétend la commission de Lille, une température de 75° est nécessaire.

Notons, pour finir, que l'habitude de manger crue la viande de porc est fort répandue, que les chairs à pâtés, à saucisses, à boulettes, ne subissent qu'une cuisson très imparfaite, ce qui en augmente le danger.

2° **Porc trichineux**. — La trichinose est une maladie produite par un ver nématoïde : la Trichine (*Trichina spiralis*). Ce parasite, enroulé en spirale sur lui-même, est renfermé dans une coque ou kyste logé entre les fibres musculaires.

Les kystes existent parfois en très grand nombre.

L'ingestion d'une viande trichinée détermine fréquemment la mort chez l'homme, en tout cas une affection dont les symptômes fort alarmants ont été bien décrits par Henri Rodet, de Lyon (1865), Brouardel et Grancher, de Paris (1883).

Cependant une température de 75° tue la Trichine; mais nous avons déjà vu, en étudiant la viande de porc ladre, combien il est difficile d'obtenir ce degré de chaleur dans les parties centrales d'un gros morceau.

En outre, Laborde a trouvé des trichines vivantes au milieu d'un jambon chauffé à 118°; Girard et Pabst, du laboratoire municipal de Paris, ont constaté qu'il faut en moyenne six heures et demie d'ébullition dans l'eau pour que le centre d'un jambon arrive à 70° et dix heures pour que sa température s'élève à 85°.

Par conséquent, une cuisson de deux à trois heures — cas le plus fréquent — laisse subsister la nocuité d'une viande trichinée.

3° Mouton charbonneux. — Nous n'avons en vue ici que la maladie microbienne déterminée par la multiplication de la bactéridie de Davaine. Il s'agit par conséquent de la fièvre charbonneuse proprement dite, encore appelée *sang de rate, pissement de sang*. Depuis les expériences de Koch, de Berlin (1876), on sait que la bactéridie (*Bacillus anthracis*) peut se présenter sous deux formes différentes. Mais n'anticipons pas et examinons le cas le plus fréquent.

Un propriétaire peu scrupuleux, prévoyant une issue fatale, fait abattre son animal malade pour le livrer à la boucherie. Le sang de cet animal renferme alors la bactéridie sous forme de bâtonnets, simples ou constitués par deux ou trois segments articulés, que le microscope permet de déceler.

Or, s'il est vrai qu'une température de 50° à 60° dé-

truise la virulence des bâtonnets, il n'est malheureusement pas moins vrai non plus que, *en raison du peu
de confiance à accorder à la cuisson*, les viandes charbonneuses fassent courir au consommateur de sérieux
dangers. Nous n'en voulons donner pour preuves que
les cas d'infection par les voies digestives, chez l'homme,
cas suivis de mort et signalés par Davaine, Heu, Garet
et Lebon, Leube et Muller, Œmler, Tavel.

Au surplus, l'ingestion de pareilles viandes serait-
elle inoffensive, ce qui n'est pas, qu'il faudrait encore
compter avec les dangers résultant de leur manipulation. Il suffit d'avoir des excoriations aux mains, de se
piquer ou de se couper pour contracter la pustule maligne ; et il ne se passe pas d'année sans que nous
n'ayons à déplorer la perte de quelque confrère, de
quelque boucher ou équarrisseur. Des faits de transmission du charbon à l'homme ont été rapportés par
Griolet, Santeuil, Thierry, Laubion et Muller.

D'après ce que nous venons d'exposer succinctement,
il semble donc bien établi qu'on doive retirer les
viandes charbonneuses de la consommation. C'est ce
que font, du reste, tous les inspecteurs de boucherie et
nous estimons qu'ils ont pleinement raison.

Mais, il y a des... objections. Nous retrouvons sur
notre route les partisans du *mange-tout* et ceux plus
éclectiques du *demi-mange-tout*, qui ne manquent pas
de se récrier contre la manière de faire des inspecteurs.

Comme nous ne fuyons jamais la discussion, nous
nous empressons d'exposer leurs principales doléances.

En se basant sur les expériences de Delafond — qui
a montré que la bactéridie n'apparaît dans le sang que
quelques heures avant la mort — un zootechnicien distingué, Sanson, a exprimé, en 1876, l'opinion qui suit :

« La manipulation du cadavre d'un animal charbonneux tué au début de la maladie, ou dans un état peu avancé de celle-ci, ainsi que celle de sa viande dépecée à l'état frais, sont aussi absolument dépourvues de dangers que la consommation comme aliment de cette même viande. »

Nous nous permettrons de faire observer à Sanson que le début du charbon n'est pas toujours facile à saisir et que les symptômes de la maladie ne se manifestent qu'au moment du passage de la bactéridie dans le sang. Enfin, il n'est pas rare de constater la présence de nombreuses bactéridies dans le sang de certaines viandes foraines, expédiées aux Halles Centrales. On ne peut donc sortir de ce dilemme : Ou bien le charbon est difficile à diagnostiquer à son début; ou bien le cultivateur attend que la maladie soit trop avancée, avant de se résoudre à faire abattre son animal pour la boucherie.

D'autres auteurs prétendent que la consommation des viandes charbonneuses est inoffensive, parce que, disent-ils, le suc gastrique détruit la virulence des bactéridies en bâtonnets (Expériences de Colin). Mais Pasteur ayant nourri des moutons avec des aliments sur lesquels on avait préalablement versé des bouillons de cultures bactéridiennes, a vu le charbon se développer parfois d'une façon foudroyante, sans symptômes locaux. En mélangeant aux aliments des plantes piquantes (chardons, épis d'orge, ajoncs, etc.), il a constaté une mortalité plus grande et des lésions locales dans la bouche et le pharynx. Or, l'esquille osseuse ne peut-elle pas jouer, chez l'homme, le même rôle que le piquant de la plante chez le mouton? Dans les deux cas, les premières voies digestives sont blessées et l'absorption du virus s'effectue par les plaies de la muqueuse bucco-pharyngienne. Donc, à supposer même que le suc gastrique annihilât totalement la virulence des bâtonnets, tout danger ne serait pas écarté.

De plus, les expériences de Pasteur, que nous venons de rappeler brièvement, démontrent que les sucs digestifs ne détruisent pas la vitalité des spores charbonneuses. Partant, si des corpuscules-germes se sont formés à la surface des morceaux de viande, l'homme qui les ingérera risquera fort de contracter le charbon intestinal.

Enfin, disons, pour ne rien omettre, que la troisième catégorie d'incrédules se base purement et simplement sur dés faits attestant *l'innocuité* des viandes charbonneuses. A ceux-là, nous n'opposerons et ne pouvons opposer, du reste, que les faits précisément contraires, c'est-à-dire montrant *la nocuité*.

Nous n'insisterons pas davantage sur ce sujet. Si cependant le lecteur restait perplexe, malgré les efforts que nous avons faits en vue de le rallier à notre cause, nous lui signalerions un nouveau danger résultant de l'intoxication du sang. En effet, le multiplication des bactéridies, dans l'organisme, donne naissance à des produits toxiques. L'hémoglobine est transformée en méthémoglobine, qui ne possède plus la propriété de fixer l'oxygène de l'air, lors de son passage dans le poumon.

4° **Bœuf tuberculeux.** — Les viandes provenant d'animaux tuberculeux sont également dangereuses et par leur consommation et par leur manipulation. Aujourd'hui, il est parfaitement établi :

1° Que la tuberculose des animaux et celle de l'homme sont identiques ;

2° Que la contagion par les voies digestives est possible (Chauveau).

L'ombre du doute n'est même plus permise, en ce qui concerne l'ingestion des organes tuberculeux (poumon, côtes envahies à leur surface interne, cœur, foie, etc.). Mais le sang et, par suite, le jus de viande ou suc musculaire sont-ils virulents ? — En ce qui concerne la contagion par l'ingestion de viandes provenant d'animaux tuberculeux, Gerlach, Peuch et Brown ont obtenu des résultats positifs. Au contraire, Nocard, Mac Fadyean, Perroncito, Galtier et Leclainche n'ont constaté aucun fait de transmission.

Quant à l'épreuve par l'inoculation, elle n'a guère été plus décisive : Toussaint, Galtier, Veyssière et Humbert, Stubbe, Peuch, Moreau, Kastner, Arloing et Chauveau, Vallin et Bang ont obtenu des résultats positifs ; mais Nocard, Mac Fadyean et Perroncito ont toujours échoué (sauf une fois) dans leurs tentatives de transmission (1).

En résumé, l'infectiosité des viandes est tout exceptionnelle par l'inoculation au cobaye, c'est-à-dire par le procédé le plus certain (Nocard et Leclainche).

Pour simplifier les choses, admettons que le sang et, partant, le jus de viande ne sont jamais virulents. La consommation des chairs provenant d'animaux tuberculeux est-elle encore dangereuse ? Nous n'hésitons pas à répondre oui.

Voyons maintenant les arguments que nous pouvons apporter à l'appui de notre affirmation.

1° Dans la forme ganglionnaire de la tuberculose qui se montre assez fréquemment (Cagny, Cliquet) et dans la phtisie généralisée, les ganglions lymphatiques (et

______

(1) Chez l'homme phtisique, la virulence des muscles serait à peu près constante (Steinheil, Gratia et Liénaux). Leclainche l'aurait mise en évidence une fois, dans des conditions expérimentales à l'abri de tout reproche.

on en rencontre dans tout l'organisme) sont le siège de lésions.

Ces ganglions renferment l'agent pathogène, le bacille de Koch, lequel n'est tué que par une température de 70° à 75°. Or, nous savons à quoi nous en tenir sur la valeur de la cuisson et, en outre, notre habitude de manger les viandes saignantes doit augmenter singulièrement nos craintes.

2° A l'autopsie d'un taureau en Belgique, on a trouvé (Van Hertsen rapporte le fait) des productions tuberculeuses dans le tissu conjonctif sous-cutané et dans les muscles. D'autres cas d'envahissement du système museulaire ont été encore signalés par Mac Fadyean, Woodhead et, récemment chez un porc, par notre confrère Daviaud. Qui oserait consommer de telles viandes? blâmer la destruction complète de tels cadavres?

A notre avis, les viandes provenant d'animaux tuberculeux gras sont les plus dangereuses, attendu qu'on est bien plus enclin à les manger saignantes, en raison de leur tendreté, de leur fine saveur et de leur aspect séduisant.

Or, d'après Vallin, si la température extérieure d'une viande rôtie dépasse 100°, la couche moyenne n'atteint guère que 52° à 53° et la partie centrale 46° à 48° seulement.

D'autre part, les expériences de Lewis démontrent que la température intérieure d'un morceau de viande rôtie ne dépassse pas 70°, alors même que la cuisson est complète, ce que l'on reconnaît à la teinte grisâtre et non rougeâtre des couches profondes.

Le bacille de Koch peut donc ne pas être détruit.

Dans un travail publié en 1886, Mandereau (de Besançon) conseille, comme remède, de faire saler toutes les viandes suspectes et notamment les chairs provenant d'animaux tuberculeux; Boccalari et Thomassen font ensuite la même recommandation. La salaison exigeant une longue ébullition dans l'eau et le bacille de Koch ne résistant pas au delà de 75° (?), tout danger de contamination serait écarté. Ce procédé concilierait les intérêts de l'éleveur et du consommateur. On l'emploie à Gênes et à Amsterdam. Mais remarquons, d'une part, que les viandes salées sont souvent consommées à l'état cru et, d'autre part, que la salaison seule est insuffisante à détruire l'agent pathogène (Galtier, Forster). Morot (de Troyes) préconise la stérilisation par la cuisson ou la transformation en conserves ou en extraits de viande : l'article 1ᵉʳ, dernier paragraphe, de l'arrêté ministériel du 28 septembre 1896 lui donne satisfaction.

Nous n'insisterons pas sur les dangers auxquels nous expose la manipulation des viandes phtisiques. Nous nous bornerons à rappeler que des excoriations aux mains, des blessures faites par des instruments souillés de matières tuberculeuses, sont des causes de transmission de la maladie. Ainsi, plusieurs cas d'inoculation tuberculeuse par piqûre ont été signalés par Besnier, Verneuil, Chauveau, Tscherning et Pfeiffer.

5° Cheval morveux. — Comme les précédentes, et pour des motifs analogues, les viandes provenant d'animaux morveux sont dangereuses par leur consommation et par leur manipulation. Non seulement les lésions pulmonaires, nasales, spléniques, hépatiques, etc., mais encore les lymphatiques, les ganglions, la moelle osseuse, le sang et, par suite, le jus de viande (Rabe a même signalé l'existence de tubercules dans les muscles striés) peuvent contenir le bacille spécifique.

Une température de 60° tue cependant l'agent pathogène.

Les faits de transmission de la morve à l'homme, par les manipulations diverses, sont nombreux. Ils ont été recueillis et publiés par Rayer, Bollinger et Santeuil.

Nous en avons fini avec nos exemples, mais nous doutons fort d'en avoir fini avec nos adversaires.

S'ils ne sont pas convaincus, nous leur dirons encore :

1° A supposer que les viandes provenant d'animaux charbonneux, morveux, enragés, etc., soient exemptes de tout danger, jamais vous ne parviendrez à faire croire au public qu'il peut impunément les manger. Les noms seuls de ces maladies le glacent d'effroi et de terreur !!!

2° Vous êtes en désaccord complet avec les prescriptions des lois du 27 mars 1851 (art. 1er), du 21 juin 1898 sur le Code rural (art. 42) et de l'arrêté ministériel du 28 septembre 1896 (art. 1er). Or, bon gré, mal gré, il faut s'y conformer.

3° Decroix lui-même a reconnu la nécessité d'établir un service d'inspection. Voici, en effet, les paroles qu'il prononçait à la séance du Congrès international de médecine vétérinaire du 7 septembre 1889 :

M. Decroix. — Sous prétexte de détruire les viandes malsaines, il ne faut pas priver le consommateur de viandes qui peuvent être consommées sans danger.

La moitié de la population n'a pas la quantité minima nécessaire d'aliments azotés. Mes expériences personnelles et autres m'ont conduit à cette conclusion qu'on pouvait manger impunément les viandes provenant d'animaux morts de n'importe quelle maladie. Mais je n'ai jamais conseillé de manger la viande en voie de putréfaction.

S'il n'y avait pas à craindre la manipulation des viandes

virulentes, je dirais qu'on peut se passer de l'inspection ; il suffirait de recommander une cuisson prolongée. M. Van Hertsen me reproche d'avoir retardé dans tous les pays l'organisation de l'inspection ? — J'ai pourtant toujours recommandé cette inspection, à cause des dangers de la manipulation de certaines viandes : en tout cas, j'ai la grande satisfaction d'avoir contribué à propager l'usage de la viande de cheval.

M. Van Hertsen. — Partout où l'on a voulu établir un service d'inspection, on s'est heurté aux expériences de M. Decroix ; à ce titre, notre collègue a eu une influence néfaste. Tout le monde sait qu'avec une cuisson suffisante, on détruit les virus et les parasites, mais non les produits toxiques, les ptomaïnes déjà produites ; mais le grand danger est que les viandes malsaines, les fœtus de veau, les cadavres même qu'on déterre, servent à faire des saucissons qui sont consommés crus ou mal cuits. Les empoisonnements de cet ordre sont très fréquents, au moins en Belgique.

M. Decroix n'a jamais combattu l'inspection ; ce qu'il veut empêcher, c'est la destruction inutile d'une quantité énorme de bonnes viandes.

MM. Guerrapain et Charlier citent de nouveaux exemples d'empoisonnement par l'usage de viandes malsaines.

(Extrait du *Recueil de Médecine vétérinaire*, 30 septembre 1889.)

Ainsi donc, pour Decroix, un service d'inspection doit se borner à saisir les viandes en voie de putréfaction et celles provenant d'animaux charbonneux, morveux, enragés, etc. ; ces dernières à cause des dangers résultant de leur manipulation (habillage et découpage).

L'ingestion de viandes putréfiées a déterminé de nombreux empoisonnements. C'est que, dans les matières animales en état de décomposition, des alcaloïdes extrêmement toxiques (*ptomaïnes*) se développent.

Signalées par *Selmi* (1871), *Arm. Gautier* (1872),

étudiées ensuite par *Boutmy* et *Brouardel* (1880), les ptomaïnes ont une action très funeste sur l'organisme hu-
main. De là, les accidents mortels que l'on a trop souvent constatés (épidémies à forme typhoïde et, lorsqu'il s'agit de produits de charcuterie, maladies botu-
liques). Mais ne perdons pas notre temps à prêcher un
converti.

Malheureusement Decroix s'en tient là et refuse
d'avancer. Nous le prierons alors de bien vouloir reculer
d'un pas, ce qui nous amènera à dire quelques mots des
viandes fiévreuses.

On doit, en effet, considérer les viandes fiévreuses
comme occupant l'échelon immédiatement inférieur par
rapport aux viandes putréfiées. Les premières n'ont
qu'une petite étape à franchir pour devenir les secondes ;
si la température est élevée, quelques heures suffisent.

Aucun inspecteur n'ignore ce fait.

Toutes les maladies aiguës sont susceptibles d'engen-
drer un état fébrile chez nos animaux, et, par suite, de
rendre leurs viandes fiévreuses.

Pendant la fièvre, outre les produits de désassimilation (*créatine, créatinine, acide urique, xanthine, hypoxanthine, inosite*) qui s'accumulent dans les muscles,
Armand Gautier y a encore découvert des alcaloïdes
appelés *leucomaïnes*, qui peuvent empoisonner (1) un
organisme dont les fonctions rénales et hépatiques
s'exécutent imparfaitement. Aussi espérons-nous que
Decroix, qui attribue aux viandes putréfiées des propriétés malfaisantes, approuvera désormais la saisie des
viandes fiévreuses.

Or, il n'y a pas que les maladies sporadiques qui

______

(1) On donne le nom de *siguatère* à l'intoxication que déterminent les leucomaïnes des chairs fiévreuses.

soient caractérisées par de la fièvre, c'est-à-dire par une élévation de la température, l'accélération de la respiration et de la circulation. On la constate également et souvent plus intense, dans le cours d'un grand nombre d'affections virulentes, telles que *charbon*, *morve aiguë*, *péripneumonie*, *clavelée*, *rouget*, etc.

Il faut donc compter encore avec les *leucomaïnes* ; de plus, la pullulation ou multiplication des microbes donne naissance à d'autres poisons non moins dangereux qu'on désigne sous le nom générique de *toxines*. Rappelons-nous maintenant que ptomaïnes, leucomaïnes et toxines font courir de graves dangers aux personnes atteintes de maladies hépatiques et rénales ; car le suc gastrique et la cuisson n'ayant aucune action sur les alcaloïdes toxiques, ceux-ci doivent être détruits par le foie et éliminés par les reins. Or, il n'y a que les organes sains qui remplissent bien leurs fonctions.

D'autre part, il faut compter avec la susceptibilité des individus, avec leur idiosyncrasie (D' Morel).

Enfin, il importe de ne pas oublier qu'une température de 110°-120° ne détruit pas certaines toxines, notamment celles du Vibrion septique (septicémie gangreneuse) et du *Bacterium Chauvæi* (charbon symptomatique).

Par conséquent, qu'il s'agisse de maladies contagieuses ou non, transmissibles ou non transmissibles à l'homme, la confiscation des viandes s'impose, toutes les fois qu'il y a eu fièvre intense.

En 1895, Van Ermengem a fait sur cette question : *Des empoisonnements par la viande*, une remarquable communication à l'Académie royale de médecine de Belgique. En voici les conclusions :

1° Les viandes de boucherie, dont l'ingestion a donné lieu à des accidents, proviennent, dans la très grande majorité des cas, comme le prouvent les statistiques, d'animaux abattus d'urgence pour cause de maladie.

Ces accidents sont dus aux micro-organismes pathogènes et aux toxines qu'elles renferment et qui ont produit la maladie dont l'animal lui-même était atteint.

2° Les viandes gâtées ou corrompues, lorsqu'elles sont fournies par des animaux sains, donnent rarement lieu à des accidents multiples et sérieux. La putréfaction banale ne joue probablement qu'un rôle secondaire dans la genèse de ces accidents.

3° Il est peu scientifique de désigner sous la dénomination vague et trop générale d'empoisonnement par les « alcaloïdes toxiques de la putréfaction » ou par les ptomaïnes, des phénomènes pathologiques déterminés par des produits microbiens variés, dont l'identité avec les bases putréfactives n'est pas démontrée.

4° Les viandes malades, dont l'ingestion a occasionné le plus grand nombre d'accidents, proviennent d'animaux présentant des processus inflammatoires, pyoémiques, septicémiques, ou atteints d'une affection ayant des caractères de pneumo-entérite.

5° Ces accidents sont surtout fréquents après l'ingestion de boudins, saucisses, hachis, etc., de viandes travaillées, en un mot. Ces comestibles sont particulièrement dangereux parce qu'on les prépare généralement avec les viscères où les micro-organismes pathogènes sont surtout abondants et parce que, grâce à leur conservation surtout prolongée, les microbes et leurs toxines ont pu s'y accumuler.

6° Afin de se mettre le plus complètement possible à l'abri des accidents auxquels les viandes malades, malgré leur apparence saine et normale, peuvent donner lieu, il conviendrait :

a. De prescrire la destruction ou l'enfouissement immédiats des viscères, des abats, quel que soit leur état de conservation.

b. D'exiger la mise en vente sur place, d'empêcher la transformation en pâté, etc., de toutes viandes malades qui paraissent admissibles ou, mieux encore, de les stériliser par le passage à l'autoclave.

c. De recommander, enfin, l'examen bactériologique dans les cas suspects.

Nous venons de passer en revue les principaux motifs de saisie ; mais il en est d'autres encore. Pour le moment, nous ne voulons appeler l'attention que sur les viandes *trop jeunes* ou *gélatineuses* et les viandes trop *maigres*, *cachectiques* ou *hydroémiques* (1). Ces viandes ne sont pas à proprement parler insalubres, quoique les premières jouissent de propriétés laxatives. Personnellement, nous en avons fait l'expérience.

Néanmoins leur retrait de la consommation nous semble parfaitement justifié : elles sont très peu nutritives, renferment beaucoup d'eau (59 p. 100 au lieu de 39 p. 100) d'après les analyses de *Letheby*, *Wagner*, *Breunlin*, et se réduisent considérablement par la cuisson.

Le goût en est fade. De plus, les viandes maigres sont, dans la majorité des cas, dures, coriaces.

Les viandes *cachectiques*, *hydroémiques*, sont incapables de rendre au travailleur de l'usine ou des champs les forces qu'il dépense journellement.

L'inspecteur a donc le devoir de les saisir, quel que soit leur prix de vente.

____

(1) Nous n'avons en vue ici que la maigreur qui provient d'un travail excessif, d'une alimentation à la fois mauvaise et parcimonieuse, d'une lactation prolongée, de la vieillesse, etc., ou qui coexiste avec des lésions bénignes.

En résumé, lorsque, d'une part, on connaît la filiation du *Tænia solium* ou Ver solitaire de l'homme, celle du *Tænia saginata* ou *mediocanellata*, les graves dangers auxquels exposent l'ingestion de viandes trichinées et putréfiées, celle de veaux malades (arthrite purulente, omphalo-phlébite, etc.), l'ingestion et la manipulation de viandes charbonneuses, septicémiques, tuberculeuses et morveuses ; lorsque, d'autre part, on sait que les viandes trop jeunes ou gélatineuses sont fades, insipides et laxatives et que les viandes trop maigres, cachectiques ou hydroémiques finissent par causer la diarrhée, force est de conclure à la nécessité d'une bonne inspection.

Si le degré de richesse et de prospérité d'une nation se peut mesurer à la quantité de viande qu'elle consomme, on peut également juger de son état de civilisation par ses progrès en hygiène. Un accroissement de bien-être se conçoit mal sans la connaissance et surtout l'application des moyens propres à conserver la santé. Fortifier l'individu, ce n'est pas seulement lui assurer une longue vie, lui permettre de fournir une grande somme de travail et conséquemment d'augmenter la fortune publique, c'est encore fortifier la race.

Or, la viande est la source de l'énergie où le travailleur doit sans cesse se retremper, l'élixir de vie (les récentes expériences des professeurs Ch. Richet et Héricourt sur la tuberculose nous autorisent à parler ainsi), la vraie fontaine de Jouvence pour l'homme. Bienfaisante et réparatrice, voilà ce que toujours elle devrait être.

On l'oublie trop, surtout dans l'armée. Et pourtant Vauban affirmait déjà que l'art de la guerre n'est rien sans l'art des subsistances.

En temps de paix comme en temps de guerre, la nourriture du soldat a une importance capitale. Or, la viande en forme la base. D'autre part, il faut remarquer que le conscrit, au moment de son incorporation, n'a pas atteint tout son développement, que ses tissus et organes n'ont pas acquis toute leur résistance.

Le voici maintenant à la caserne où les chances de maladie sont grandes, conséquence du changement de climat, d'habitudes, de travail, de nourriture, etc. La mortalité étant moindre pour le sous-officier que pour le soldat, pour l'officier que pour le sous-officier, on en devine la principale cause, sinon l'unique : la meilleure alimentation.

Conclusions : il faut supprimer radicalement tous les intermédiaires entre l'éleveur et la troupe, installer partout des *boucheries militaires* (sur le modèle de celle de Toul, qui a fort bien réussi), en un mot *faire* ce que l'on fait en Belgique, en Allemagne et en Suisse. Autrement, le soldat ne mangera jamais de bonne viande et il continuera à présenter une mortalité presque double de celle des civils du même âge.

En France, l'idée d'organiser des boucheries militaires revient à un philanthrope, M. Adolphe Schadet, qui, depuis 1872, en poursuit la réalisation avec une admirable persévérance. Elle a été ensuite reprise et développée par M. Max de Nansouty.

En résumé, une bonne inspection des viandes est nécessaire; le bien-être des populations en dépend, a dit avec raison notre collègue Van Hertsen, de Bruxelles.

Aussi sommes-nous heureux d'ajouter que la plupart des grandes villes françaises, européennes et même américaines possèdent un service d'inspection.

Nous citerons notamment en France : *Paris, Lyon, Marseille, Nîmes, Montpellier, Toulouse, Bordeaux,*

Nantes, Brest, Rennes, Cherbourg, Caen, Le Havre, Rouen, Amiens, Arras, Lille, Roubaix, Douai, Soissons, Reims, Nancy, Bar-le-Duc, Verdun-sur-Meuse, Besançon, Épinal, Troyes, Melun, Beauvais, Versailles, Orléans, Le Mans, Bourges, Dijon, Saint-Étienne, Roanne, Grenoble, Valence, Annecy, Chambéry, Agen, Limoges, Angoulême, Poitiers ; à l'étranger : *Londres, Bruxelles, Gand, Liége, Berlin, Munich, Leipzig, Stockholm, Saint-Pétersbourg, Moscou, Vienne, Rome, Naples, Turin, Milan, Venise, Gênes, Bâle, Berne, Genève, Lucerne, Madrid, Barcelone, New-York, Chicago.*

Chose curieuse, les rois de France eux-mêmes s'étaient occupés de l'organisation d'un service de surveillance. Certains édits de Jean le Bon, Charles V, Charles VI, Louis XI, François Ier, Henri III, Henri IV, Louis XIII, Louis XIV, Louis XVI, des lettres patentes de ces souverains, des ordonnances du prévôt de Paris, etc., interdisaient la vente des viandes putréfiées, ladres (*chairs sursemées*), et provenant d'animaux morts ou malades.

Napoléon Ier, dont les décrets faisaient trembler l'Europe, ne dédaignait pas non plus de consacrer ses loisirs soit à l'élevage du mouton mérinos, soit à l'inspection des viandes. A l'appui de ce que nous avançons, nous nous contenterons de rappeler que, au moyen âge et dans les temps modernes, les préposés à cette surveillance ou inspecteurs avaient les titres de *visiteurs, regardeurs, maîtres, jurés, jurés-bouchers, jurés-visiteurs, langueyeurs, jurés-courtiers*, etc.

D'après l'article 97, paragraphe 5, de la loi du 5 avril 1884, l'autorité municipale de chaque localité doit implicitement y organiser un service d'inspection des viandes. Le maire peut, à la rigueur, préposer un danseur à la surveillance des comestibles mis en vente sur les marchés et ailleurs ; mais l'article 63 de la loi du 21 juin 1898 sur le Code rural l'oblige *explicitement* à confier à un vétérinaire l'inspection de l'abattoir communal.

Quant au mode de nomination, il n'est fixé ni par la loi municipale, ni par aucune autre. Dès lors, l'article 88 de celle-là devient applicable. Le maire peut donc valablement nommer l'inspecteur de l'abattoir comme il nomme un garde champêtre, par exemple, avec cette différence qu'il doit choisir le premier parmi les vétérinaires. Mais il n'est pas tenu de mettre la place au concours, non plus que de désigner un vétérinaire de la localité.

De même le maire peut suspendre et révoquer ledit inspecteur comme il suspend et révoque ledit garde champêtre (1). Il peut faire assermenter et commissionner les agents nommés par lui, à la condition qu'ils soient agréés par le sous-préfet ou par le préfet dans l'arrondissement chef-lieu. Cette faculté devient une obligation lorsqu'il s'agit de tous agents chargés de constater par des procès-verbaux les contraventions aux lois et règlements. Or, l'inspecteur d'un abattoir n'est-il pas appelé, lui aussi, à dresser des procès-verbaux ? Par conséquent, sa nomination comporte l'agrément préfectoral dont il vient d'être parlé.

Si donc un maire a donné sciemment ou involontairement un croc-en-jambe au dit article 63, le sous-préfet ou le préfet devra user de son *veto* en cette affaire. Pourquoi encore, du nord au sud et de l'est à l'ouest de la France, les préfets ne suivraient-ils pas l'exemple de

---

(1) L'affaire de Roanne nous a malheureusement donné raison.

leurs collègues de Paris, de Châlons-sur-Marne, de Pau, d'Orléans et d'Angoulême?...

Considérons maintenant le côté utilitaire de la profession. Personnellement, nous ne sachons pas pour le vétérinaire de mission plus belle que celle de l'inspecteur des viandes. Celui-ci n'a pas seulement à remplir le rôle capital d'hygiéniste, il exerce encore les fonctions d'expert. Nul plus que lui n'a qualité pour dire aux économes ou administrateurs de lycées, collèges, etc., si la fourniture de la viande est conforme aux prescriptions du cahier des charges.

CHAPITRE II

Dans toutes les villes où il existe un service d'inspection des viandes, le vétérinaire chargé de cette importante mission est à la fois inspecteur sanitaire et inspecteur de la boucherie. Non seulement il visite les viandes foraines, c'est-à-dire celles qui viennent du dehors et qui sont introduites dépecées : non seulement il s'assure de l'état des viandes préparées à l'abattoir, mais encore il examine les animaux vivants ou sur pied amenés, soit sur le marché d'approvisionnement, soit directement à l'abattoir.

L'inspection des foires et marchés est tellement importante qu'il semble presque superflu d'insister sur ce point. Ce sont, en effet, des lieux éminemment favorables à la propagation et à la dispersion des maladies contagieuses.

Aussi la loi du 21 juin 1898 sur le Code rural (art. 63) rend-elle obligatoire pour les communes cette mesure de surveillance.

Le vétérinaire-inspecteur s'appliquera à rechercher l'existence des maladies contagieuses prévues par la loi ; et s'il vient à faire cette constatation, des mesures sanitaires seront prises tant sur le marché qu'au lieu de provenance des animaux. Il fera aussitôt mettre en fourrière les animaux malades ou suspects et avertira immédiatement le maire de la localité où se tient le marché. Dans le plus bref délai, ce maire informera son collègue du lieu de provenance.

Au point de vue de l'inspection des viandes, l'examen des animaux sur pied a encore un autre avantage : il permet au vétérinaire de refuser des bêtes qui seraient saisies à l'abattoir, pour cause de maigreur excessive ou d'extrême jeunesse, par exemple.

Or, ce sont là deux défauts qu'il est aisé de faire disparaître. Si un veau est trop jeune, il suffira d'attendre quelques jours ; si une vache est trop maigre, — mais paraissant saine, — elle sera reconduite dans son étable où une abondante nourriture lui sera distribuée. Dans tous les cas, le possesseur de ces animaux aura intérêt à suivre le conseil du vétérinaire-inspecteur, cela va de soi.

AGE (1).

1° **Age du cheval.** — Le cheval possède 40 dents, dont 12 incisives, 4 canines ou crochets ou dents lanières et 24 molaires.

La jument n'en a que 36 ; car, en général, elle est privée de canines. Parfois cependant, elle en est pourvue ; mais dans ce cas, ces dents canines sont toujours

---

(1) Nous ne pouvons donner ici que des notions sommaires ; de même, en traitant de la race, de la conformation, etc., ou en étudiant des questions de pathologie pure. Autrement nous serions obligé de trop élargir notre cadre. Ce qui nous console, c'est que, parfois, un résumé est plus profitable qu'une longue dissertation.

2

rudimentaires. La jument qui possède des crochets est qualifiée de *bréhaigne*.

Les incisives et les trois avant-molaires sont caduques ; les crochets et les trois arrière-molaires sont persistants.

La connaissance de l'âge est surtout fournie par les incisives inférieures ; d'ordinaire, on la divise en sept périodes.

Première période. — Elle est basée sur l'éruption des dents de lait ou caduques et s'étend de la naissance à dix mois.

Signes caractéristiques : les pinces apparaissent du 6e au 12e jour, mais leur bord postérieur n'arrive guère au niveau de l'antérieur qu'à un mois environ. Les mitoyennes se montrent du 30e au 40e jour ; les coins du 6e au 10e mois (Girard) ou du 3e au 6e mois (Bracy-Clark).

Signes complémentaires : ils sont tirés de la taille du poulain et de l'époque présumée de sa naissance (avril ou mai, en France ; février ou mars, en Algérie).

Deuxième période. — Elle est basée sur le rasement des dents de lait et va du 10e au 18e mois.

Signes caractéristiques : les pinces rasent du 6e au 8e mois, les mitoyennes du 8e au 10e (dans tous les cas, les unes et les autres sont rasées de dix mois à un an) et les coins, du 15e au 18e.

Signes complémentaires : à un an, éruption de la première arrière-molaire.

L'époque présumée de la naissance renseigne encore.

Troisième période. — Elle est basée sur l'éruption des dents de remplacement. Elle s'étend de deux ans et demi à cinq ans et donne des indications presque certaines.

Signes caractéristiques : de deux ans et demi à trois

ans, chute des pinces caduques et leur remplacement par des pinces persistantes.

De trois ans et demi à quatre ans, chute et remplacement des mitoyennes; de quatre ans et demi à cinq ans, les coins tombent et sont remplacés.

Signes complémentaires : les crochets commencent à sortir vers trois ans et demi et atteignent leur plus grand développement à sept ans.

Quatrième période. — Elle est basée sur le rasement des incisives de remplacement (de six à huit ans).

On dit qu'une dent a rasé quand la cavité dentaire externe a disparu (Bourgelat et Lecoq) ou quand le bord antérieur est devenu sur le même plan que le bord postérieur (Girard, Richard).

Signes caractéristiques : les pinces rasent à six ans, les mitoyennes à sept et les coins à huit. Entre le bord antérieur et l'émail central des pinces et des mitoyennes, on voit apparaître une petite bande jaunâtre, à huit ans.

C'est l'étoile dentaire de Girard qui, avec l'âge, devient de plus en plus apparente et qui n'est autre chose que le fond du cul-de-sac interne de la dent, oblitéré par l'ivoire.

Signes complémentaires : à sept ans on remarque souvent une échancrure aux coins de la mâchoire supérieure; les dents ont pris une forme ovale, surtout prononcée dans les pinces.

Cinquième période. — Elle est basée sur la forme arrondie de la table dentaire ou surface de frottement et s'étend de neuf à treize ans.

Signes caractéristiques : à neuf ans, les pinces ont une forme arrondie; à dix ans, même changement dans les mitoyennes; de onze à douze ans, les coins prennent à leur tour cette forme.

Signes complémentaires : le rasement des incisives supérieures se produit, pour les pinces, à neuf ans ; pour les mitoyennes, à dix, et pour les coins, de onze à douze.

A cette époque, l'émail central a souvent disparu dans les pinces et l'étoile dentaire est située plus en arrière.

Sixième période. — Elle est basée sur la forme triangulaire de la table dentaire, qui s'effectue dans l'ordre suivant :

Signes caractéristiques : pour les pinces, à quatorze ans ; pour les mitoyennes, à quinze, et pour les coins, de seize à dix-sept.

Signes complémentaires : vers seize ans, l'émail central a disparu dans les mitoyennes supérieures et, à dix-sept ans environ, dans les pinces.

Septième période (de dix-huit à vingt et un ans). — Elle est basée sur la forme biangulaire de la table dentaire. Les triangles formés par la surface des pinces, des mitoyennes et des coins s'allongent d'avant en arrière, au fur et à mesure qu'ils se rétrécissent latéralement.

Signes caractéristiques : à dix-huit ans, les pinces ont pris cette forme biangulaire ; à dix-neuf, les mitoyennes ; de vingt à vingt et un, les coins.

Signes complémentaires : l'arcade incisive a diminué de largeur et s'est redressée considérablement, d'où correspondance angulaire des mâchoires.

Ce rétrécissement et ce redressement sont déjà sensibles à douze ans, c'est-à-dire que l'arcade incisive, bien arrondie à six ans, commence à se rapprocher de la ligne droite.

Nous rappellerons qu'un cheval est dit bégu quand la cavité dentaire externe n'a pas disparu à l'époque fixée : il faut alors se baser sur la forme de la dent, si l'on ne veut pas s'exposer à donner à l'animal un âge inférieur à celui qu'il a réellement.

Un cheval est dit faux-bégu quand l'émail central n'a pas disparu à treize ans : c'est encore la forme de la dent qui permet d'éviter l'erreur.

2° **Age du bœuf**. — Le bœuf, comme la vache, n'a que 32 dents, dont 8 incisives appartenant exclusivement à la mâchoire inférieure et 24 molaires, 6 de chaque côté et à chaque mâchoire.

Les incisives, normalement mobiles dans leurs alvéoles, fournissent, avec les cornes, des caractères précieux pour la connaissance de l'âge. Chacune de ces dents a la forme d'une pelle, dont le manche serait représenté par la racine.

Nous nous occuperons tout d'abord des incisives.

Première période. — Elle est basée sur l'éruption des dents de lait. Le veau naît souvent avec les pinces et les premières mitoyennes. Dans le cas contraire, les pinces se montrent du 2ᵉ au 10ᵉ jour, ainsi que les premières mitoyennes ; les secondes, du 11ᵉ au 15ᵉ et les coins, du 15ᵉ au 25ᵉ. Mais ces derniers n'atteignent le niveau des mitoyennes que vers cinq ou six mois. (La mâchoire est alors dite *au rond*.)

Deuxième période. — Elle est basée sur le rasement des dents caduques ou de lait.

Les pinces rasent du 6ᵉ au 10ᵉ mois, les quatre mitoyennes, du 12ᵉ au 15ᵉ et les coins du 16ᵉ au 20ᵉ.

Ce qui fait varier ces indications, c'est le régime.

Troisième période. — Elle est basée sur l'éruption des dents de remplacement, qui se produit dans l'ordre suivant :

Pour les pinces, de dix-huit mois à deux ans ; pour les premières mitoyennes, de deux ans et demi à trois

2.

ans ; pour les secondes mitoyennes, de trois ans et demi à quatre ans ; pour les coins, de quatre ans et demi à cinq ans.

A six ans, la mâchoire est *au rond*.

Quatrième période. — Elle est basée sur le nivellement des dents. On dit qu'une dent *est nivelée* ou *a nivelé* quand l'éminence conique de la face postérieure ou supérieure et les sillons qui la bordent ont disparu.

Ce nivellement a lieu : pour les pinces, de sept à huit ans ; pour les quatre mitoyennes, de huit à neuf, et pour les coins, de neuf à dix.

Cinquième période. — A dix ans, l'arcade s'est redressée et les dents ont commencé à s'écarter les unes des autres.

Vers onze ou douze ans, l'étoile dentaire a pris une forme carrée, qui s'arrondit avec les progrès de l'âge, en même temps que l'éloignement des dents s'accentue davantage.

3° Examen des cornes au point de vue de la connaissance de l'âge. — Chaque sillon représente une année, excepté celui qui est le plus rapproché de la pointe de la corne et qu'on compte pour trois ans. Exemple : cinq sillons à la corne indiquent un âge de sept ans.

Malheureusement un certain nombre de causes empêchent souvent d'apprécier l'âge du bœuf par les cornes. Ainsi, chez les animaux qui travaillent, le frottement du joug amène la disparition des sillons ; la fraude qui consiste à râper les cornes produit encore le même résultat.

Enfin, « les conditions alternatives d'abondance ou de privation exercent, sur le plus ou moins grand développement des cercles cornés, une influence marquée dont il faut tenir compte. C'est ainsi qu'il n'est pas rare de voir un nouvel anneau dépasser et absorber même son ainé à la suite d'une alimentation riche en principes assimilables ». (Reynal.)

4° **Age du mouton**. — Le mouton possède, comme le bœuf, 32 dents, dont 8 incisives inférieures et 24 molaires.

Les incisives ne sont pas mobiles dans leurs alvéoles.

L'agneau n'a généralement aucune dent, au moment de sa naissance. L'évolution des huit incisives de lait se produit dans l'espace de 2 à 25 jours : mais l'arcade n'est bien au rond que vers trois mois. A cette dernière époque, a lieu l'évolution de la première arrière-molaire permanente.

A neuf mois, évolution de la cinquième molaire ou deuxième arrière-molaire permanente.

De quinze à dix-huit mois, chute et remplacement des pinces caduques.

Vers deux ans, chute et remplacement des premières mitoyennes.

De trois ans à trois ans et demi, arrive le tour des secondes mitoyennes.

Enfin, de quatre ans à quatre ans et demi, évolution des coins permanents.

A cinq ans, l'arcade incisive est *au rond*.

« Après cinq ans, on doit se régler sur le degré d'usure des dents et surtout sur le plus ou moins de fraîcheur des coins, dont la table est toujours nivelée à neuf ans et souvent avant cette époque. Les pinces et les premières mitoyennes se déchaussent et commencent à branler à six ans. On désigne sous le nom de *queue d'hirondelle* une entaille que portent fréquemment à l'arcade incisive, entre les deux pinces, les moutons qui pâturent sur des terrains où l'herbe est sèche et dure. Cette marque ne se fait guère remarquer avant l'âge de quatre à six ans (1). »

5° **Age du porc**. — Le porc possède 44 dents, dont 12 incisives, 4 canines, encore appelées défenses, et 28 molaires, 7 à chaque arcade. Les canines sont caduques.

Le porcelet naît ordinairement avec les coins et les crochets des deux mâchoires, c'est-à-dire avec huit dents ; mais ce n'est guère qu'à trois mois que la première dentition est complète.

Le remplacement des dents de lait s'effectue dans l'ordre suivant : pour les coins et crochets, de six mois à dix mois ; pour les pinces, vers deux ans, et, pour les mitoyennes, de deux ans et demi à trois ans.

A partir de trois ans, on se base sur la longueur des défenses qui croissent pendant toute la vie de l'animal et qui sont surtout développées chez le mâle.

Au surplus, l'âge du porc n'a qu'une minime importance.

Mais ce qui avance le chronomètre dentaire, c'est la précocité.

Girard père et fils avaient déjà observé que, « chez les sujets poussés en nourriture, et dont la croissance est prompte, la dentition participe à ce développement ; elle est plus hâtive, et les dents, étant plus tôt formées, se montrent plus tôt au dehors ».

Renault, d'Alfort, avait fait ensuite aux concours de Poissy (1844 et années suivantes) la même constatation.

Néanmoins on persistait à considérer la précocité comme le privilège naturel des races anglaises.

C'est à Baudement que revient le mérite d'avoir dissipé cette erreur. Il a montré que, par l'application de

----

(1) *Traité d'extérieur des animaux domestiques*, par Lecoq, auquel nous avons fait de nombreux emprunts.

sa courte, mais célèbre formule : *Le repos au sein de l'abondance*, on parvenait à rendre précoces les types les plus rustiques, tels que le Salers et le Schwitz. Les remarquables éleveurs d'outre-Manche n'ont pas procédé autrement : leurs animaux recevaient une nourriture appropriée, abondante et choisie, en même temps qu'on leur évitait la moindre fatigue. La précocité des moutons Dishley, New-Kent, Southdown, ainsi que celle du bœuf Durham, a été obtenue de cette façon par Bakewel, Richard Goord, John Elmann et Jonas Webb, Charles Colling. Quant à la sélection, elle n'a fait qu'accélérer le mouvement.

Donc, choix judicieux des reproducteurs, allaitement copieux et prolongé des jeunes, bon régime et bonne hygiène à tout âge, voilà, pour réussir, les conditions nécessaires et suffisantes. Tant que le poulain et le veau n'auront pas atteint leur sixième mois, l'agneau et le porcelet leur troisième, on ne devra pas commencer le sevrage.

Les animaux précoces arrivent plus tôt à l'âge adulte ; en d'autres termes, la durée de leur période de croissance est réduite. Aussi le mot Frühreife (maturité précoce) employé par les Allemands est-il plus significatif que le mot français : précocité.

La taille des animaux précoces s'abaisse d'un cinquième environ ; leur ossature est fine, mais relativement lourde et leur rendement ou poids net atteint toujours un chiffre élevé.

Les signes objectifs de la précocité sont au nombre de deux :

1° *Chute hâtive des dents de lait et leur remplacement également hâtif par les dents permanentes ;*

2° *Soudure hâtive des épiphyses avec la diaphyse des os longs.*

Seul le premier nous intéresse.

Chez les bovidés, de nombreux cas de précocité ont été constatés par Sanson et par d'autres observateurs. On a vu des animaux âgés de quarante-quatre, quarante-deux, trente-huit et même de trente-six mois, qui possédaient leur seconde dentition. Goubaux a cité le fait de plusieurs sujets d'un an ayant déjà les deux pinces permanentes. Cornevin rapporte le cas d'un Durham âgé de vingt-neuf mois et pourvu de ses huit incisives de remplacement.

Nous-même avons vu un taureau hollandais de deux ans à peine, qui possédait ses pinces et ses premières mitoyennes permanentes. De plus, nous pouvons affirmer que les animaux appartenant à notre race charolaise ont, en général, la bouche faite à quatre ans.

Par conséquent, on a gagné une année.

Chez les ovidés, les cas de précocité sont peut-être encore plus frappants. Ainsi, M. Collas a vu, dans le Soissonnais, un bélier mérinos qui n'avait plus aucune dent de lait, à vingt mois ; il en a observé 30 sur 100 qui, ayant aussi vingt mois, étaient pourvus des pinces et des quatre mitoyennes de seconde dentition.

Chose curieuse, la chute des dents de lait a lieu parfois d'une façon anormale : on voit les secondes mitoyennes tomber avant les premières et celles-ci avant les pinces.

En résumé, les écarts entre l'âge réel des animaux précoces et l'âge indiqué par leurs dents peuvent être considérables.

RACE ET CONFORMATION.

Les termes « espèce » et « race » sont inséparables : en prononçant l'un, on songe en même temps à l'autre.

Tout le monde croit savoir parfaitement ce qu'il faut entendre par l'expression « espèce humaine », ainsi que par les mots « vie », « maladie », et cependant personne n'en donne une définition qui soit irréprochable.

« Nous comptons autant d'espèces qu'il est sorti de couples des mains du Créateur. »   (LINNÉ.)

« L'espèce est une collection ou une suite d'individus semblables. »   (BUFFON.)

« L'espèce est la collection de tous les corps organisés nés les uns des autres ou de parents communs et de ceux qui leur ressemblent autant qu'ils se ressemblent entre eux. »
                (CUVIER.)

« L'espèce est une collection d'individus semblables que la génération perpétue dans le même état, tant que les circonstances de leur situation ne changent pas assez pour faire varier leurs habitudes, leur caractère et leur forme. »
                (LAMARCK.)

« L'espèce n'est que l'individu répété et continué dans le temps et dans l'espace. »   (DE BLAINVILLE.)

« L'espèce est l'ensemble des individus plus ou moins semblables entre eux qui sont descendus ou qui peuvent être regardés comme descendus d'une paire primitive unique. »
                (DE QUATREFAGES.)

« L'espèce est le type d'après lequel sont construits tous les individus de la même race. »   (SANSON.)

« Il y a, dit Baron, deux principales causes de la diversité de ces formules : la première tient à la position même de la catégorie appelée « espèce » dans la série hiérarchique des autres catégories de la classification générale ;... l'autre cause des malentendus gît dans la prétention avouée ou inavouée par les naturalistes, de baser leur « définition de l'espèce » sur la doctrine qu'ils professent relativement à « l'origine des espèces ».

Nous rappellerons qu'il y a trois systèmes en présence : 1° le *monogénisme*; 2° le *polygénisme*; 3° le *transformisme* ou *évolutionisme*. (Lamarck et Ch. Darwin.)

Les monogénistes croient que chaque espèce n'a eu pour point de départ qu'un couple primitif ou, si l'on préfère, que toutes les races descendent d'une souche commune. Chaque espèce, prétendent-ils, n'a eu qu'un centre de formation d'où elle a irradié dans tous les sens. Les monogénistes sont en cela d'accord avec la Bible qui, comme on sait, assigne à l'espèce humaine l'Asie Mineure pour berceau et un seul couple originel.

Les polygénistes soutiennent le contraire. Pour eux, nos races d'animaux domestiques descendent de plusieurs souches. Exemples : le chien de Brie, le lévrier et le bouledogue n'ont pas la même origine ; chacun a une souche distincte.

Enfin les transformistes ou plus exactement les évolutionistes font dériver toutes les espèces, vivantes ou éteintes, les uns de quelques formes primitives simples (Ch. Darwin), les autres d'une seule et unique (Lamarck).

Frédéric Cuvier et Flourens ont formulé les deux lois suivantes, en s'adressant à la physiologie de la reproduction :

Appartiennent à la même espèce, les animaux qui, en s'accouplant, donnent des produits indéfiniment féconds ou métis ;

N'appartiennent pas à la même espèce, les animaux qui, en s'accouplant, donnent des produits stériles ou hybrides. Exemple : l'âne et la jument, résultat : un mulet stérile. Aussi fait-on des procréateurs deux espèces distinctes : *Equus asinus* et *Equus caballus*.

Race. — Pour Sanson, la race est la descendance d'un couple primitif.

La race, disent les naturalistes, est une variété constante de l'espèce.

La race, la variété sont des espèces naissantes ou en voie de formation (Darwin).

Enfin, pour les partisans de l'évolution à outrance, il n'y a ni races ni espèces : il n'y a que des individus.

Nous préférons la définition de Cornevin :

« La race, dit-il, est un groupe d'individus de même espèce, ayant reçu ou ayant fixé des caractères particuliers qu'ils transmettent à leur tour, tant que les conditions de milieu restent les mêmes. »

Une race comprend plusieurs variétés, qui possèdent des caractères spéciaux, mais peu importants, et qui, en général, ne diffèrent entre elles que par la couleur du pelage.

Passons en revue les principales races bovines, ovines et porcines :

1° **Race d'Angus** (fig. 1) ou race britannique de Sanson. Elle n'a pas de cornes, ce qui permet de la reconnaître on ne peut plus facilement.

La variété de Galloway est petite (1ᵐ,10 du sol au garrot) et a un pelage noir, pie-noir ou pie-brun.

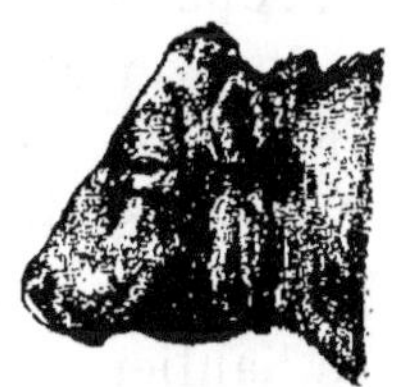

Fig. 1. — Bœuf d'Angus.

La variété d'Angus (Écosse) est noire, brune ou même rouge-acajou. Elle fut améliorée dès 1825 par Hugh Watson, qui la fit connaître sous le nom de race de Keillor ; puis, par Mac Combie. Viande excellente et bien persillée.

La variété de Suffolk est rouge-pie et celle de Norfolk, pie-noir.

La race d'Angus compte actuellement de nombreux représentants en Amérique ; au contraire, elle s'est fort peu répandue en France, en dépit des efforts de Dutrône qui, de 1857 à 1866, produisit des métis Angus-Normands dans son domaine de Sarlabot (Calvados).

2° Race hollandaise ou des Pays-Bas (fig. 2 et 3). — Pelage pie-noir ou noir-pie (Hollande et Belgique).

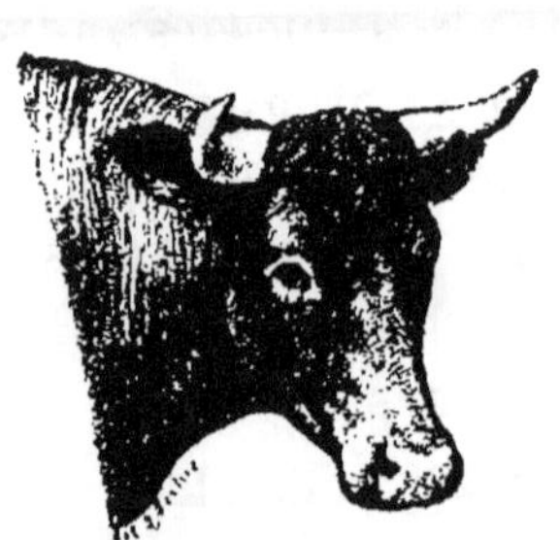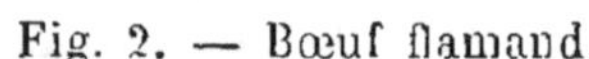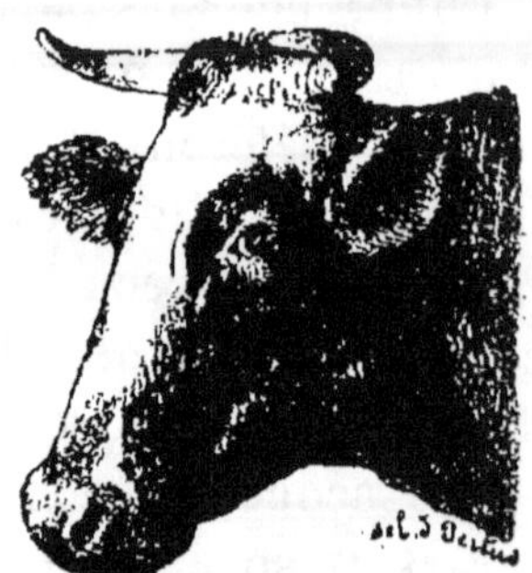

Fig. 2. — Bœuf flamand.   Fig. 3. — Vache hollandaise.

Dans la province de Groningue, beaucoup de sujets ont la tête blanche et le corps noir ; dans celle de Zélande, la robe est généralement pie-rouge ou pie-fauve.

La variété flamande peuple les Flandres belge et française (Nord), le Pas-de-Calais, la Somme, les Ardennes, la Marne, l'Aisne et l'Oise. Elle compte de nombreux représentants dans les étables de Paris et de sa banlieue. Pelage rouge foncé, tirant sur le brun.

Tête longue et étroite ; faible dépression au niveau des orbites ; extrémités noires (mufle, pointe des cornes, onglons et bout des trayons). Peu de fanon, ce qui fait que le cou paraît décharné. Cornes généralement dirigées en avant et légèrement relevées à leur extrémité libre.

La poitrine s'arrondit de plus en plus, le sternum devient saillant, les reins sont larges, la queue est petite et attachée bas. La ligne dorso-lombaire est droite, les membres ne sont pas gros, eu égard à la taille.

Aptitude laitière très remarquable et, une fois taries, les vaches s'engraissent rapidement.

Rendement élevé. Viande tendre, mais peu savoureuse.

3° Race? Durham (fig. 4) **ou race courte-corne** (car pour beaucoup d'auteurs estimés, elle ne serait qu'une variété de la race hollandaise).

Pelage blanc, rouge, pie-rouge, aubère ou fleur de pêcher.

Les caractères du Durham sont ceux du Hollandais, mais plus accusés, avec cette différence que le mufle du

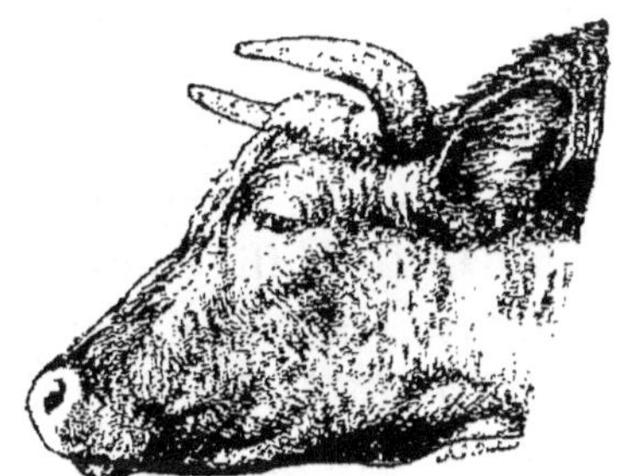

Fig. 4. — Bœuf Durham-manceau.

premier est rose. Côtes arquées au maximum, d'où rotondité de la poitrine ; sternum très saillant, formant *bréchet*. Pas de fanon ; tête, queue et membres petits ; tronc énormément développé, reins extrêmement larges, ligne dorso-lombaire bien droite. Graisse de couverture abondante, mais molle. Viande pâle, tendre, mais non savoureuse et non persillée, d'un gras huileux.

Le Durham a été créé et perfectionné par les frères Robert et Charles Colling, surtout par celui-ci (de 1785 à 1810). Pour la première fois, il a été introduit en France, vers 1825, par Brière d'Azy, dans la Nièvre ; puis, par Yvart et Lefebvre de Sainte-Marie, dans les anciennes vacheries royales d'Alfort (1836), du Pin (Orne), de Saint-Lô (1843), de Poussery (Nièvre, 1844) et dans la ferme-école du Camp (Mayenne, 1847). La dernière vacherie nationale, celle de Corbon (Calvados), a été supprimée en 1889.

Afin de réduire le squelette de nos animaux français et de leur communiquer de la précocité, on leur a, par le croisement, infusé du sang anglais dans les veines.

Et l'État, par ses vacheries d'alors, a encouragé directement l'opération. Mais celle-ci, outre que les métis ne sont pas toujours réussis, a été désastreuse au point de vue laitier en Normandie et à celui du travail dans le Charolais et le Nivernais.

De plus, le Durham n'a qu'une faible résistance organique. Il suffit, pour s'en convaincre, de suivre à l'abattoir les bovins issus de croisement ou de métissage anglo-indigène. La fréquence de la tuberculose chez les Manceaux, Nivernais, Charolais et Normands ; sa rareté chez les Bretons pie-noir, les Salers et les Limousins démontrent d'une façon péremptoire que le Durham, employé comme type améliorateur, a des conséquences fâcheuses pour ses descendants même éloignés. En affaiblissant leur constitution, il les prédispose à toutes les maladies, sporadiques ou épidémiques.

L'insignifiance du fanon, l'étroitesse relative du train postérieur et la rectification de la fesse trahissent, à défaut du pelage, l'origine métisse des produits.

4° Race bretonne ou race irlandaise de Sanson (fig. 5). — Tête relativement forte pour le corps. Mufle, pointe des cornes et onglons généralement noirs ; front légèrement bombé, chanfrein légèrement concave. Fanon bien développé, ce qui fait paraître l'encolure volumineuse. Taille petite (1^m à $1^m,30$). Pelage le plus souvent pie-noir (*variéte morbihannaise*), puis pie-rouge (*variété carhaisienne*) pie-jaune et parfois rouge pâle.

Viande excellente. Le lait des vaches bretonnes

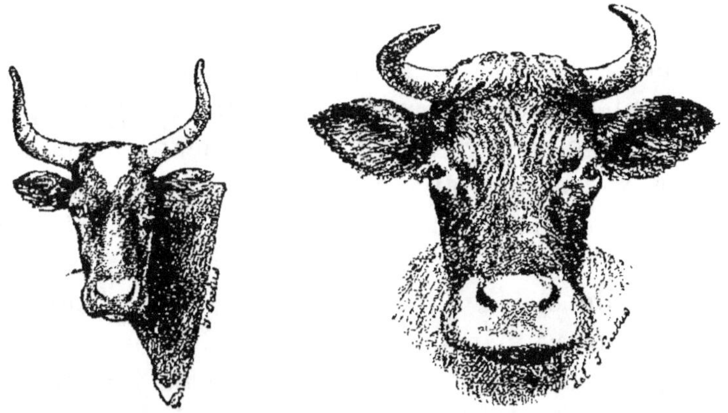

Fig. 5. — Bœuf breton.   Fig. 6. — Vache normande.

est très butyreux : 20 à 22 litres donnent 1 kilogramme de beurre.

5° Race normande ou race germanique de Sanson (fig. 6). — Tête courte et massive, mufle large, en général rose brun, forte dépression au niveau des orbites. Les cornes n'affectent pas une direction constante.

Animaux longs et hauts. Taille : 1^m,70 en moyenne chez le bœuf, 1^m,60 chez la vache.

Membres forts, squelette très osseux. Robe *bringée* en général (*variété cotentine*), c'est-à-dire un fond rouge sillonné par des lignes noirâtres irrégulières. Puis vient la robe *pagne* ou CAILLE : le fond est toujours rougeâtre, mais les lignes noirâtres sont remplacées par des taches blanches. Enfin le pelage pie-rouge se rencontre quelquefois (*variété augeronne*).

Viande juteuse. Le lait des vaches normandes est riche en beurre ; mais le plus butyreux est celui des Jersiaises (métisses bretonnes-normandes, de couleur gris brun ou gris jaune), car 15 litres suffisent pour faire 1 kilogramme de beurre (P. Genay).

6° Race vendéenne ou maraîchine. — Tête forte, chignon proéminent, cornes larges et longues, front plat ou légèrement bombé. Chanfrein allongé ; l'agrandissement de la face est dû fréquemment à la présence des os wormiens. Mufle, pourtour des yeux, bout des cornes et onglons noirs, encolure et fanon très développés, poitrine étroite, membres solides, forte ossature, taille élevée : $1^m,75$ (mâles) et $1^m,62$ (femelles).

La couleur du pelage varie entre le gris clair et le gris plus ou moins foncé (gris brun ou blaireau) en passant par toutes les nuances intermédiaires. Les animaux de cette couleur peuplent surtout l'ancienne province du Poitou, les départements de la Creuse, du Lot, de l'Aveyron, du Tarn, de la Lozère. Dans les quatre derniers, ils forment la variété d'*Aubrac*.

Race excellente travailleuse.

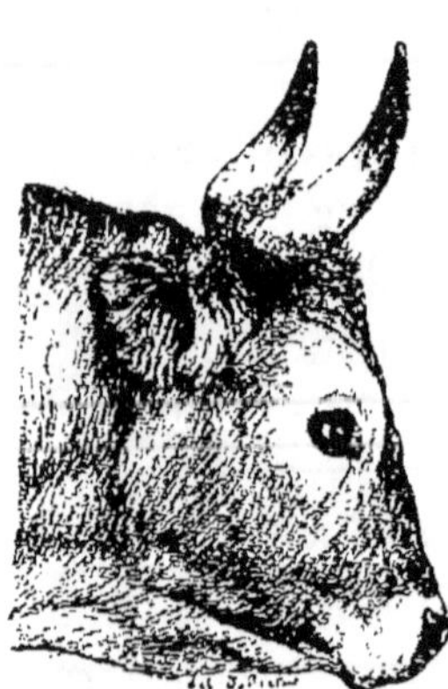

Fig. 7. — Bœuf choletais.

La variété *choletaise*, *cholette* ou *parthenaise* (fig. 7) est la plus importante : pelage jaune foncé ou froment plus ou moins clair. Le gris n'est plus représenté que par quelques poils autour du mufle, des yeux et à l'extrémité de la queue. Le mufle et le pourtour de l'orbite sont toujours noirs, ainsi que le bout des cornes et les onglons, ce qui permet de distinguer à première vue la variété choletaise des variétés fémeline et limousine. Viande savoureuse.

7° **Race jurassique**. — Tête très forte, chignon proéminent, souvent recouvert de poils rudes, hérissés, ce qui donne un air farouche à l'animal. Mufle large et rose, cornes affectant toutes les directions, front un peu bombé, chanfrein long, encolure forte et fanon très développé, corps long, colonne dorso-lombaire ensellée, train postérieur large. La queue est attachée trop haut. Membres forts, cuir épais. Taille : 1ᵐ,60 (mâles), 1ᵐ,48 (femelles).

Parmi les variétés de la race jurassique, il faut citer :

1. La *variété bernoise* (Suisse) : pelage pie-rouge.

2. La *variété fribourgeoise* (Suisse) : pelage pie-noir.

3. La *variété comtoise*, *montbéliarde* ou *tourache* (Doubs et Jura) : forte ossature, pelage en général pie-rouge.

4. La *variété fémeline* (Haute-Saône, Vosges, Haute-Marne et Côte-d'Or) : pelage froment clair. Squelette réduit, tête et membres fins, d'où la qualification de fémeline. Viande estimée.

5. La *variété bressanne* (Ain et arrondissement de Louhans) : pelage jaune plus ou moins foncé. Petite taille. Viande de qualité inférieure.

6. La *variété de Villars-de-Lans* (Isère et Drôme), robe froment plus ou moins foncé. Bonne viande.

7. La *variété d'Abondance* (Savoie) ressemble à la variété comtoise : même tête, même direction des cornes, même attache de la queue et même pelage pie-rouge.

8° **Race schwitz ou race des Alpes de Sanson**. — Tête assez forte, front plat, chanfrein un peu long. Mufle, bout des cornes et onglons toujours noirs ou brun foncé. Robe brune ou blaireau, avec des bandes claires (gris argenté) autour du mufle, des yeux et sur la colonne dorso-lombaire. Queue attachée un peu haut. Forte ossature et cuir épais.

Cette race peuple les deux tiers de la Suisse. En France, elle compte de nombreux représentants en Franche-Comté. Elle forme même le fond de la population bovine en Savoie (*variété tarentaise* ou *tarine*, pelage gris fauve, plus ou moins marqué de brun), dans l'Ariège (*variété saint-gironnaise*) et le Gers (*variété gasconne*, robe gris ardoisé, brun ou blaireau). Viande assez estimée.

9° **Race charolaise ou nivernaise** (fig. 8). — Tête de moyenne grosseur. Cornes longues, fines, gris ver-

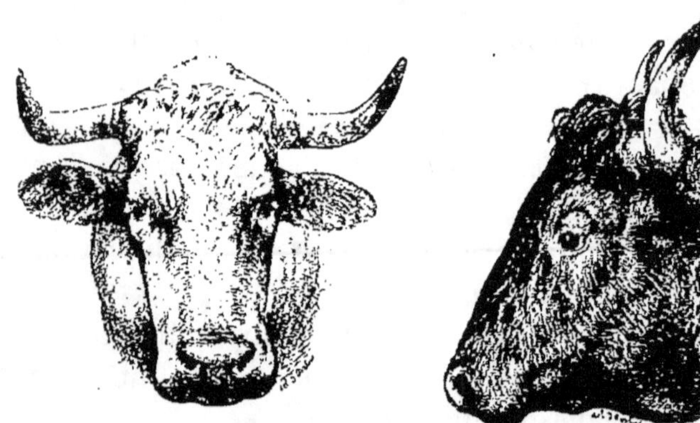

Fig. 8. — Bœuf charolais.   Fig. 9. — Bœuf salers.

dâtre à leur extrémité, mufle rose, bonne conformation, train postérieur très fourni ; culotte développée et fesse arrondie, convexe, bien descendue. Pelage blanc laiteux ou couleur crème. Viande estimée.

Règle générale, les sujets de la variété nivernaise sont plus fins que ceux de la variété charolaise. Rappelons que le Durham de robe blanche ou aubère très clair est employé *discrètement* comme type améliorateur.

La variété bourbonnaise a un pelage jaunâtre. Grande, forte, bonne travailleuse. Taille moyenne : 1^m,60.

10° Race auvergnate ou de Salers (fig. 9). — Tête allongée, étui corné noirâtre à l'extrémité, mufle rose, fanon pendant, poitrine un peu étroite, train postérieur un peu étriqué, membres solides, la race étant bonne travailleuse, cuir épais. — Taille : 1^m,60 (bœufs) et 1^m,35 (vaches).

Robe rouge foncé, acajou ou brun chocolat dans le Cantal et une grande partie du Puy-de-Dôme. Mais la variété ferrandaise proprement dite a un pelage pie-rouge.

Vendus jeunes, les bœufs auvergnats fournissent une viande estimée.

11° Race garonnaise ou race d'Aquitaine de Sanson. — Tête relativement forte, cornes affectant des directions variées, souvent l'une d'elles a été sciée, en vue de faciliter l'application du joug.

Front plat et large, chanfrein long, mufle rose, encolure bien musclée et fanon un peu pendant. Poitrine haute, colonne dorso-lombaire légèrement incurvée, train postérieur assez fourni, pelage froment foncé, tirant sur le rouge jaunâtre. Taille :

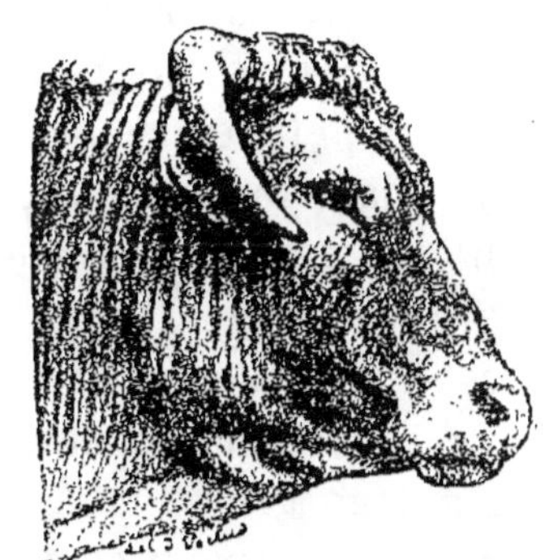

Fig. 10. — Bœuf garonnais.

1^m,60 (bœufs) et 1^m,45 (vaches). En général, la corpulence et la charpente osseuse sont fortes.

La *variété limousine* (fig. 11) est la plus importante

de la race garonnaise. Elle a été très améliorée pour la boucherie.

Conformation fine et régulière, fesse rebondie, pelage jaune froment, comme la variété garonnaise proprement dite, mais s'en

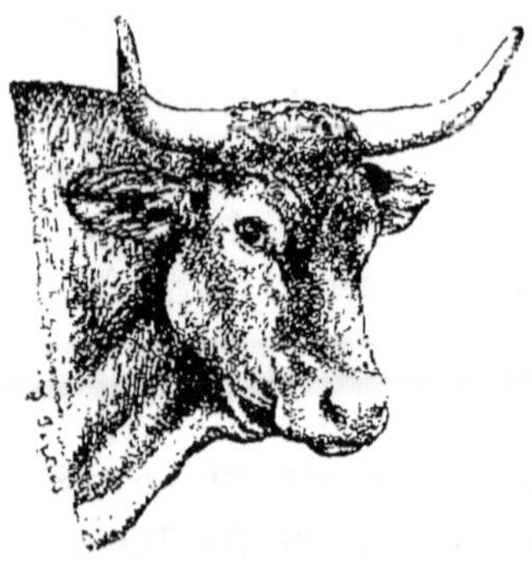

Fig. 11. — Bœuf limousin.

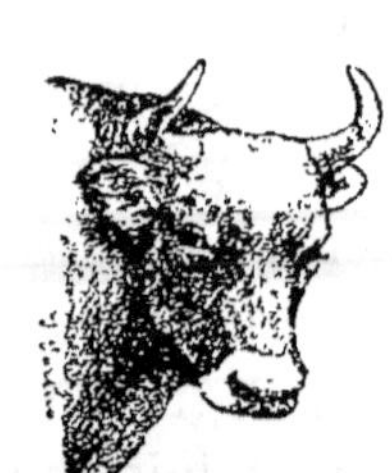

Fig. 12. — Bœuf algérien.

distinguant à première vue par le port de cornes.

La RACE PYRÉNÉENNE OU RACE DE LOURDES est froment clair. Mufle rose. Taille moyenne ou petite.

La RACE BAZADAISE (Gironde) se compose de métis garonnais-gascons. Mufle et paupières de couleur rose, avec un pelage gris brun.

Pendant la saison d'été, les races bovines étrangères font de temps à autre leur apparition, soit sur le marché de la Villette, soit sur celui de Lyon-Vaise. C'est ainsi qu'on peut voir des Piémontais et Lombards, caractérisés par un cornage gigantesque ; des Algériens au pelage gris cendré, jaunâtre ou fauve, la tête et le cou assez souvent charbonnés, ainsi que les membres ; au mufle noir ou tacheté de noir, au fanon fort, à la poitrine un peu sanglée et surtout à la faible taille (1 mètre à 1^m,15) ; enfin, des Portugais, à la tête petite et courte, au front fortement déprimé au niveau des orbites, aux cornes démesurément longues, à la robe fauve avec toutes les extrémités noires : mufle, bout des cornes, onglons et toupillon.

APERÇU DES PRINCIPALES RACES OVINES.

1° Race de New-Leicester ou Dishley (*race germanique de Sanson*). — Quoi qu'il en soit, si son centre d'apparition peut, selon toute vraisemblance, être placé en Allemagne, son centre de perfectionnement a été à coup sûr en Angleterre.

L'amélioration ou précocité est due à l'éleveur anglais *Bakewel.*

La race germanique comprend deux principales variétés :

1. La *variété dishley :* absence de cornes, tête chauve, face allongée mais rectiligne, oreilles bien portées, arcades orbitaires très saillantes. On remarque une dépression ou cavité, là où devrait se trouver la base des cornes.

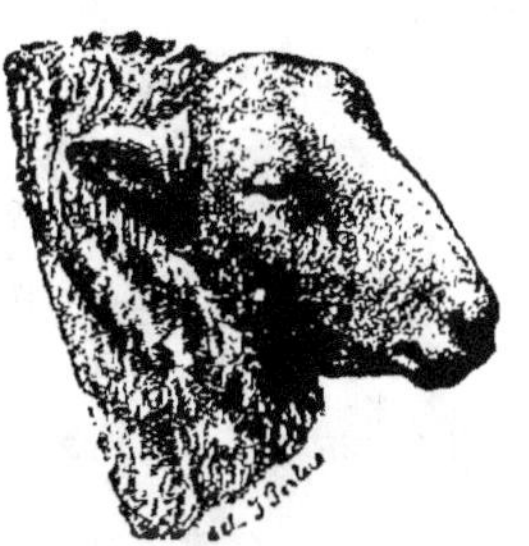

Fig. 13. — Mouton dishley.

Cou court, côte arrondie, dos et reins très larges, train postérieur bien développé, toison ouverte, blanche. Tête et pattes également blanches. Poids moyen : 75 kilogrammes. Abondante couche de graisse sous-cutanée, ce qui donne à la viande un goût de suif très prononcé.

2. La *variété franconienne, wurtembergeoise, luxembourgeoise, lorraine,* etc. : beaucoup moins améliorée que la précédente. Un petit bouquet de laine sur le sommet de la tête. Souvent taches brunes, noires ou rousses sur la face, les oreilles et les pattes.

2° Race de New-Kent ou race de Romney-marsh, encore appelée RACE DES PAYS-BAS par Sanson. — Le NEW-KENT ressemble beaucoup au Dishley. Les arcades orbitaires sont cependant moins saillantes ; en outre, la dépression dont il a été parlé ci-dessus n'existe pas ; cette race a été améliorée par *Richard Goord*.

Le mouton *charmoise* (Loir-et-Cher), créé par Malingié-Nouel en 1845, est un métis *new-kent-berrichon* ou *new-kent-solognot*. Son œuvre a été continuée par son fils, Paul Malingié, puis par d'autres éleveurs parmi lesquels il faut citer Marchand et Alfred Leroy.

3° Race southdown (des dunes du Sud) (fig. 14). — C'est encore une race anglaise : elle a été améliorée par John Elmann et Jonas Webb.

Tête moins forte que celle du Dishley et du New-Kent.

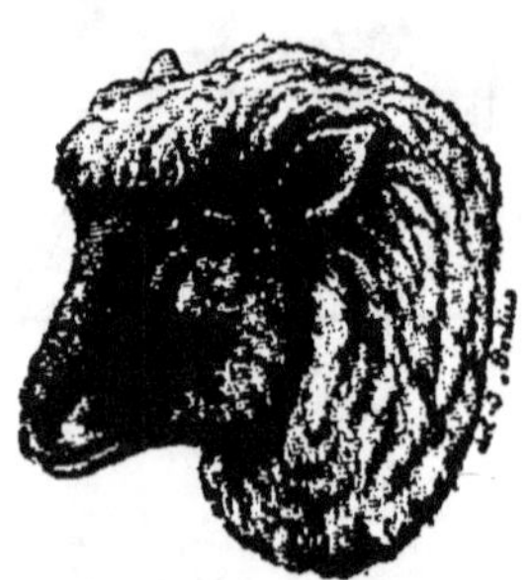

Fig. 14. — Mouton southdown.

Toujours pas de cornes, oreilles petites et dressées ; au sommet du front, un petit bouquet de laine. Membres fins, dos et reins larges, train postérieur bien fourni. Poids moyen : 50 kilogrammes. La toison est blanche, mais la tête, les oreilles et les pattes sont *lavées (il s'agit là d'une teinte brune).* Bonne viande.

Le Southdown nous fournit un heureux exemple du croisement industriel, c'est-à-dire d'une opération limitée à la première génération. Ainsi, dans le Cher, l'Allier, la Nièvre et en Saône-et-Loire, on produit beaucoup de métis southdowns-berrichons et, dans le Loiret, southdowns-solognots. Ces animaux donnent plus de poids et une viande plus haut cotée sur les marchés que les moutons indigènes de même âge, surtout à l'état d'agneaux gris, lesquels sont vendus à 8 mois environ. Or, on ne peut fabriquer de bons agneaux gris qu'avec des races précoces ; sinon la chair obtenue est tendre, il est vrai, mais n'a pas cette saveur fine et agréable qui lui vaut la faveur des gourmets.

Les jeunes sujets de la race de La Charmoise fournissent également une viande digne de figurer sur la table d'un Brillat-Savarin. Ils ont même cet avantage sur les Southdowns-Berrichons d'être plus homogènes et d'arriver tous à bonne fin.

4° Race flamande (*race du Danemark de Sanson, race à courte queue des Allemands*). — Tête chauve, dépourvue de cornes chez la femelle ; ces appendices sont petits, avortés chez le mâle et assez fréquemment ils font défaut. Front étroit, chanfrein allongé et busqué, surtout chez le mâle, oreilles larges, horizontales, mal portées, parfois pendantes. Membres forts, animaux hauts sur jambes, poitrine sanglée, dos et reins un peu étroits, queue courte. Taille moyenne : $0^m,65$.

On distingue une *variété artésienne* et une *variété picarde*.

Il y a des individus blancs, noirs et gris. La viande provenant de ces animaux est trop grasse en général.

La *variété poitevine* appartient également à la race flamande. Au marché de La Villette, les moutons poitevins sont généralement désignés sous les noms de *Gâtines* ou de *Charentais*.

Animaux hauts sur jambes (taille : $0^m,70$ à $0^m,85$), membres forts, tête et corps entièrement blancs. Abdomen, poitrine, tiers supérieur du cou et membres complètement nus.

Les Choletais ne sont autres que des Poitevins, marqués de taches jaune roux autour des yeux.

Viande excellente, gigots d'une remarquable longueur.

5° Race du bassin de la Loire. — Elle comprend plusieurs variétés, dont voici les plus importantes :

1. *Variété berrichonne* (fig. 15). Tête petite, avec un

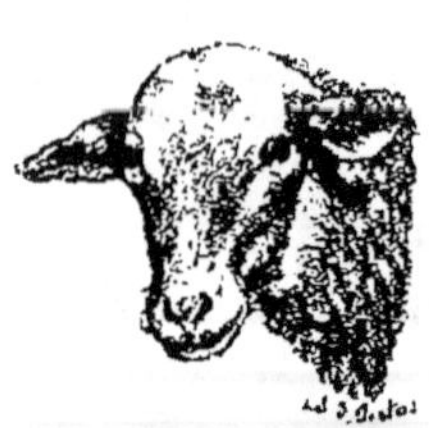

Fig. 15. — Mouton berrichon.

petit bouquet de laine sur le front. Pas de cornes chez la femelle, petites chez le mâle et encore n'existent-elles pas constamment. Chanfrein court et droit. Aucune tache sur la tête ni sur les membres. L'animal est blanc et bien conformé.

Toison fermée. Viande de première qualité.

2. *Variété solognote*. La tête et les pattes sont teintées en jaune roux, mais les oreilles sont toujours bien portées, ce qui permet de les distinguer de certains Africains sans cornes et n'ayant pas la queue large (1).

Les moutons solognots donnent une viande peu savoureuse.

6° Race auvergnate ou race du plateau central. — Les moutons de cette race sont, dans le langage commercial, généralement désignés sous les noms de moutons de Faux, Cantalous, Ravas, Ravins, Marchois, Limousins, Dorachons et Bizets. Tous sont de faible taille.

Tête petite, oreilles bien portées, un peu de laine sur le front, qui est large. Cornes avortées chez le mâle, à

______

(1) Remarquons en passant que les localisations centrifuges de couleurs autres que celles du corps proprement dit, ne sont pas rares chez nos animaux domestiques. Aussi félicitons-nous Baron d'avoir introduit dans le langage zootechnique des mots significatifs comme ceux-ci : *acromélas* (extrémités noires. Ex. bœuf choletais, mouton southdown, lapin russe); *acropyroïdes* (extrémités feu. Ex. mouton solognot); *acroleucos* (extrémités blanches. Ex. bœuf simmenthal).

pointe déjetée en dehors ; absentes chez la femelle. Chanfrein court et droit. Taches brunes ou noires sur la tête, les oreilles et les pattes. Toison blanche ou gris sale, ouverte, formée de mèches pointues. Queue très longue.

Les Bizets (Haute-Loire, Ardèche, Lozère et une partie du Cantal) ont la tête et les membres noirs, avec une

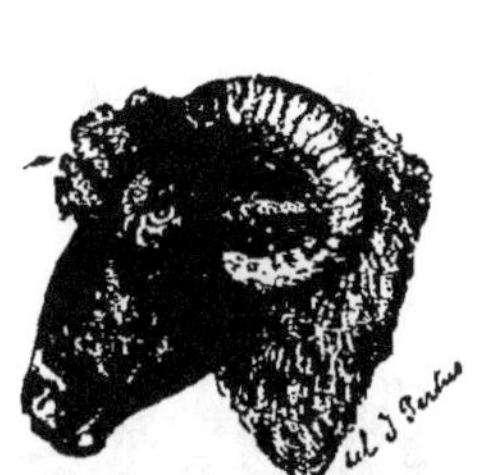

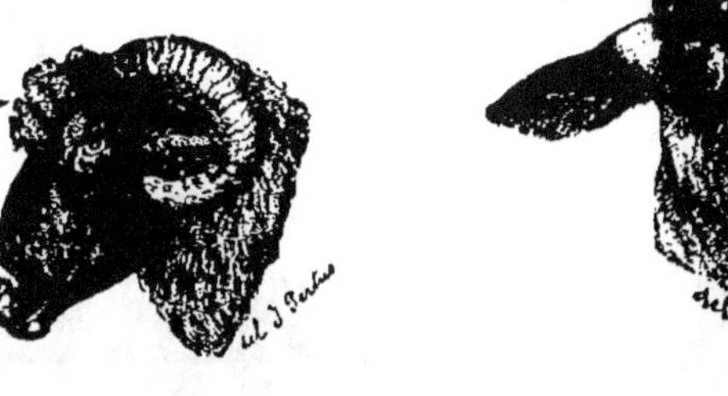

Fig. 16. — Mouton bizet.   Fig. 17. — Mouton gascon.

toison de même nuance ou de couleur rousse. Viande très estimée à Paris.

Les Limousins ou Dorachons (Haute-Vienne et Corrèze) ont la tête et la toison blanches, sans taches à la face ni aux membres. En outre, ils sont dépourvus de cornes.

Ces moutons fournissent de délicieux petits gigots.

7° Race pyrénéenne (*ou gasconne*) (fig. 17). — Le mouton gascon ressemble à l'auvergnat : comme ce dernier, il a la tête et les pattes tachetées, mais son chanfrein est plus long, en outre un peu busqué, et sa taille est plus élevée, en général.

Sous le nom générique de Gascons, on désigne, dans le langage commercial, tous les moutons dont les yeux se montrent cerclés de noir (les moutons porteurs de lunettes, comme on dit encore). Il est vrai que la face, les oreilles, les pattes et la queue présentent souvent aussi des taches noires. Tels les Périgourdins et les sujets de la Causse du Gramat (Lot). Ceux dits de Capdenac ont, au contraire, la tête absolùment blanche.

8° Race mérine ou mérinos (fig. 18). — Actuellement il y a de nombreux représentants de cette race en Europe (Portugal, Espagne, France, Allemagne, Italie, Autriche-Hongrie, Russie méridionale), en Afrique (colonie du Cap), en Améri-que (États-Unis, République Argentine) et en Australie.

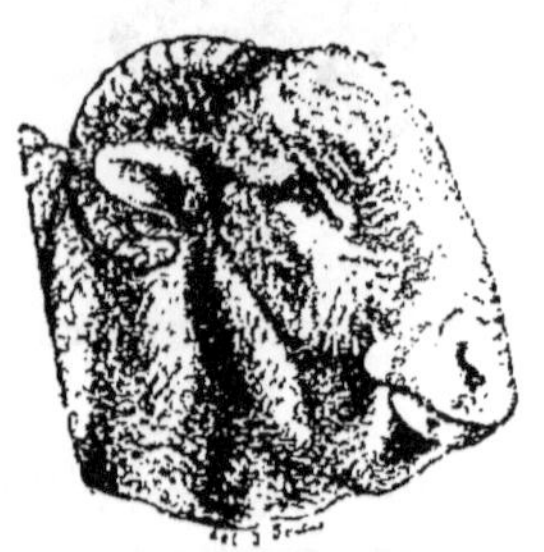

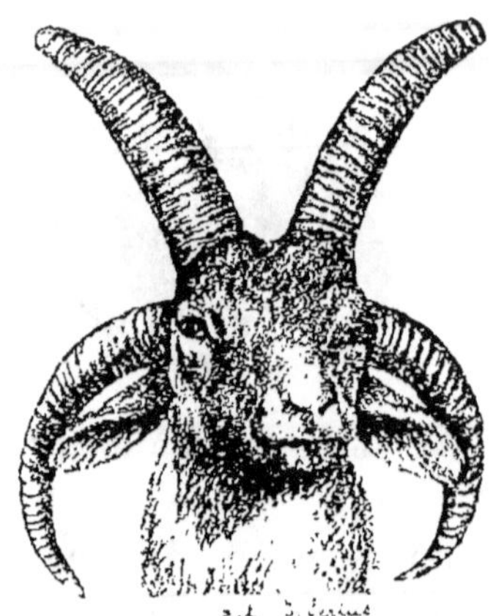

Fig. 18. — Mouton mérinos.   Fig. 19. — Mouton algérien.

La simple vue de la toison permet de reconnaître le mouton mérinos, la laine couvrant presque toute la surface cutanée, le front, les joues et s'étendant parfois jusqu'aux onglons. Viande ordinaire, plutôt médiocre.

Aujourd'hui les moutons *algériens* (fig. 19), *tunisiens*, etc., encombrent littéralement nos marchés. Voici en quelques mots leurs caractères : en général, ils sont pourvus de cornes, parfois au nombre de quatre et même six ; oreilles larges, tombantes ou mal portées, toison mauvaise. Tête et pattes d'un jaune roux. Il y a aussi des sujets noirs ou brun roux. La queue est souvent large à la base. Viande médiocre, sentant trop le suint, d'autant plus qu'elle est toujours quelque peu fiévreuse (fièvre de fatigue : trente-six heures de traversée pour arriver à Marseille, suivies de trente-six autres en wagon de Marseille au marché de La Villette, où l'abatage a lieu souvent le même jour que celui de l'arrivée). Pour obvier à ce grave inconvénient, il serait indispensable d'établir aux environs de Paris un vaste pacage où les moutons africains pourraient se reposer et se refaire. Pareille mesure serait également bonne pour les bœufs étrangers, ainsi que pour les animaux français, surtout pour ceux destinés à la fabrication des conserves de viandes.

Enfin, de temps à autre, on peut rencontrer des moutons *piémontais, bergamasques, savoyards* (fig. 20), etc., remarquables par leur forte taille, leurs oreilles larges et tombantes et leur chanfrein extrêmement busqué (nez ou bec de perroquet). Membres hauts et forts, squelette volumineux, toison grossière.

Règle générale, les vrais Piémontais sont complètement blancs, tandis que nos Savoyards présentent le plus souvent à la tête et aux pattes

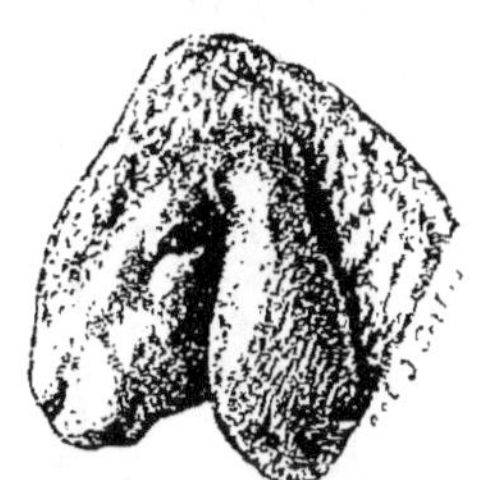

Fig. 20. — Mouton bergamasque.

quelques petites taches noires ou brunes. Viande inférieure.

PRÉS-SALÉS.

Les Prés-salés, dit notre collègue E. Pion (1), sont des moutons élevés et nourris sur les bords de la mer, dans

(1) *Étude sur les Prés-salés.*

un rayon de deux à trois lieues du rivage même. Ils font les délices des gourmets. Ceux des côtes de la Manche sont les plus estimés : leur renommée ou, si l'on préfère, leur qualité tient au climat maritime et à la nature des plantes qu'ils ingèrent. Variété des graminées où sont mêlées quelques labiées et ombellifères aromatiques, vents d'ouest jetant sur la végétation une fine poussière de sel marin et de brome, sans compter l'iode des varechs, tout cela contribue à donner aux chairs une fermeté et un arome spéciaux.

Les Prés-salés bretons sont de très petits moutons, de couleur brune, noire ou grise, qui appartiennent au type du bassin de la Loire ; ceux de Normandie, beaucoup plus forts, rappellent les moutons poitevins, surtout les Choletais. Partout leur croisement avec le Southdown est indiqué.

Les Prés-salés qui habitent le littoral du golfe de Lion présentent les caractères de la race pyrénéenne.

Actuellement on vend sous le nom de Prés-salés les Bizets et Dorachons qui, broutant les herbes aromatiques des montagnes, fournissent à vrai dire de délicieux gigots.

PRINCIPALES RACES PORCINES.

Seul, le port des oreilles permet de diviser en trois groupes les porcs qui alimentent nos marchés d'approvisionnement.

1° Les porcs d'origine asiatique ou anglaise ont les oreilles petites et dressées. Le volume de leur tête est réduit considérablement, leur corps se rapproche de la forme cylindrique et leurs membres sont courts.

Ligne du dos horizontale, peau mince, couverte de soies fines et très clairsemées (l'animal est pour ainsi dire nu).

Le Yorkshire est un métis asiato-celtique, de couleur généralement blanche ; le Berkshire est un métis celto-asiato-napolitain noir, avec les extrémités blanches. Jambons renommés.

En France, dans les Charentes notamment, on a anglaisé le type local avec le Yorkshire.

2° Les porcs d'origine celtique ou gauloise ont les

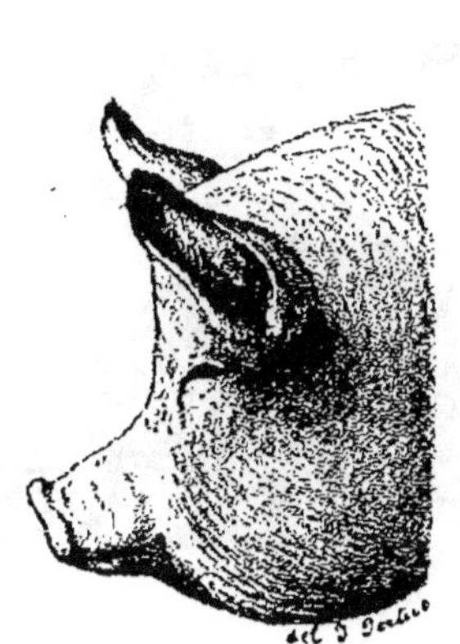

Fig. 21. — Porc yorkshire.

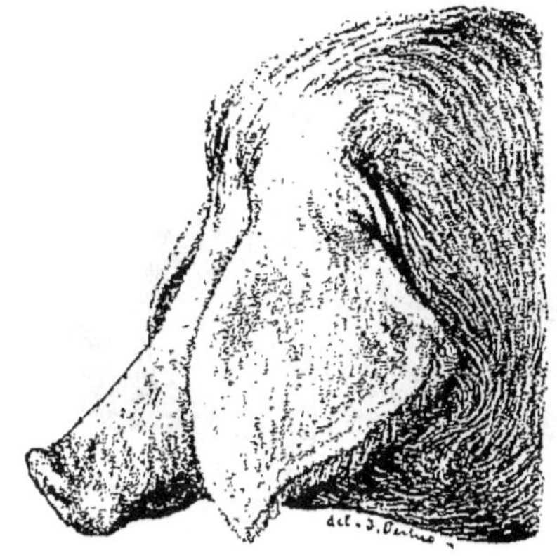

Fig. 22. — Porc breton.

oreilles larges et tombantes. Ces animaux sont généralement blancs.

Appartiennent à la race celtique :

1. La *variété bretonne* (fig. 22). Rustique. Tête forte, corps long et aplati, dos convexe ou de carpe, membres hauts et solides ;

2. La *variété craonnaise, mancelle* ou *angevine* (fig. 23) (Mayenne, Sarthe, Maine-et-Loire et une partie de l'Orne). Corps long et cylindrique, ossature moyenne, peau fine, recouverte de soies blanches légèrement jaunâtres.

3. La *variété normande* ou *augeronne*. Ressemble à la précédente, mais plus osseuse.

D'après **M.** Quentin Quint, les Manceaux seraient les meilleurs de tous les porcs, français et étrangers. Chair à la fois ferme et délicate ; graisse résistante. Poids moyen de 90 à 130 kilogrammes, à l'âge de neuf à douze mois, époque à laquelle ces porcs sont vendus pour la consommation.

3° Les porcs d'origine méditerranéenne, napolitaine,

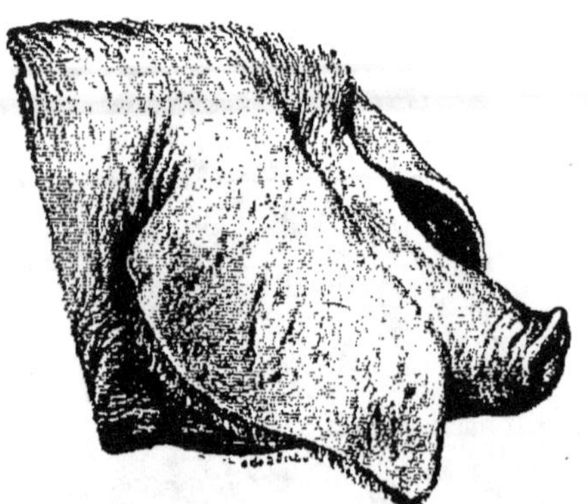

Fig. 23. — Porc craonnais ou manceau.

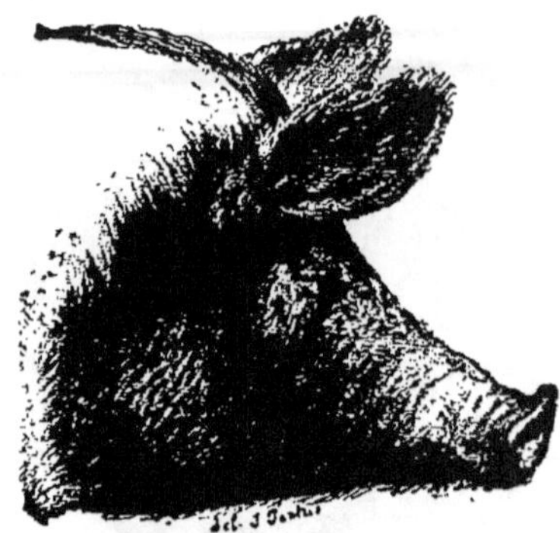

Fig. 24. — Porc limousin.

latine, etc. (race ibérique de Sanson), ont les oreilles dirigées en avant, formant à l'œil une sorte d'avant-toit.

Les Allemands l'appellent race romanique, d'après Nathusius.

Font partie de cette race :

La variété *béarnaise*, au corps mince, noir-pie, donnant une chair succulente (*Bayonne, Orthez*) ; la variété *languedocienne, limousine, périgourdine*, etc., noire, pie-noir, ou ayant seulement la tête noire ; et la variété *bressanne* ou *dauphinoise*, remarquable par la coloration blanche du dos et des côtes, la tête et la croupe étant noires.

DEGRÉ D'ENGRAISSEMENT.

Les différents états de graisse que présentent nos animaux s'apprécient, se *mesurent* au moyen de ce que l'on appelle des maniements ou manets.

A proprement parler, le maniement n'est autre chose que l'action de palper, de toucher avec la main ; mais, par extension, ce mot a servi dans la suite à désigner la région elle-même, siège du dépôt de graisse.

Chez les bovidés, les maniements les plus consultés par le boucher sont :

1° Les *abords*, le *bord*, *couard ou cimier*. Ce maniement est situé à la base de la queue ; il apparaît l'un des premiers et indique la quantité de graisse extérieure ou graisse de couverture.

2° La *côte*. Correspond aux deux dernières côtes et renseigne également sur la graisse extérieure.

3° Le *grasset*, la *hampe*, l'*œillet* ou *fras*. Occupe le repli cutané qui va de la rotule à la partie inférieure et latérale de l'abdomen et dénote la quantité de graisse intérieure ou suif.

4° Le *cordon*, *entre-fesson*, *entre-deux* ou *braie* chez la vache et le *dessous*, le *rognon* ou *brague*, chez le mâle, où il correspond à la région scrotale, annonce aussi la graisse intérieure.

Pour l'appréciation des veaux, le boucher examine en outre la couleur des muqueuses de la bouche et de l'œil. La pâleur de ces membranes indique la blancheur du tissu musculaire.

Chez les ovidés, le maniement le plus consulté est le *travers*, *longe* ou *aloyau*, qui correspond à la région lombaire.

Le charcutier s'assure de la qualité des porcs en appuyant la main à plat sur le dos et les lombes, qui doivent résister à la pression.

Enfin, chez les équidés, le degré de graisse s'apprécie par l'exploration de la partie supérieure de l'encolure.

RENDEMENT.

Le poids *vivant*, *vif* ou *brut*, est le poids des animaux sur pied.

Le rendement en viande constitue le poids *net*. Il varie suivant la race, l'âge, le sexe et le degré d'engraissement.

	Bons bœufs de boucherie		60 p. 100
Rendement moyen des	— veaux	—	60 p. 100
	— moutons	—	48 à 50 p. 100
	— porcs	—	82 p. 100

Le rendement des animaux précoces ou perfectionnés (races anglaises) atteint un chiffre plus élevé : la finesse de la peau et la réduction du squelette expliquent cette supériorité.

D'après Cornevin, le rendement des vaches est inférieur, en moyenne, de 2 p. 100 à celui des bœufs.

D'après Goubaux, le rendement du cheval varie entre 51 et 59 p. 100.

Quant à l'état de santé ou de maladie, il nous paraît superflu de nous étendre sur ce point. L'habitude extérieure des animaux est assez connue de tous ceux qui les approchent et leur donnent des soins, pour que nous nous croyions dispensé d'entrer dans les détails.

CHAPITRE III

ABATTOIRS ET ABATAGE. — HYGIÈNE DES ANIMAUX DE BOU-
CHERIE. — LEURS LOGEMENTS, LEUR NOURRITURE. —
INFLUENCE DES MODES DE TRANSPORT D'UN LIEU DANS
UN AUTRE SUR LEUR SANTÉ ET SUR L'ÉTAT DE LEURS
CHAIRS.

Abattoirs. — Les abattoirs sont des établissements
dans lesquels on tue et prépare, en vue de la consommation, les divers animaux dits *de boucherie*. Comparativement aux tueries particulières, ils offrent de sérieux avantages, qu'on peut résumer de la manière
suivante : ils réduisent au minimum le nombre des
foyers de miasmes ou d'émanations fétides, conséquence
de la décomposition des matières animales, et ils rendent plus facile l'inspection des viandes.

Chose étrange, ces établissements, malgré leur in-
contestable utilité, n'ont vu le jour que dans le courant
du XIXe siècle. Ainsi, Mercier nous apprend que, sous
Louis XV, les animaux étaient encore sacrifiés, à Paris,
devant les portes des boucheries.

Le 9 février 1810, Napoléon Ier décréta la fondation
de cinq abattoirs, trois sur la rive droite de la Seine et
deux sur la rive gauche; mais ce n'est que huit ans
plus tard qu'ils furent livrés à la boucherie, l'ordonnance de police du 11 septembre 1818 interdisant le

séjour et la mise à mort des animaux ailleurs que dans les abattoirs publics.

En 1859, trois nouveaux abattoirs furent créés, à la suite de l'annexion à la capitale de plusieurs communes avoisinantes.

Aujourd'hui, Paris ne possède plus que trois abattoirs : un sur la rive droite de la Seine et deux sur la rive gauche. Le premier est l'immense abattoir de La Villette, lequel n'est séparé du marché aux bestiaux que par le canal de l'Ourcq (1) ; les deux autres sont ceux de Vaugirard et de Villejuif, ce dernier exclusivement réservé aux chevaux et, en outre, appelé à disparaître.

L'exemple donné par la capitale ne tarda pas à être suivi, tant en France qu'à l'étranger. Ainsi l'abattoir de Rouen date de 1830, les deux abattoirs de Lyon ont été créés l'un en 1830, l'autre en 1856 ; celui de Marseille remonte à l'année 1847, celui de Bruxelles date de 1842, celui d'Edimbourg de 1850, celui de Milan de 1863, celui de Bâle de 1869, celui de Madrid de 1867-69, celui de Munich de 1876-78, celui de Berlin de 1878-81, celui de Saint-Pétersbourg de 1882, celui d'Odessa de 1885, celui de Kiew de 1886, celui de Moscou de 1888, etc.

Les abattoirs publics sont rangés dans la première classe des établissements dangereux, insalubres ou incommodes (*Décret du 15 octobre 1810, Ordonnances du 14 janvier 1815 et du 15 avril 1838 ; Décrets du 31 décembre 1866 et du 3 mai 1886*).

On doit les construire loin de toute habitation et en aval des rivières ou fleuves qui traversent la ville, afin d'éviter une plus grande pollution des eaux. Il faut surtout, dit Parent-Duchâtelet, s'inquiéter de deux choses

(1) Le marché aux bestiaux de La Villette a été ouvert au commerce le 21 octobre 1867.

importantes : des moyens d'y amener l'eau à profusion et des moyens de les en débarrasser.

Un abattoir doit se composer :

1° D'échaudoirs ou salles d'abatage, dont le plancher est formé de dalles en pierre ;

2° De cours de travail pourvues d'un vitrage, afin que l'ouvrier puisse voir ce qu'il fait, tout en restant à l'abri des intempéries ;

3° De bouveries, de bergeries et de porcheries ;

4° D'ateliers de triperie ;

5° De fondoirs ou fonderies de suif ;

6° De coches ou voiries destinées à recevoir les matières contenues dans les estomacs et les intestins, ainsi que les fumiers provenant des habitations animales ;

7° D'un local particulier pour l'abatage et la préparation des porcs.

Toute localité qui tient à posséder un abattoir doit préalablement saisir de la question son conseil municipal. Si celui-ci émet un vote favorable, cette décision est transmise au préfet, qui statue après avis du conseil de préfecture (*Décret du 1er août* 1864).

Après l'approbation préfectorale, le maire procède à une enquête *de commodo et incommodo*, conformément à l'ordonnance du 24 août 1835. Des affiches sont apposées pendant un mois dans toutes les communes environnantes, jusqu'à 5 kilomètres de distance.

Quant à la fixation des droits d'abatage ou taxe, elle appartient à la municipalité (art. 133 de la loi du 5 avril 1884). Cette taxe ne peut excéder 2 centimes par kilogramme de viande nette, bien qu'il s'agisse d'amortir l'emprunt ou d'indemniser le concessionnaire et de couvrir, en même temps, les frais d'entretien et d'administration (*Décret du 1er août* 1864). Car, en aucun cas, les abattoirs ne doivent être une source de revenus pour les villes

Si l'on prévoit ou si les calculs permettent d'établir que la taxe dépassera 2 centimes, le préfet, à qui le devis est adressé, ne pourra statuer seul. Dans ce cas, un décret du Président de la République rendu en conseil d'État sera nécessaire.

D'après l'article 2 de l'ordonnance du 15 avril 1838, la mise en activité de tout abattoir entraîne de plein droit la suppression des tueries particulières.

Le maire a donc le droit, par arrêté, d'interdire aux bouchers et charcutiers de la localité de sacrifier leurs animaux ailleurs que dans l'abattoir public. Au surplus, la cour de cassation a, à diverses reprises, consacré cette jurisprudence. Seuls, les bouchers ou charcutiers qui n'ont pas leur établissement sur le territoire de la commune peuvent, comme par le passé, se servir de leurs tueries particulières.

Toutefois, l'arrêté municipal ne peut défendre d'abattre les animaux dans une commune voisine et d'introduire ensuite la viande (*Cassation*, 17 *avril* 1885). Il ne peut pas non plus défendre aux habitants de tuer à domicile les porcs destinés à leur consommation personnelle, pourvu que l'abatage ait lieu dans un endroit couvert, clos et séparé de la voie publique (*Cassation*, 10 *avril* 1879).

Une dernière réflexion concernant les abattoirs : il faut éviter surtout que ces établissements ne deviennent de véritables foyers de contagion.

Aussi le préfet de police a-t-il pris une excellente mesure, en décidant (*Ordonnance* du 3 *décembre* 1890) que les animaux introduits dans les abattoirs de Paris n'en pourraient sortir qu'à l'état de bêtes abattues.

ABATAGE.

Les solipèdes (*Cheval, Ane, Mulet*) et les grands ruminants (*Bœuf, Vache, Taureau*) sont généralement sacrifiés par le procédé de l'*assommement* (vulgairement *assommage*).

Les bovidés ayant la tête fixée près du sol, au moyen d'une corde passée dans l'anneau en fer de la dalle, le boucher assène un fort coup de masse, soit sur la nuque, entre les deux cornes, soit sur le milieu du front. L'animal tombe brusquement ; on applique encore deux ou trois coups, jusqu'à ce que les mouvements des membres aient disparu. Ce résultat obtenu, on se hâte de pratiquer la saignée, opération qui consiste à ouvrir les gros vaisseaux de l'entrée de la poitrine. En vue de favoriser la sortie du sang, on imprime un mouvement de va-et-vient au membre antérieur qui ne repose pas sur le sol, au moyen d'une corde placée au-dessus du genou.

Il faut souvent donner plusieurs coups de masse pour étourdir un bœuf. De là, l'inconvénient de ce mode d'abatage.

Les solipèdes sont frappés au milieu du front ; un coup de masse relativement faible suffit, en raison du peu d'épaisseur des parois osseuses. On effectue la saignée, comme chez les grands ruminants.

A Paris, les bouchers emploient de préférence à la masse ordinaire ce qu'on appelle le *merlin anglais* (fig. 25). C'est toujours une sorte de masse en fer, mais ayant une forme particulière : elle se termine d'un côté par un boulon creux et de l'autre par un crochet. L'ouvrier enfonce au milieu du front le boulon évidé, qui joue le rôle d'emporte-pièce. L'animal tombe instantanément ; on introduit ensuite une baguette en osier, en la dirigeant du côté du bulbe et de la moelle épinière, pour annihiler les mouvements des membres.

Le merlin anglais (*ou bouterolle*) a été employé pour la première fois, en 1869, à l'abattoir de La Villette. C'est la « pole-axe » de nos voisins d'outre-Manche, à qui, du reste, nous en sommes redevables.

Donc, à Londres comme à

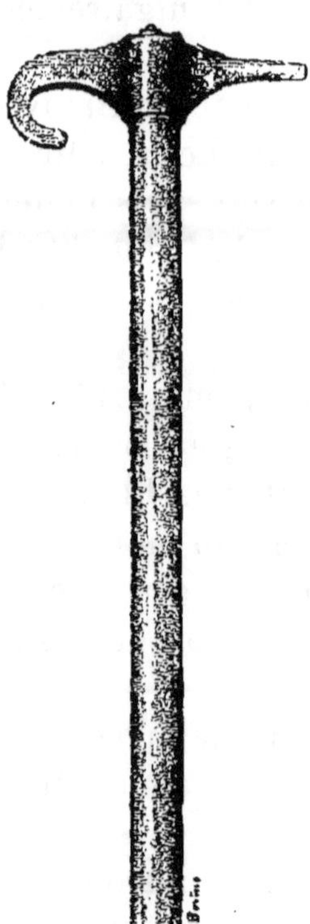

Fig. 25. — Merlin anglais.

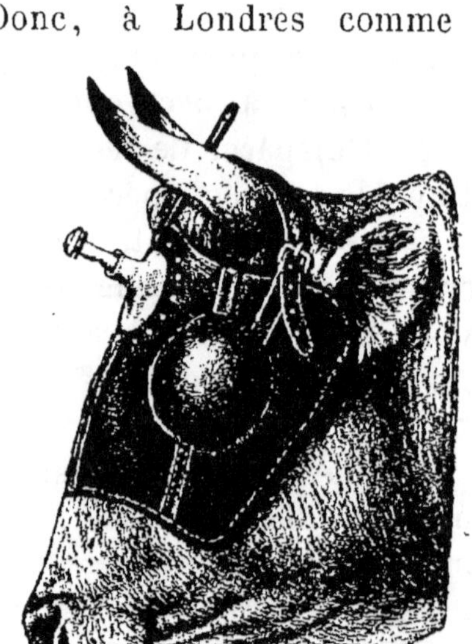

Fig. 26. — Masque Bruneau.

Paris, les bovidés sont sacrifiés de la même manière.

En 1873, un troisième mode d'abatage fit son apparition : il est dû à M. Bruneau, de Paris. Dans ce procédé, un masque en cuir enveloppe la tête de l'animal, du moins en partie.

« Au milieu de ce masque, et sur l'emplacement du front,
M. Bruneau a fait encadrer dans le cuir une plaque en fer,
dont le dessous s'applique parfaitement sur le front ; il a fait
mouler dans ce but des têtes de bœuf. Au milieu de cette
plaque est un trou cylindrique dans lequel on introduit un
boulon... puis on frappe avec un maillet en bois sur la tête
du boulon, qui pénètre de 5 à 6 centimètres dans la cervelle
de l'animal, lequel est tué presque instantanément. Le boulon
était d'abord en pointe, mais M. Bruneau ayant reconnu
que la mort serait plus prompte si l'air pénétrait dans la cervelle, fait aujourd'hui usage d'un boulon évidé à la partie
inférieure, de manière à former emporte-pièce.

. . . .

« M. Bruneau vient en outre d'apporter un perfectionnement à son appareil ; il consiste à faire frapper le boulon non
pas droit, mais un peu penché, de manière à ce qu'il attaque
le cervelet et que l'animal soit tué immédiatement, sans qu'il
soit besoin le plus souvent d'introduire le jonc dans le trou
du boulon (1). »

Avec le merlin anglais et l'appareil Bruneau, les
bœufs dits à *tête molle*, conséquence de l'énorme développement des sinus frontaux et, par suite, de la grande
quantité d'air contenu dans leur intérieur, sont aussi
facilement abattus que les autres (2). De là, leur avantage sur la masse ordinaire.

L'appareil Bruneau abrège les souffrances des animaux et assure la sécurité au premier abatteur venu.
Aussi a-t-il été vivement recommandé, notamment par
Van Hertsen (de Bruxelles), Quivogne (de Lyon), Baillet
(de Bordeaux), les professeurs Goubaux et Nocard,

(1) *Journal d'Agriculture*, numéro d'août 1873.
(2) D'après le Dr Dembo, de Saint-Pétersbourg, l'élasticité des os
du crâne chez les jeunes animaux (trois à quatre ans) serait la
principale cause de leur résistance à l'étourdissement.

Weber, et les Sociétés protectrices des animaux.

Plusieurs villes françaises (Bordeaux, Toulouse, Bourges, Reims, etc.) et étrangères (Genève, Leipzig, etc.) l'ont adopté, et si à Paris il n'a pas supplanté le merlin anglais, c'est que... *nul n'est prophète dans son pays.*

En tout cas, les maires ne peuvent valablement imposer aux bouchers l'usage exclusif de l'appareil Bruneau pour l'abatage des grands ruminants (Affaire de Saint-Étienne. — Documents recueillis par notre distingué confrère Labully).

En Suisse, il est expressément défendu de pratiquer la saignée sur les animaux de boucherie sans les avoir étourdis préalablement. Cette disposition s'applique à tout mode d'abatage et à toute espèce de bétail.

A Genève et à Martigny, on emploie le masque Bruneau; à Zurich, on se sert de la massue en fer ; à Bâle, on fait usage du masque-revolver de Sigmund, depuis 1886. L'appareil Sigmund ressemble à l'appareil Bruneau, avec cette différence qu'on visse le canon d'un revolver dans la plaque métallique solidement attachée à la tête de l'animal. Celui-ci est foudroyé par une balle qui traverse les centres nerveux.

Comme l'appareil Bruneau, l'appareil Sigmund n'exige aucune habileté de main. Mais il aurait, dit-on, un grave inconvénient : celui de rendre insuffisante la saignée et, par suite, de favoriser la décomposition de la viande, sans compter que les détonations effrayent tous les animaux de l'abattoir.

L'*énucage* ou *énervation*, *coup du toréador*, est un autre mode d'abatage. Voici comment on opère :

Le bœuf est attaché *très court* par les cornes à un anneau en fer fixé à une dalle de l'échaudoir, de telle sorte que son mufle soit près du sol. Puis le boucher enfonce avec violence son stylet dans l'interstice occipito-atloïdien. La bête tombe brusquement; le boucher en profite pour achever la destruction du bulbe rachidien ou moelle allongée, toujours au moyen du stylet resté dans la plaie. La saignée est ensuite pratiquée.

L'énucage est usité à Madrid, Barcelone, Nîmes, Rome, Naples, Plaisance, Mayence, Bucharest, Saint-Pétersbourg, Moscou, Charkow et Kasan. C'est un mode d'abatage très douloureux.

A Berlin, Francfort, Milan, les bœufs et les chevaux sont abattus au moyen de la masse en fer, puis saignés.

Les Kalmouks ouvrent le thorax du côté gauche, attirent le cœur au dehors et sectionnent les gros troncs vasculaires qui en partent (Dr Dembo). Ce procédé est trop barbare pour qu'on le recommande.

ABATAGE DU VEAU.

A Lyon et à Bordeaux, l'animal est préalablement suspendu, la tête en bas et les membres postérieurs en haut. Puis l'ouvrier pratique la saignée en introduisant le couteau en arrière de la branche montante du maxillaire inférieur ; ce qui fait penser à l'opération *manquée* (*mais intentionnellement*) de l'hyovertébrotomie chez les solipèdes. Parfois, un coup de masse appliqué sur le front précède ou suit immédiatement la saignée.

A Paris, le veau est égorgé, soit dans la position verticale, décrite ci-dessus, soit dans la position horizontale (cas le plus fréquent), mais sans étourdissement préalable.

ABATAGE DU MOUTON.

L'animal étant maintenu couché par un aide, l'opérateur pratique, à Lyon et à Bordeaux, la saignée comme sur le veau ; puis, pour abréger les souffrances de l'agonie, il imprime un mouvement de torsion à la tête.

A Paris, le mouton est égorgé dans la position horizontale ; après quoi, la tête est brusquement renversée en arrière.

A Londres, Berlin, Mayence, Cologne, Rome, Naples, Varsovie, Saint-Pétersbourg, Moscou et Odessa, le veau et le mouton sont sacrifiés comme à Paris.

Dans le canton du Valais et notamment à Martigny, les veaux et moutons sont assommés au moyen d'une massue en bois, puis saignés.

ABATAGE DU PORC.

En général, la saignée, qui consiste à ouvrir les gros vaisseaux de l'entrée de la poitrine, est précédée de l'application d'un coup de maillet en bois sur le front de l'animal.

MÉTHODE JUIVE.

Les Israélites égorgent tous leurs animaux de boucherie.

Ils couchent préalablement les grands ruminants au moyen de cordes qui s'enroulent autour d'un treuil ; un aide ramène ensuite en arrière la tête, de façon à tendre fortement le cou. Alors le sacrificateur ou choket, armé d'un damas à lame longue, mais à manche court, tranche tout jusqu'aux vertèbres cervicales qu'il ne doit pas atteindre. Le sang jaillit en abondance, un violent bruit de souffle se fait entendre et l'agonie, très douloureuse, dure de dix à douze minutes.

Ce mode d'abatage pour les grands ruminants est aussi pratiqué à Cologne, Varsovie, Odessa et New-

York : dans cette dernière ville, une loi le prescrit à l'exclusion de tout autre.

Si l'on en croit le Dr Dembo, le meilleur mode d'abatage serait celui des Israélites. Les conclusions de son travail méritent d'être citées en partie :

I. — Au point de vue humanitaire, la méthode d'abatage juive est la moins cruelle de toutes. En effet :

Par l'anémie du cerveau, elle amène le plus rapidement et le plus sûrement l'inconscience et l'insensibilité.

II. — Au point de vue hygiénique, la méthode juive est la plus rationnelle. En effet :

L'issue rapide et abondante du sang et les convulsions épileptoïdes qui surviennent à la dernière période de l'hémorragie favorisent la production de l'acide lactique, qui agit sur le phosphate de chaux et le transforme en lactate et en phosphate acide de chaux. Ce dernier corps entrave le développement des micro-organismes, retarde la formation des produits de la putréfaction (ptomaïnes, toxines) et rend la viande très savoureuse.

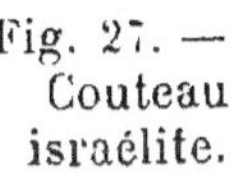

Fig. 27. — Couteau israélite.

III. — Au point de vue utilitaire, la méthode juive est la plus recommandable. En effet :

a. Par l'apparition plus précoce de la rigidité, la viande est utilisable plus tôt;

b. Par l'apparition plus tardive de la putréfaction, la viande reste utilisable deux ou trois jours de plus, même en été (1).

____

(1) Dr J.-A. Dembo, *l'Abatage des animaux de boucherie*.

C'était l'avis de Virchow et c'est encore celui du D\u02b3 Preyer (de Berlin).

Les conclusions du D\u02b3 Dembo nous paraissent exagérées. Nous sommes seulement d'accord sur un point : la plus grande résistance de la viande à la putréfaction, contestée par Beringer.

Serait-ce la raison pour laquelle on emploie la méthode juive dans les fabriques de conserves, à Mayence, Cologne et en Amérique ? On est porté à le croire.

Personnellement nous donnons la préférence au procédé Bruneau.

HABILLAGE (1).

L'animal mort, on procède immédiatement à son habillage. On entend par là une série d'opérations, qui peuvent se résumer ainsi qu'il suit :

1° Insuffler ;

2° Enlever la peau ;

3° Ouvrir les grandes cavités splanchniques, pour en extraire les nombreux viscères. — C'est surtout à ce moment que l'Inspecteur doit exercer sa surveillance ;

4° Suspendre l'animal, la tête en bas.

Règle générale, si la bête est maigre, on l'insuffle.

Les veaux sont presque toujours insufflés, quel que soit leur état d'embonpoint.

Cette opération facilite le dépouillement de la peau et donne aux viandes de basse qualité un aspect plus propice à la vente ; mais elle favorise leur décomposition, attendu que l'air introduit tient en suspension un grand nombre de germes.

Durant les chaleurs estivales, la peau des veaux n'est

____

1) Le mot *déshabillage* serait plus exact.

enlevée, dans certains pays, qu'à l'étal du boucher, afin d'éviter le noircissement de la viande. Il va sans dire que l'extraction des viscères thoraco-abdominaux a été pratiquée aux abattoirs.

L'habillage du porc est précédé de l'enlèvement des soies et des matières épidermiques. Pour cela faire, on *grille* le porc ou on l'*échaude*; puis on râcle la peau au moyen d'une sorte de couteau à tranchant émoussé.

Le procédé du grillage est préférable à celui de l'échaudage, le premier favorisant la conservation de la viande.

DÉPEÇAGE.

C'est la division de l'animal par moitiés, quartiers ou morceaux.

LOGEMENTS ET NOURRITURE.

Écuries, bouveries, vacheries ou étables, bergeries et porcheries, voilà, suivant les divers animaux logés, les noms des habitations. Celles-ci ne doivent pas contenir un trop grand nombre de bêtes, lesquelles peuvent se trouver dans un état de fatigue extrême, conséquence d'une grande marche ou d'une station prolongée en wagons. Il faut, en attendant l'abatage, qu'elles aient suffisamment de place pour se coucher ; autrement, elles dépérissent vite, la fatigue engendrant l'inappétence.

Si les animaux ne doivent être sacrifiés qu'à une date relativement éloignée, il importe beaucoup, en attendant, de leur fournir une bonne alimentation.

Le rendement et la qualité sont, en effet, deux facteurs qu'il est impossible de négliger, quand on pense au prix de la viande.

Dans la majorité des cas, on se contente de distribuer aux bovidés — durant leur séjour à l'abattoir — un mélange de foin et de paille, celui-là prédominant. Pour 100 kilogrammes de poids vif ou brut d'un animal, il faut en moyenne une ration de 3 kilogrammes; chez les ovidés, il est utile d'aller jusqu'à 4 p. 100. Mais ces chiffres baissent sensiblement lorsqu'on donne, en outre, des aliments concentrés (graines concassées ou cuites dans l'eau, son, buvées de tourteaux, etc.).

Le grain du seigle ne produit qu'une mauvaise viande. Au contraire, les pois fournissent une chair ferme et de bon goût; de même, les châtaignes qu'on donne généralement cuites. La betterave et la carotte sont de bons aliments pour le bœuf et le mouton, la première à l'état cuit, la seconde simplement divisée par tranches.

Les pommes de terre cuites engraissent non seulement les porcs et les poules, mais encore les grands et petits ruminants ; crues, elles activent la sécrétion lactée. Bien entendu, il est indispensable, dans ce dernier cas, de les couper préalablement en morceaux.

Les tourteaux de colza, de navette, de lin, d'œillette, de noix, d'arachide, etc., favorisent surtout la production de la graisse de couverture; mais ils ont l'inconvénient de communiquer souvent à la graisse une couleur jaunâtre, comme huileuse, et à la viande tantôt un goût de rancité (*tourteaux de colza, de navette et de noix*), tantôt un goût de suif (*tourteaux de lin*). Le fenu-grec, ou foin grec, donne parfois une odeur forte et une saveur peu agréable à la viande des bœufs qui en mangent (Rodet et C. Baillet); sa graine communique à la viande de veau une odeur repoussante (Peuch). Enfin, l'armoise absinthe transmet sa saveur à la chair et au lait de tous les animaux (Rodet, C. Baillet et Cornevin).

On sait que les matières grasses ajoutées aux aliments augmentent la sécrétion biliaire. Données en excès, elles provoquent, notamment chez l'oie et le canard, la dégénérescence graisseuse du foie : chez nos mammifères domestiques, on observe parfois un état analogue de cet organe, quoique moins prononcé.

Tous les aliments concentrés, en général, déterminent une abondante sécrétion biliaire ; par suite, la glande hépatique fonctionnant très activement, souvent sans transition, il peut arriver que les canaux d'excrétion s'obstruent, d'où coloration jaune verdâtre de tous les tissus, du tissu adipeux surtout et jusqu'à la substance spongieuse des os.

A coup sûr, le meilleur mode d'engraissement est encore celui qui s'effectue dans les bons pâturages : les bœufs *charolais-nivernais* l'attestent péremptoirement, ainsi que les *normands*. Leur viande a une saveur exquise, qualité qu'un travail léger ne fait que développer.

Pour fabriquer de bons veaux de boucherie, il faut les nourrir abondamment avec du lait, des œufs, de la mie de pain et des boissons farineuses.

Aux porcs, on donnera surtout du maïs en grains, et, s'il est possible, des châtaignes et des glands (1). Un mélange de pommes de terre cuites et de farine d'orge ou de maïs constituera également une excellente nourriture. Les animaux engraisseront vite, leur chair et leur lard seront fermes et savoureux.

Au contraire, avec une alimentation composée prin-

(1) C'est le tannin, contenu dans les glands, qui tonifie le tissu musculaire.

cipalement de soupes et de débris de poisson, la viande sera molle, lavée et fade.

Dans certains pays, on fait les soupes avec du pain de seigle. L'engraissement est très rapide, mais le lard, qui forme une couche épaisse, reste sans consistance ; cuit, il est gluant.

Enfin, les débris de viandes communiquent à la chair du porc une odeur désagréable, qui fait penser à celle des carnassiers. De plus, cette chair a un goût un peu fort ; elle est décolorée, molle, humide et prend difficilement le sel. Pour la rendre plus belle, Reynal conseille d'associer à la viande donnée comme nourriture aux porcs de la farine de maïs et des pommes de terre. Il importe aussi de faire cuire cette viande avant de la distribuer.

INFLUENCE DES MODES DE TRANSPORT D'UN LIEU DANS UN AUTRE SUR LA SANTÉ ET SUR L'ÉTAT DES CHAIRS.

Les divers modes de transport se réduisent à deux :

A. — *Le transport à pied ;*

B. — *Le transport en voiture (wagons de chemin de fer, navires, voitures ordinaires).*

A. — *Le transport à pied.* — Il offre plusieurs inconvénients :

1° Sous l'influence de la marche, les animaux subissent une perte de poids ; les bêtes grasses y sont particulièrement sensibles, leur déperdition pouvant s'élever jusqu'à un kilogramme par kilomètre parcouru. Ce qu'il importe de retenir, c'est que la diminution du poids porte réellement sur la viande et la graisse.

D'autres causes, parmi lesquelles il faut citer la faim,

la soif et l'irrégularité des repas, contribuent au même résultat.

Une grande marche produit ce qu'on appelle la *fièvre de fatigue*. On sait, en effet, que l'exercice accélère la respiration et la circulation, fonctions étroitement liées; partant, le sang afflue dans les tissus et organes et distend leurs vaisseaux capillaires. Aussi un repos de quelques jours est-il nécessaire aux animaux qui ont fait un long parcours à pied : l'abatage ayant lieu une heure après l'arrivée, par exemple, ils fournissent une viande d'un rouge foncé, brunâtre, comme gommeuse, fiévreuse en un mot, qui se décompose rapidement.

Le sang est un excellent milieu de culture pour les micro-organismes; à l'air, il s'altère promptement. Par suite, plus une viande en contient ou est saigneuse, plus elle se putréfie vite.

Adam a même constaté de la myosite, avec dégénérescence graisseuse des chairs, sur des animaux gras, fatigués par une longue marche.

On sait, d'après Ranke, que la sensation de fatigue est due à l'accumulation dans les muscles des produits de désassimilation (créatine, créatinine, urée, acide urique, leucine, tyrosine, acide lactique, etc.). On sait encore que la rigidité cadavérique résulte de la coagulation de la myosine par l'acide lactique. Conséquences : cette rigidité se montre de bonne heure chez les animaux fatigués ou surmenés, mais elle dure peu et la putréfaction survient promptement.

Le suc des muscles en repos a une réaction alcaline ou neutre; celui des muscles fatigués a, au contraire, une réaction acide. Mettant à profit la connaissance de ce fait découvert, en 1859, par le professeur Du Bois-Reymond, notre confrère Repiquet, de Firminy (Loire), déclare qu'il faut retirer de la consommation les viandes qui font passer au rouge le papier bleu de tournesol. Celles-ci, dès qu'elles se décomposent, redeviennent alcalines.

Enfin des complications ou accidents peuvent surve-nir : coup de sang, de chaleur ou anhématosie, échauboulure, fourbure, aggravée ou engravée, etc.

Et puis, doit-on le dire? il est des boiteries dont le développement réside exclusivement dans l'application de coups de bâton sur les membres. Pour éviter d'abîmer la viande, les conducteurs de bestiaux frappent aux jambes, de préférence.

Heureusement que *la loi du 2 juillet 1850*, dite *Loi Grammont*, permet de réprimer ces actes de brutalité :

Article unique. — *Sont punis d'une amende de cinq à quinze francs, et pourront l'être d'un à cinq jours de prison, ceux qui auront exercé publiquement et abusivement des mauvais traitements envers les animaux domestiques. La peine de la prison sera toujours appliquée en cas de récidive.*

L'article 463 du Code pénal sera toujours applicable.

En vertu de cette loi, les arrêtés municipaux peuvent *valablement* défendre le garrottage des veaux et la saignée coccygienne, par exemple.

B. — *Le transport en voiture.* — Il n'est pas non plus, tant s'en faut, exempt de reproches. Dans les wagons de chemin de fer, les animaux souffrent, non seulement d'une station prolongée, mais encore de la faim et plus souvent de la soif. Cette privation de nourriture et de boisson est surtout funeste aux veaux, qui contractent des gastro-entérites plus ou moins graves et fournissent, par suite, une viande à couleur rougeâtre.

« Pour éviter ces inconvénients, on pourrait leur donner du lait, ou à son défaut, de l'eau farineuse, de l'eau pure même. Quand les arrêts des trains ne sont pas assez longs, on conseille encore de casser dans la bouche des veaux un ou deux œufs frais en leur laissant avaler le tout, coquille, blanc et jaune, la coquille ayant particulièrement pour effet de neutraliser les acides de l'estomac et de prévenir la diarrhée.

« Pour les porcs, on pourrait éviter l'asphyxie à laquelle leur état de graisse les rend si sujets, en leur donnant à boire de l'eau fraîche ou légèrement vinaigrée; il serait bon même de les arroser *légèrement* avec un arrosoir d'eau fraîche (1) ».

C'est la couche de lard qui, en s'opposant à la perspiration cutanée, prédispose tant les porcs au coup de chaleur : aussi le transport de ces animaux est-il très difficile, surtout en été.

La paille employée comme litière favorise l'asphyxie, car elle s'échauffe par le décubitus. On s'est donc vu dans l'obligation de chercher une meilleure substance.

Pour prévenir la suffocation, on recommande aujourd'hui de répandre de la sciure de bois, humectée d'eau, sur le plancher des wagons. Il en résulte une fraîcheur constante qui pare à l'inconvénient signalé.

Durant le trajet, les veaux, moutons et porcs se couchent toujours; par conséquent, il importe de recouvrir d'une abondante litière le plancher des wagons et de veiller à ce que ceux-ci ne contiennent pas un trop grand nombre d'animaux. Ces précautions sont également excellentes pour les bœufs très gras et les vaches en état de gestation, qui, en raison de leur poids consi dérable, ne peuvent rester longtemps debout.

(1) L. Baillet, *Traité de l'inspection des viandes de boucherie.*

Au surplus, le décubitus a encore cet avantage de préserver des coups de tampon et de leurs conséquences : contusions, plaies contuses, avortement, etc.

Les privations de nourriture et de boisson font dépérir aussi les grands ruminants, en leur occasionnant tantôt de la constipation, tantôt de la diarrhée.

On conçoit que plus la distance est grande, plus les chairs courent le risque de s'altérer. Ainsi, les bœufs qui nous arrivent de la Plata, et qui sont caractérisés par des cornes longues et très grosses à la base, fournissent une viande fatiguée, surtout si l'on n'a pas la précaution de leur accorder quelques jours de repos, avant de procéder à leur abatage. Mais ce n'est pas là le plus grave inconvénient : les bouchers se plaignent, et avec raison, des contusions profondes, étendues et nullement apparentes sur l'animal vivant.

Au moment de l'habillage, on constate des infiltrations musculaires qui intéressent parfois toute une région, principalement celle de la cuisse, et qui, par suite, donnent lieu à des saisies partielles très préjudiciables aux intérêts de l'acheteur.

CHAPITRE IV

CARACTÈRES DIFFÉRENTIELS DES VIANDES ET DES ABATS.

Avant de faire connaître les signes à l'aide desquels on arrive à établir l'origine d'une viande, on a généralement l'habitude de se livrer à une digression sur ce qu'il faut entendre par le mot « viande » et sur la composition anatomique et chimique de cet aliment de première nécessité. Ne voulant pas entrer dans les détails, nous dirons simplement ceci :

1° La viande n'est autre chose que le tissu musculaire à fibres striées, les tissus cellulaire, adipeux, fibreux, cartilagineux, osseux, vasculaire et nerveux n'en formant, en définitive, que la partie accessoire. En d'autres termes, la viande est la portion rouge des muscles;

2° L'analyse chimique démontre que la viande est, à l'instar du lait, un aliment complet. Elle contient, en effet de l'eau (77 pour 100), des matières azotées, non azotées et minérales.

En France, la consommation moyenne de viande a doublé depuis le commencement du XIXe siècle. Si, en 1812, elle n'était que de 16 kilogrammes et demi par habitant et par année, on peut bien affirmer aujourd'hui qu'elle s'est élevée à 35 kilogrammes.

A Paris, cette moyenne atteint un chiffre prodigieux : 80 kilogrammes, sans compter la volaille, le gibier, le poisson, les abats et la viande de cheval ; à Londres, elle monte jusqu'à 90 kilogrammes.

Malheureusement le prix a augmenté dans les mêmes proportions que la quantité. Il n'est donc pas étonnant que certains commerçants peu scrupuleux cherchent, par tous les moyens, à tromper sur la qualité de la marchandise.

Après cet exposé sommaire, on pressent que la mission d'un inspecteur de la boucherie est importante à un triple point de vue :

1° Savoir à quelle espèce animale appartient un morceau de viande quelconque : on ne doit pas, par exemple, laisser vendre du cheval pour du bœuf, de la chèvre pour du mouton, du chat pour du lapin ;

2° Reconnaître la qualité et la catégorie d'une viande ;

3° Constater enfin si cette viande est bonne ou mauvaise pour la consommation.

Pour résoudre ces diverses questions, il faut avoir recours aux caractères fournis par l'anatomie descriptive, les couleurs, les odeurs et la consistance des viandes, l'état de la graisse, des séreuses, des ganglions, etc.

VIANDE DE CHEVAL.

Historique. — Si l'on en croit plusieurs auteurs (Hérodote, Thucydide, Jules César, Diodore de Sicile, etc.), la viande de cheval était recherchée par les Perses, les Grecs, les Romains et les Gaulois (1). Ces derniers, c'est-à-dire nos ancêtres, transmirent cette coutume aux Germains, leurs envahisseurs.

Les Scandinaves sacrifiaient des chevaux blancs à

(1) Ce fut Mécène, le favori d'Auguste, qui introduisit l'usage alimentaire de la viande d'ânon chez les Romains.

leur dieu Odin et mangeaient ensuite les chairs. Dans l'*Histoire de la conquête de l'Angleterre par les Normands* par Augustin Thierry, on trouve un passage qui corrobore ce dire :

« Mal protégés par les rois, les ducs et les comtes du pays, qui souvent traitaient avec l'ennemi pour eux seuls et aux dépens des pauvres, les paysans s'animaient quelquefois d'une bravoure désespérée, et, avec de simples bâtons, ils affrontaient les haches des Normands. D'autres fois, voyant toute résistance inutile, abattus et démoralisés, ils renonçaient à leur baptême pour détourner la fureur des païens, et, en signe de leur initiation au culte des dieux du Nord, ils mangeaient de la chair d'un cheval immolé en sacrifice. »

On était alors aux ix⁰ et x⁰ siècles. Puis peu à peu, soit préjugé, soit répugnance, probablement les deux causes réunies, l'usage de la viande des solipèdes diminua, à tel point que, sans les efforts des Drs Blatin, Robinet et Latour, de Renault, Lavocat, Goubaux et Decroix, en France, Beringer, en Allemagne, et Couturier, en Autriche, son introduction dans l'alimentation publique serait actuellement inconnue. Une erreur profonde, écrit notre confrère Labully, a cours dans la classe ouvrière notamment : « Le cheval n'a pas de vessie, sa chair a la saveur de l'urine ! »

L'idée d'avoir des étaux spéciaux, où l'on vendrait la viande de cheval au vu et au su de tout le monde, fut d'abord émise en 1786, par un médecin, Géraud ; elle a été ensuite reprise et développée avec éclat par Isidore Geoffroy Saint-Hilaire (1).

Mais ce fut le travail de Goubaux qui détermina l'au-

(1) *Lettres sur les substances alimentaires et particulièrement sur la viande de cheval* (1856).

torité à mettre en pratique cette grande et heureuse idée (1).

N° 19

PRÉFECTURE DE POLICE

2e Division.

1er *Bureau.*

Ordonnance concernant la vente de viande de cheval pour l'alimentation.

Paris, le 9 juin 1866.

Nous, Préfet de police,

Vu : 1° les lois du 16-24 août 1790 et du 19-22 juillet 1791 ;

2° Les arrêtés des consuls, des 12 messidor an VIII et 3 brumaire an IX ;

3° La loi du 7 août 1850 ;

4° Celle du 10 juin 1853 ;

5° Les demandes à nous adressées à l'effet d'obtenir l'autorisation de débiter de la viande de cheval comme denrée alimentaire ;

6° Les rapports du conseil d'hygiène publique et de salubrité, desquels il résulte que la chair provenant de chevaux sains peut, sans inconvénient, être livrée à la consommation ;

7° La lettre de son Exc. le Ministre de l'agriculture, du commerce et des travaux publics, en date du 17 décembre 1864, relatant l'avis du conseil supérieur d'hygiène :

Considérant que l'usage de la viande de cheval pour la consommation s'est introduit en divers pays sans révéler de dangers pour la santé publique, et que, dès lors, il n'y a pas lieu de s'opposer aux tentatives qui pouvaient se produire dans le ressort de notre préfecture, pour la mise en pra-

---

(1) *Études sur le cheval considéré comme bête de boucherie et sur le rendement en viande nette de cet animal* (1865).

tique de ce système d'alimentation, sous la réserve de certaines précautions assurant la salubrité des viandes mises en vente;

ORDONNONS CE QUI SUIT :

I

Le débit de la viande de cheval, comme denrée alimentaire, est permis aux conditions prescrites par les articles ci-après :

II

Les chevaux destinés à la consommation publique ne seront abattus que dans les tueries spécialement autorisées à cet effet et situées sur la circonscription de la préfecture de police.

III

Le transport, la vente et la mise en vente, pour l'alimentation, de viande de cheval provenant des clos d'équarrissage ou de tueries autres que celles indiquées en l'article précédent sont prohibés dans Paris et les communes rurales placées sous notre juridiction.

IV

Il ne pourra être procédé à l'abatage des chevaux destinés à la consommation qu'en présence d'un vétérinaire ou inspecteur commis à cet effet par le Préfet de police.

V

Les chevaux seront soumis à l'inspection du préposé mentionné en l'article ci-dessus, tant avant l'abatage qu'après le dépeçage des viandes. Les viscères seront livrés au même examen, afin de permettre une appréciation complète de l'état de santé de l'animal abattu.

VI

Les viandes ne pourront être enlevées de l'abattoir pour être portées à l'étal qu'après avoir reçu l'estampille d'inspection du préposé, suivant le mode qui sera prescrit par l'Administration.

VII

Pour faciliter les contre-vérifications qui pourront être faites pendant le transport des viandes ou après leur arrivée au lieu de débit, les animaux ne seront divisés que par moitiés ou par quartiers, et les pieds ne devront être détachés qu'au moment du dépeçage à l'étal.

VIII

Seront considérés comme impropres à la consommation : les chevaux morts naturellement ou abattus en état de fièvre par suite de blessures ; ceux qui sont atteints d'une maladie quelconque, de plaies purulentes ou d'abcès, même au sabot.

Sont également exclus les chevaux dans un état d'extrême amaigrissement.

IX

Lorsque l'appréciation du préposé sera contestée relativement à l'état de santé d'un cheval à abattre ou à la salubrité de viandes destinées à la vente, il sera procédé à une expertise contradictoire par l'un des artistes vétérinaires désignés comme experts par l'Administration ; et, si le rejet est confirmé, les frais de l'expertise resteront à la charge du propriétaire de la marchandise.

X

Les chevaux et les viandes impropres à l'alimentation seront immédiatement, et aux frais de leur propriétaire, envoyés à l'établissement d'Aubervilliers.

Le bulletin descriptif d'envoi rédigé par le préposé lui sera représenté après avoir été revêtu du récépissé à destination.

XI

Les viandes ayant reçu l'estampille d'inspection seront transportées directement de l'abattoir à l'étal, dans des voitures closes, à moins que ces viandes ne soient enveloppées de manière à n'en laisser aucune des parties à découvert.

XII

Les étaux affectés au débit de la viande de cheval seront indiqués au public par une enseigne en gros caractères indiquant leur spécialité.

XIII

Le colportage de la viande de cheval est interdit.

Défense est faite de vendre cette viande partout ailleurs que dans les établissements admis pour ce genre de commerce.

XIV

Les restaurateurs et tous autres marchands de comestibles préparés qui vendront de la viande de cheval cuite ou dénaturée, sans en indiquer clairement l'espèce, ou qui la mélangeront frauduleusement avec d'autres viandes, seront poursuivis correctionnellement par application de l'article 423 du Code pénal ou de la loi du 27 mars 1851, suivant la nature du délit.

XV

Les contraventions aux dispositions qui précèdent seront constatées par des procès-verbaux ou rapports qui nous seront transmis à telles fins que de droit.

XVI

Les commissaires de police, le chef de la police municipale, l'inspecteur général des halles et marchés et les agents sous leurs ordres sont chargés, chacun en ce qui le concerne, d'assurer l'exécution de la présente ordonnance qui sera imprimée, publiée et affichée.

Résultat éloquent : le département de la Seine compte, au moment où nous écrivons ces lignes, deux abattoirs (Villejuif — 13ᵉ arrondissement — et Pantin) et cent quarante boucheries hippophagiques. Vingt-deux mille solipèdes sont annuellement consommés, soit à l'état de viande fraîche, soit sous forme de saucissons et de cervelas.

A Lyon, Saint-Étienne, Toulouse, Bordeaux, Orléans, Rouen, Le Havre, Troyes, Reims, etc., l'hippophagie est également en voie d'extension. Beaucoup de villes relativement petites, telles que Chalon-sur-Saône, Le Creusot, etc., ont une ou même deux boucheries chevalines.

L'hippophagie est prospère en Belgique, en Allemagne (Berlin), en Autriche (Vienne), en Italie (Milan, Venise, Plaisance), en Suisse, en Danemark et en Suède. Les armées turques se nourrissent, en partie, de viande de cheval préalablement séchée.

En Russie, il existe, depuis 1891, un abattoir hippophagique spécial à Saint-Pétersbourg. Il en est de même, depuis 1892, à Kasan, où l'on sacrifie annuellement quatre mille chevaux pour la consommation publique.

Victor Hugo a formulé son opinion en ce distique :

> Mon dîner m'inquiète et même me harcèle
> J'ai mangé du cheval et je songe à la selle.
>
> (Siège de Paris.)

Après la guerre de 1870, l'usage alimentaire de la viande de cheval s'est beaucoup répandu. Son faible prix de vente, que favorise l'exonération des droits d'octroi, n'a pas peu contribué à ce résultat. Malheureusement son commerce peut donner lieu à des abus et, disons le mot, à des fraudes. Voici notamment ce que l'on trouve dans un rapport de M. Gendreau, conseiller général de la Vendée :

Rognons, langues et cervelles de cheval, voire biftecks, sont consommés aussi bien dans les grands restaurants que dans les petits. Quant aux foies, ils sont livrés à des spécialistes pour les pâtés de foies gras.

En suite à ce rapport, le Conseil général de la Vendée a émis, en 1899, le vœu ci-après :

« Considérant que la viande de cheval qui est consommée dans les hôtels et restaurants de Paris et autres grandes villes n'est pas vendue comme viande de cheval; qu'elle est vendue au contraire comme de la viande de boucherie, ce qui permet aux restaurateurs de réaliser de gros bénéfices, en trompant le consommateur (1) ;

« Qu'il serait urgent, avant l'Exposition, de mettre fin à des abus de ce genre ;

« Le Conseil général prie M. le Ministre de l'agriculture de faire exercer un contrôle continu et une surveillance rigoureuse, afin que cette viande soit vendue comme viande de cheval ; d'exiger que les livraisons à domicile soient faites dans les hôtels et restaurants le jour et non la nuit, et, en outre, que les voitures destinées au transport de cette viande portent l'inscription de *« Boucherie hippophagique. »*

(1) Des personnes dignes de foi nous ont même assuré que l'on servait du cheval pour du chevreuil, grâce aux progrès de l'art culinaire.

L'Union des syndicats de l'Alimentation en gros de Paris a émis un vœu analogue.

On prétend que la forte constitution des Belges provient de ce que, depuis très longtemps, ils mangent la chair des solipèdes. A l'appui de cette opinion, Goubaux cite le cas d'un homme qui, après s'être nourri de viande de cheval, un hiver durant, lui a affirmé « qu'il se sentait plus fort que lorsqu'il faisait usage de la viande de bœuf ».

Par contre, il est des personnes qui certifient qu'une alimentation composée à peu près exclusivement de viande de cheval fatigue l'estomac et finit par amener le délabrement de cet organe.

Les Kalmouks, déjà si avides de *koumys* (lait fermenté de jument), préfèrent à toute autre la viande de cheval.

En Chine, on compte de très nombreux hippophages. Il y a même une variété chevaline de boucherie ou d'engraissement.

Mais en Angleterre, en Espagne et en Roumanie, toutes les tentatives ont échoué. La viande des rares boucheries hippophagiques de Londres est surtout vendue pour la nourriture des chiens et des chats. En Espagne, l'Administration avait, sur le rapport de notre distingué confrère Morcillo Olalla, de Jativa, autorisé l'essai d'une boucherie chevaline à Gerona (province de Catalogne). Cette boucherie n'eut pas de clients.

Aujourd'hui toute viande de cheval mise en vente, dans l'Espagne entière, est saisie et dénaturée. De plus, procès-verbal est dressé.

D'après Decroix et Beringer, la viande de cheval serait plus saine et plus nourrissante que celle de bœuf, sans toutefois être aussi agréable.

CARACTÈRES DE LA VIANDE DE CHEVAL.

Bien qu'on ait enlevé la tête et les viscères, coupé les *pieds* au niveau du genou ou du jarret, on peut, en présence du cadavre entier et dépouillé, reconnaître aisément l'espèce animale qui a fourni la viande. Il suffit, en effet, de se rappeler que le cheval possède

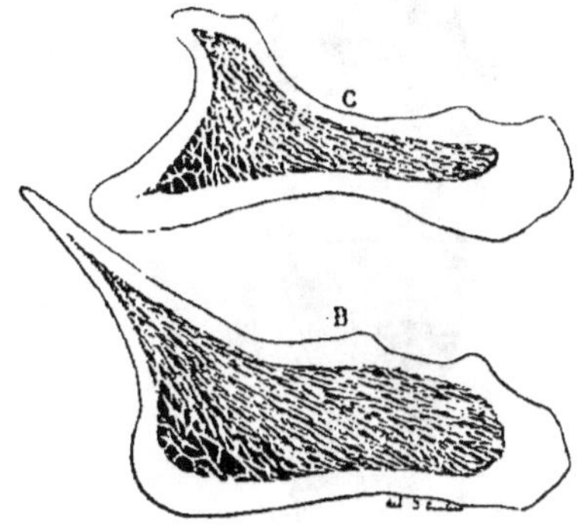

Fig. 28. — Coupes de scapulum aux deux tiers inférieurs.

C, cheval ; B, bœuf.

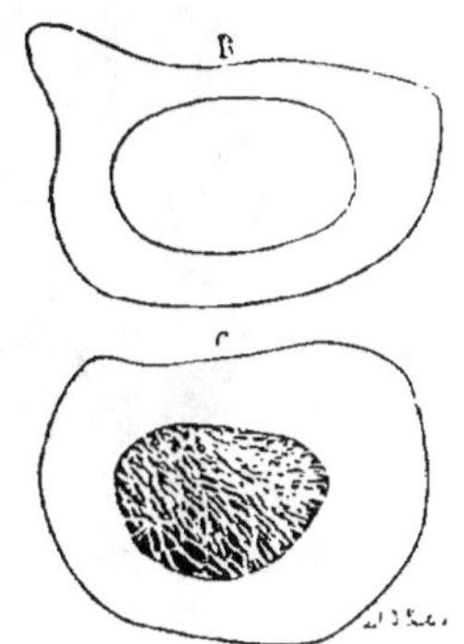

Fig. 29. — Coupes de radius et de cubitus au quart inférieur.

B, bœuf ; C, cheval.

dix-huit côtes (le bœuf en a treize) et que le bord supérieur de son encolure présente un amas de tissu fibro-graisseux, ce qui n'existe pas chez les grands ruminants.

Divisé en moitiés, le cadavre offre, en outre, un autre caractère distinctif : chez le cheval, le ligament cervical est en lame triangulaire, tandis que chez le bœuf, il laisse voir quatre dentelures comprises entre la crête occipitale externe et l'apophyse épineuse de la quatrième vertèbre du cou.

Enfin les quartiers de derrière du cheval se reconnaissent d'emblée à la forme arrondie des régions fessières.

Mais si l'examen ne peut porter que sur de simples morceaux, on éprouvera souvent de sérieuses difficultés. La coupe intéresse-t-elle un ou plusieurs os, il sera rela-

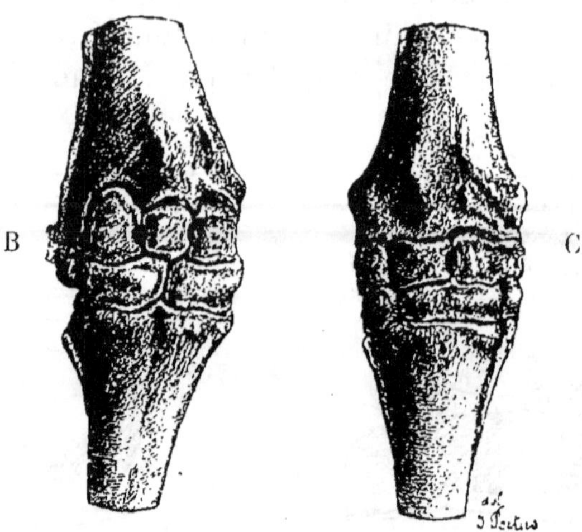

Fig. 30. — Carpes vus de face.

B. bœuf ; C, cheval.

tivement facile — dans certains cas — de déterminer l'origine de la viande, en se basant sur les caractères tirés de l'anatomie descriptive. Nous nous bornerons à signaler quelques différences ostéologiques (1) :

Cheval.	Bœuf.
1° *Scapulum*. — L'épine acromienne, très élevée vers son milieu, s'abaisse in-	1° *Scapulum*. — L'épine acromienne se termine, au contraire, par une arête

(1) Consulter, pour plus amples détails, le remarquable *Traité d'anatomie comparée* de Chauveau et Arloing, auquel nous empruntons ces données.

sensiblement à ses deux extrémités et divise la surface externe de l'os en deux fosses qui sont entre elles comme 1 : 2.

2° *Radius*. — Son canal médullaire est tapissé et traversé par de fines aiguilles osseuses.

3° *Cubitus*. — Il se termine vers le quart inférieur du radius.

4° *Carpe*. — Il se compose de huit os, parfois de sept seulement, disposés sur deux rangées superposées. La rangée supérieure comprend quatre os, l'inférieure en a tantôt quatre, tantôt trois.

5° *Symphyse ischio-pubienne*. — La section médiane affecte une forme presque rectiligne.

élevée et prolongée en pointe ; elle partage la surface externe de l'os en deux fosses qui sont entre elles comme 1 : 3.

2° *Radius*. — La paroi interne du canal médullaire est lisse.

3° *Cubitus*. — Il descend jusqu'à l'extrémité inférieure du radius, C'est un os long, pourvu d'un canal médullaire.

4° *Carpe*. — On compte quatre os à la rangée supérieure et deux seulement à la rangée inférieure.

5° *Symphyse ischio-pubienne*. — La section médiane affecte une forme nettement incurvée. (Voir fig. 31 et 32.)

La graisse fournit des renseignements précieux. Généralement la couverture manque, sauf chez les chevaux gras où l'on voit en outre une couche de graisse sur la paroi abdominale (face interne), ce qui rappelle la *panne* du porc.

Cette graisse est jaune, huileuse, riche en oléine ; elle tache le papier.

La viande de cheval a un grain fin et une coloration rouge brun, se fonçant du jour au lendemain (teinte rouillée) ; elle adhère ou colle aux doigts qui la malaxent. En même temps, on constate que le muscle est très friable, qu'il se laisse facilement traverser par le pouce et l'index qui le compriment et que sa surface de section prend un aspect huileux et comme vernissé ; car l'oléine se répand sur toute l'étendue de la coupe. Aussi la viande de cheval tache-t-elle le papier sur lequel on la place. Absence de persillé. Le canal médullaire des os longs est moins spacieux chez le cheval que chez le bœuf et la moelle qui le remplit manque de consistance.

A notre avis, le mode d'alimentation n'a aucune influence sur la coloration de la viande. Si celle-ci présente une teinte très foncée, cela tient avant tout au travail, à l'exercice et nullement à la quantité d'avoine absorbée. Notre manière de voir se trouve confirmée par ce fait : la chair des Mérinos implantés en Australie est plus foncée en couleur que celle des Mérinos français dont ils sont issus, parce que les premiers, vivant en semi-liberté, marchent beaucoup plus que les seconds. Il s'ensuit que les oxydations sont à la fois plus nombreuses et plus complètes.

Autre preuve : la viande provenant d'un bœuf salers, qui a travaillé, est rouge sombre ; celle du Durham, qu'on engraisse à l'étable ou dans les pâturages, est au contraire rouge pâle. De même, le lièvre et le lapin.

Or, le mouton et le bœuf sont des animaux auxquels on donne, en général, peu d'avoine. Il y a donc lieu de croire que si la chair des chevaux qui ont reçu beaucoup d'avoine est très foncée en couleur, ce fait doit être attribué, non pas à l'action de la graine, mais au travail.

Toutefois, nous ferons remarquer que les chevaux qui peinent ou fatiguent sont précisément ceux qui consomment le plus d'avoine : de là, l'erreur d'interprétation commise par certains observateurs.

La viande de l'âne et du mulet est plus fine, surtout la première, que celle du cheval. Elle entre dans la composition des fameux saucissons de Lorraine et d'Arles, lesquels présentent, à la coupe, un mélange de parties foncées et de parties pâles ou rosées.

Malheureusement — l'adverbe heureusement serait peut-être plus juste — il existe aujourd'hui plusieurs procédés à l'aide desquels on parvient à décolorer la viande, du moins dans une certaine mesure.

A Paris, les saucissons fabriqués sont tantôt de cheval pur, tantôt de bœuf et de porc, tantôt de porc pur. La vente est loyale (nous parlons, bien entendu, des bonnes et sérieuses maisons) : les factures portent la mention « *Mélange hippophagique* » lorsque les produits livrés renferment de la viande de cheval. En général, ce sont les revendeurs qui *oublient* de faire connaître au public la nature exacte de la marchandise. Avec la viande fournie par les vieux chevaux entiers, on obtient des saucissons dont la coupe est très noire. Il en est de même avec celle provenant des taureaux âgés.

Mais aujourd'hui, avec le procédé Brautigam et Edelmann, perfectionné par Nocard, Humbert, Moulé et Martel, on peut déterminer si, dans un mélange donné, il se trouve de la viande de cheval.

Borgeaud (de Lausanne) et Jungers (de Mulhouse) avaient pensé tout d'abord que l'examen microscopique révélerait la fraude. Ils avaient remarqué notamment que les cellules graisseuses interfibrillaires du muscle de cheval sont en général plus petites et plus rondes que celles observées entre les fibres musculaires des autres animaux.

Les recherches prirent une autre direction quand parut, en 1891, un travail de Niebel établissant que la viande de cheval renferme une très forte proportion de glycogène (jusqu'à 1 p. 100), alors que la viande des autres animaux de boucherie n'en contient pas ou fort peu.

Tous les procédés actuels reposent sur cette découverte, dont l'honneur revient plus exactement à Sanson (1858). Tous sont basés sur l'action de l'iode sur le glycogène. Voici notamment celui de Coremans et Courtoy :

1° 50 grammes de viande fraîche ou manipulée (saucisson, par exemple), coupés en menus morceaux, sont soumis à l'ébullition durant un quart d'heure (viande fraîche) ou une demi-heure (viande manipulée) dans 200 grammes d'eau ;

2° Le bouillon ainsi obtenu est, après refroidissement, filtré sur filtre de papier mouillé d'eau distillée. Il est ensuite mis dans un tube à essai ;

3° Enfin, on ajoute doucement quelques gouttes de la solution suivante :

Iodure de potassium.............	2 grammes.
Iode.........................	1 —
Eau.........................	50 —

Si le saucisson renferme de la viande de cheval, on obtient un anneau rouge violacé rappelant le rouge-bourgogne : il n'y a pas de réaction avec le bœuf, le mouton et le porc.

En tout cas, qu'il s'agisse de viande fraîche ou manipulée, il importe d'opérer autant que possible sur le *maigre* ou tissu musculaire proprement dit.

Les saucissons riches en amidon donnent une coloration bleue manifeste. On fait disparaître l'amidon par l'acide acétique concentré (il faut 2 à 3 volumes d'acide pour 1 volume de bouillon). On filtre ensuite.

D'après notre expérience, ce procédé est pratique par sa rapidité et sa facilité d'exécution. Si l'anneau ne se forme pas, le saucisson sur lequel on opère ne renferme pas de viande de cheval. Mais la réciproque n'est pas *juridiquement* vraie : il y a seulement présomption.

Ainsi, la présence du foie dans certains saucissons constitue sûrement une cause d'erreur.

Viande des grands ruminants (*bœuf, vache, taureau, génisse*). — *Coloration*. — La viande des animaux adultes et en bon état (bœufs et vaches âgés de cinq ans, par exemple) a une coloration rouge vif, ainsi que le suc ou jus musculaire : celle des animaux vieux, maigres ou ayant travaillé, est d'un rouge plus foncé tirant sur le brun.

Enfin la viande et le suc des animaux anémiques sont rouge pâle.

Odeur. — L'odeur d'une bonne viande de bœuf ou de vache est agréable, *sui generis* ; on la perçoit surtout sur une coupe fraîche.

Consistance. — Aussitôt après l'abatage, ou plus exactement au moment de l'habillage, la viande de bœuf ou de vache est un peu molle, quelle qu'en soit la qualité.

Ce n'est qu'au bout d'un certain temps (douze heures

environ après la mise à mort) qu'elle devient ferme, résistante à la pression (1).

Abondance et répartition de la graisse. — Chez les animaux en bon état, la graisse se dépose dans le tissu conjonctif ou cellulaire sous-cutané en constituant ce que l'on appelle la *croûte* ou *couverture*; elle se montre également dans l'intérieur du bassin, au pourtour des reins ou rognons, sur l'épiploon, le mésentère, etc. Enfin elle s'infiltre dans le tissu conjonctif intramusculaire : il en résulte que la coupe transversale d'un muscle permet de constater ce que la boucherie désigne sous le nom de *persillé* ou *marbré*, c'est-à-dire une sorte de réseau à mailles blanchâtres.

Le persillé est très visible dans l'*entrecôte* ou *noix de côte* d'un animal gras, morceau formé par la portion de l'ilio-spinal située entre la sixième et la huitième côte. Mais il n'existe pas dans les muscles des membres (régions inférieures), non plus que chez les bovins maigres.

L'incision transversale d'un muscle permet encore d'apprécier la finesse du grain de la viande, espèce de mosaïque résultant de la section des faisceaux musculaires. En d'autres termes, c'est une série de polygones irréguliers dont les côtés se touchent ou sont communs.

Certains muscles, notamment ceux de l'encolure, ont un grain plus grossier que d'autres.

Caractères de la graisse. — Plus la graisse de couverture est blanche ou s'en rapproche, meilleure est la viande. Cependant, chez certains animaux, elle est

____

(1) Chose curieuse, la viande tuée de la veille et *a fortiori* de l'avant-veille est, après cuisson, plus savoureuse et plus tendre à la dent que celle du jour. Immédiatement après l'abatage, la viande est insipide et coriace.

jaune paille ou *jaune beurre frais*, quoique la viande soit encore de première qualité.

Bon nombre de connaisseurs prétendent même que le

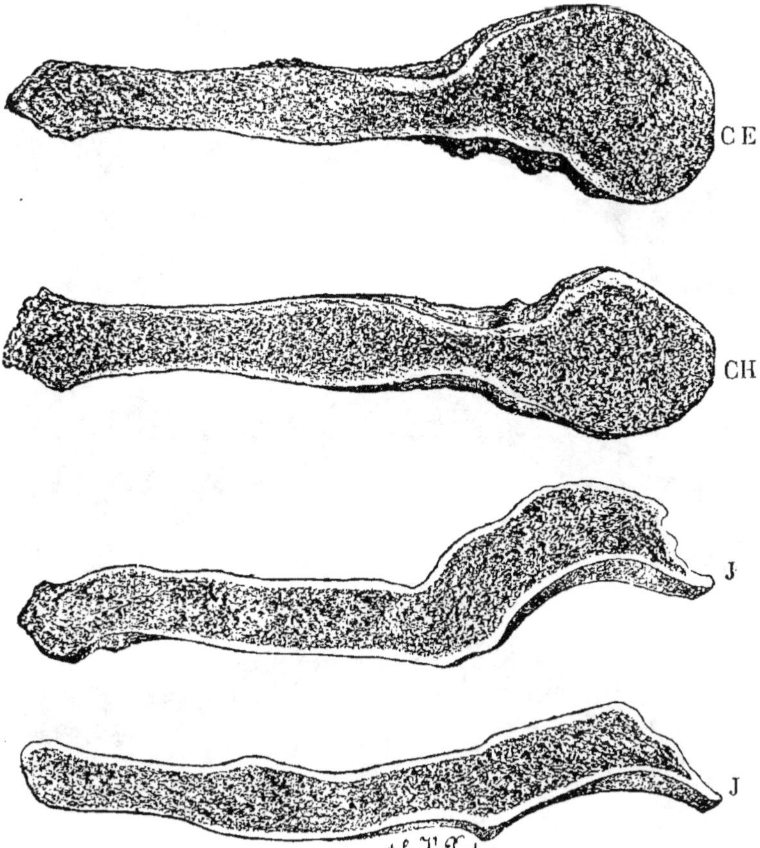

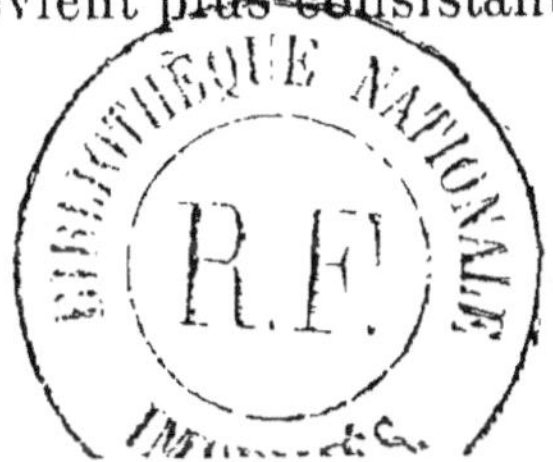

Fig. 31. — Symphyses ischio-pubiennes.
CE, cheval entier; CH, cheval hongre; J, J, jument.

bouillon qui en provient est réellement supérieur.

En tout cas, la fermeté de la graisse doit être prise en sérieuse considération : par le refroidissement, la bonne graisse devient plus consistante.

6

Quant à sa couleur, elle varie suivant la race, le mode d'alimentation, etc., le degré d'embonpoint restant le même. Ainsi, les bœufs africains et ceux qu'on nourrit avec des fourrages verts, des légumineuses, des

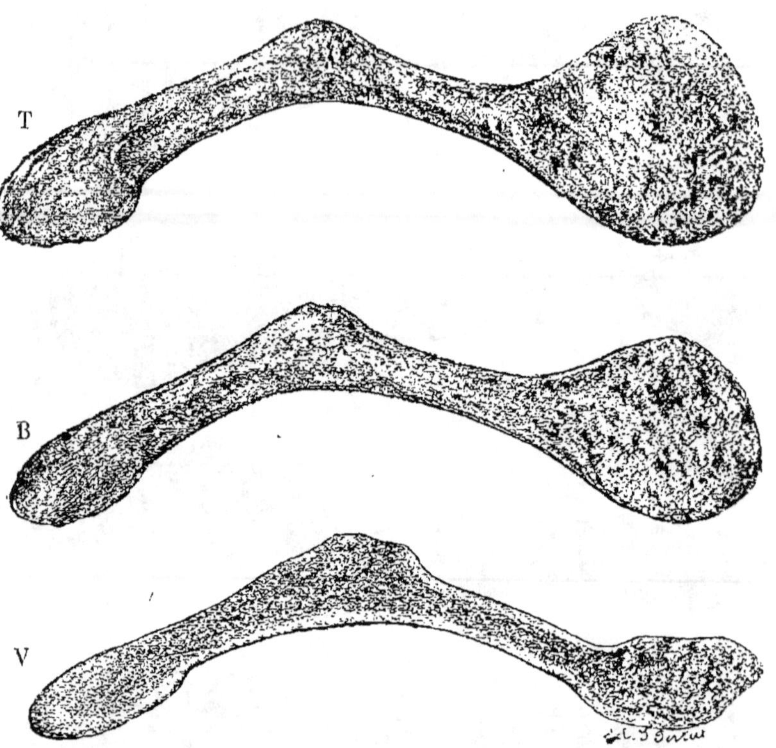

Fig. 32. — Symphyses ischio-pubiennes.
T, taureau; B, bœuf; V, vache.

tourteaux, etc., ont généralement la graisse jaune et un peu molle; par contre, les bœufs salers et garonnais ont la graisse blanche et dure.

La quantité de graisse extérieure n'est pas toujours en rapport avec la quantité de graisse intérieure. A ce sujet, on constate que les bœufs engraissés à la hâte ont fréquemment la couverture jaune et molle, peu de graisse autour des rognons, ainsi que dans le bassin, et que leurs muscles laissent voir seulement un léger persillé ou marbré.

Enfin, chez les animaux en bonne santé et dont l'embonpoint est satisfaisant, la moelle médullaire se montre ferme et les surfaces articulaires sont d'un blanc rosé.

Distinction des sexes. — Disons de suite que nous préférons au bœuf la vache jeune et convenablement engraissée, celle-ci étant plus tendre à la dent, plus savoureuse, plus *fine*. A notre avis, on ne doit mépriser que les bêtes vieilles et maigres. C'est alors qu'il importe de savoir faire la distinction. La tête, les cornes, le volume des os, la conformation du bassin, etc., fournissent des caractères différentiels.

Bœuf.	Vache.
Tête et cornes plus grosses ;	Bassin plus large et se rapprochant davantage de la forme circulaire ;
Système osseux plus développé ;	Tubérosité antérieure de la symphyse ischio-pubienne plus aplatie ;
Empreintes musculaires mieux accusées ;	Vestiges des mamelles, si on les a enlevées avec soin, il en résulte une cavité profonde ;
Côte plus large et moins incurvée, présentant à son bord postéro-interne une excavation ;	Absence de muscle ischio-caverneux ;
Fibre musculaire plus forte, d'où grain plus grossier ;	La graisse du dessous ou du pis, située en avant et en
Tubérosité antérieure de	

la symphyse ischio-pubienne plus volumineuse ;

Traces du corps caverneux et présence du muscle ischio-caverneux (1) ;

La ligne graisseuse de la région crurale interne ou plat de la cuisse forme, avec la symphyse ischio-pubienne, un angle aigu à sommet postérieur.

bas du pubis, est fine et à peu près lisse ; celle de la région correspondante du bœuf se montre au contraire lobée ou mamelonnée ;

Cette ligne graisseuse est en quelque sorte parallèle à la symphyse ischio-pubienne ; d'où disparition de l'angle.

Il est possible d'évaluer approximativement l'âge d'un bovidé ou d'un équidé, d'après l'état de la symphyse du bassin. Plus l'animal est jeune, plus le tissu spongieux se montre abondant dans la tubérosité antérieure du pubis ; à mesure qu'il vieillit, le tissu spongieux se raréfie, les lames de tissu compact augmentent d'épaisseur, la tubérosité et le pubis s'amincissent.

Taureau. — En général, la couverture manque ou se montre peu abondante. L'aspect extérieur du cadavre est blanc nacré ou gris bleuâtre ; la fente ou section longitudinale de la colonne vertébrale se montre remarquablement épaisse.

Autres caractères : Tête forte, cou court, énorme, à bord supérieur convexe, quartiers de devant très épais, épaules très musclées, convexes, face interne des cuisses bombée, muscle ischio-caverneux bien développé et cordon testiculaire plus ou moins volumineux, tubé-

---

(1) Ce caractère permet aussi de distinguer le cheval de la jument, le veau de la vêle, le mouton de la brebis, le bouc de la chèvre. La section du corps caverneux, placée en arrière de la tubérosité ischiale ou postérieure, permet encore de ne pas confondre le lapin avec la lapine.

rosité antérieure de la symphyse ischio-pubienne encore plus forte que celle du bœuf (fig. 32). Viande dense, difficile à inciser, grain grossier, odeur *sui generis*, désagréable, spermatique, principalement dans les muscles

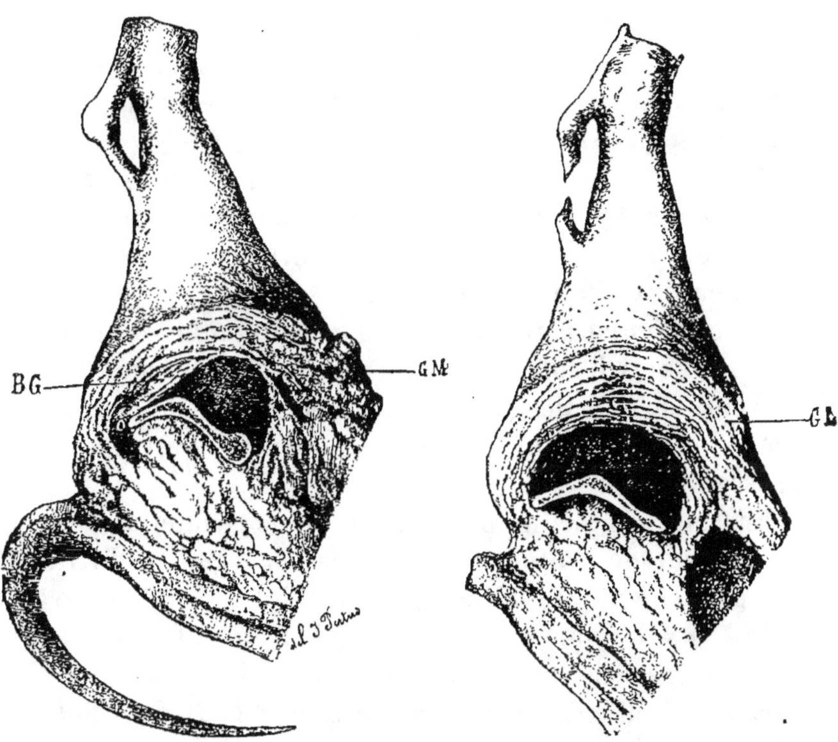

Fig. 33. — Cuisse de bœuf.

BG, bride ou ligne graisseuse de la région crurale interne; GM, graisse mamelonnée.

Fig. 34. — Cuisse de vache.

GL, graisse lisse.

de la région crurale interne. Peu ou pas de marbré.

En examinant comparativement deux bons aloyaux, l'un de bœuf et l'autre de taureau, voici ce que l'on observe chez ce dernier :

La section vertébrale est moins nette, plus rugueuse

et plus foncée; le corps des vertèbres est plus épais. L'aloyau est, dans son ensemble, plus volumineux. Il y a un contraste frappant entre la *présence* de la couverture et *l'absence* du persillé ou marbré. Si l'on promène la pulpe du doigt sur la surface de coupe musculaire, on éprouve une sensation un peu rude. Le toucher est en quelque sorte raboteux, *ruf*, disent les bouchers, ce qu'expliquent le grain grossier de la viande et le manque de graisse intramusculaire.

La viande du jeune taureau est moins colorée que celle du bœuf; mais la chair du taureau de trois ans est rouge brunâtre, dure à la dent. Les surfaces articulaires sont, en outre, d'un rose foncé.

On consomme actuellement un grand nombre de taureaux à Paris. Il suffit, pour s'en convaincre, de visiter les marchés de quartier. Le public préfère la viande de taureau à celle de bœuf, parce que la première est moins grasse.

En tout cas, il importe que les arrêtés municipaux interdisent de pratiquer la saignée coccygienne sur le taureau, comme il est d'usage de le faire dans certaines villes, la veille ou l'avant-veille de l'abatage. Outre que cette opération est douloureuse et, disons le mot, barbare, tombant par cela même sous le coup de la loi Grammont, les bouchers n'y ont recours que dans le but de blanchir la viande et, par suite, de tromper le public sur la qualité de la marchandise. Les chairs pâlissent, mais deviennent fades, sèches, dures à la dent.

La génisse fournit, au contraire, une viande tendre, peu colorée et à grain fin.

Veau. — Avec l'âge, la viande de veau se fonce en couleur. Aussi choisirons-nous, pour type de description, le veau de six semaines.

Caractères : Viande légèrement rosée, tendre, facile à couper, grain délicat et absence de persillé. Même chez le veau très gras, la couverture est rare ; par contre, la graisse est abondante au pourtour des reins et dans l'intérieur du bassin. Cette graisse est ordinairement blanche et ferme, après refroidissement.

La viande de veau a une odeur agréable, mais elle s'aigrit rapidement. Enfin les surfaces articulaires sont d'un bleu bien marqué. Ce que nous avons dit de la saignée antérieure à l'abatage, chez les vieux taureaux, s'applique en tout point aux veaux âgés, aux *broutards*.

Il est encore une autre fraude.

« Certains bouchers badigeonnent, avec du vinaigre, les coupes de la viande de veau afin de la décolorer, de la blanchir (cette décoloration doit être le résultat de la dissolution de l'hémoglobine) et d'arriver à faire passer pour succulente une chair primitivement rouge et résistante. Bien que cette pratique n'offre aucun danger, elle n'a pas été tolérée puisqu'elle constitue, en somme, une tromperie sur la qualité de la chose vendue (H. Duprez) (1). »

Mouton. — La viande du mouton adulte et en bon état est rouge vif, consistante, persillée dans la *noix de côte*; le grain est d'une finesse remarquable. Il y a de la couverture et un amas de graisse autour des rognons et dans le bassin.

Cette graisse est ferme (suif), d'une blancheur parfois exceptionnelle. De plus, la cuisson communique à la viande de mouton une odeur et une saveur *sui generis*.

Les attributs du sexe permettent de distinguer le bélier

____

(1) Rapport sur les opérations du service vétérinaire sanitaire de Paris et du département de la Seine, pendant l'année 1895, par H. Duprez, chef du service.

de la brebis. Celle-ci donne une chair d'autant plus tendre qu'elle est plus jeune.

Le bélier âgé fournit une viande foncée en couleur, grossière et dure à la dent. Son cou et ses quartiers de devant sont épais, volumineux.

Chèvre. — Si, extérieurement, la chèvre diffère beaucoup du mouton, du moins en France, il devient fort difficile, anatomiquement parlant, de reconnaître l'espèce animale qui a fourni la viande, bien que le morceau soumis à l'examen soit relativement gros et pourvu d'os. La chèvre et le mouton ont, comme le bœuf, treize vertèbres dorsales et, par suite, treize côtes; mais disons immédiatement que l'ostéologie ne donne que deux indications ou à peu près :

Dans la chèvre, les apophyses transverses des vertèbres lombaires sont plus inclinées vers le sol; dans le mouton, elles se relèvent, au contraire, à leur extrémité (1). Chez la première, les apophyses épineuses des vertèbres cervicales sont plus minces et très inclinées en avant; chez le second, elles sont dressées et plus fortes (Cornevin et Lesbre).

Néanmoins le cadavre de la chèvre, entier et dépouillé, offre un certain nombre de caractères qui trahissent l'animal : ensemble du corps plus allongé que celui du mouton, quartiers plus longs et plus minces, poitrine plus haute et plus étroite, rachis plus élevé, plus tranchant. Queue courte. Présence constante de poils, en dépit des précautions de l'habillage.

Viande plus foncée en couleur, teinte plus rouge des muscles peauciers et cervicaux, grain plus grossier et absence de persillé; chair plus dure à couper et à cuire.

---

(1) *Traité d'anatomie comparée* de Chauveau et Arloing.

La graisse des chèvres jeunes et en bon état d'embonpoint est ferme, très abondante et très blanche, autour

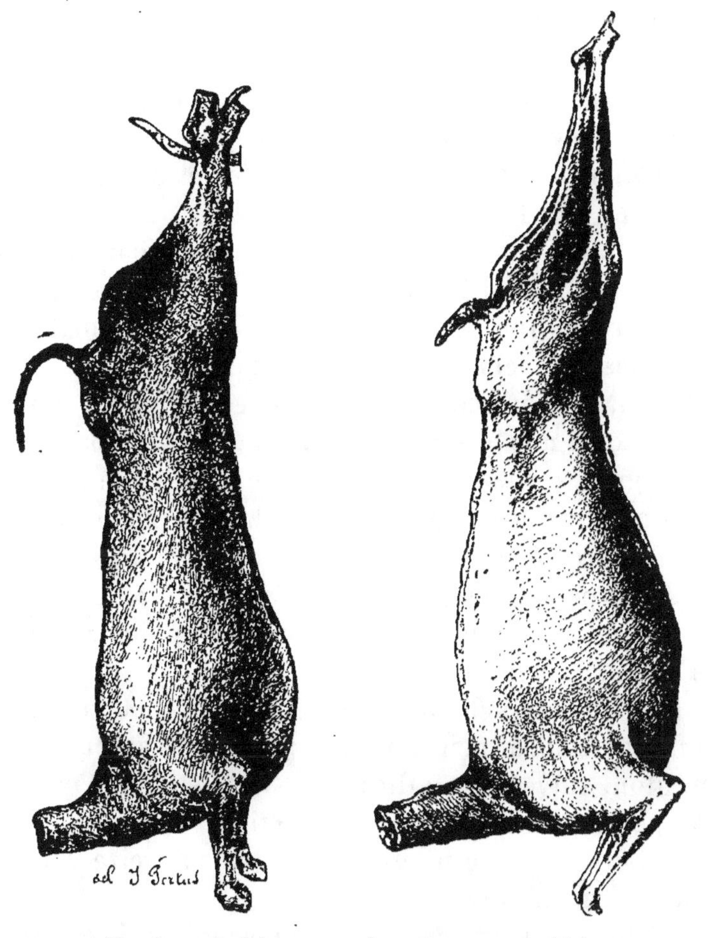

Mouton et chèvre vus dans leur ensemble.

Fig. 35. — Mouton.   Fig. 36. — Chèvre.

des rognons : celle des animaux vieux, usés, maigres, se montre, au contraire, molle, semi-liquide et jaunâtre.

En résumé, ce qui frappe dans un gigot de chèvre, c'est sa longueur et sa minceur ou faible musculature. Toutefois, ces caractères n'ont rien d'absolu, beaucoup de moutons africains, pyrénéens, charentais, etc., ayant également le gigot long, peu fourni ou aplati.

Le bouc exhale, de son vivant, une odeur forte, très désagréable, due à l'acide hircique qui en rend la chair immangeable. Son cou, ses épaules et ses gigots sont épais et lourds.

Porc. — Dans le porc, on compte quatorze côtes. La viande, de digestion difficile, surtout pendant les chaleurs, a une coloration rosée, gris blanchâtre : les muscles des membres sont un peu plus rouges. Le grain est fin, les faisceaux musculaires semblent aplatis. Persillé ou marbré dans la région dorso-lombaire.

La graisse est blanche, ne se durcit pas, reste onctueuse et fond entre les doigts qui la malaxent. La couverture, parfois très épaisse, porte le nom spécial de lard ; le tissu adipeux qui tapisse la cavité abdominale constitue la *panne*, dont dérive le saindoux. Enfin, la présence de la couenne lève tous les doutes.

Le porc auquel on a enlevé la panne et la presque totalité du lard, peut être pris pour un veau ou pour un mouton, suivant sa taille ; mais il existe des caractères qui permettent de faire la distinction.

1° Le veau et le mouton ont chacun treize côtes ; le porc en a quatorze.

2° Les deux premiers n'ont qu'un rudiment de péroné ; le troisième a, au contraire, un péroné aussi long que le tibia et aplati d'un côté à l'autre.

3° La symphyse ischio-pubienne du veau forme une ligne courbe ; celle du porc est à peu près rectiligne.

4° La graisse extérieure du veau est sèche, celle du porc est molle, onctueuse.

5° Le foie et les reins du veau et du mouton diffèrent de ceux du porc (voir l'article *Abats*).

Le verrat a la chair brunâtre, coriace, d'une odeur et

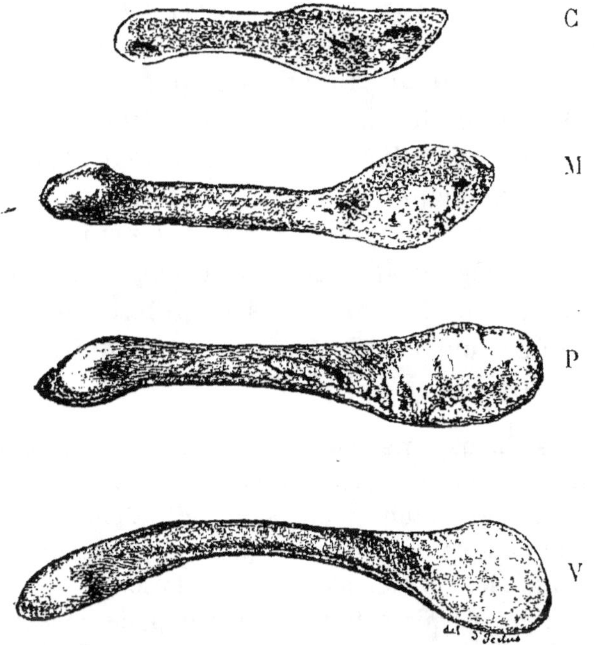

Fig. 37. — Symphyses ischio-pubiennes.

C, chien ; M, mouton ; P, porc ; V, veau.

d'un goût très désagréables. Son lard est souvent fort dur, immangeable (*lard routé* en terme de boucherie), ce qui tient à une affection désignée sous le nom de *sclérodermie*.

Chien. — Si le chien est consommé en Chine, en Indo-Chine, dans le Haut-Sénégal, chez les Malinkès, en Saxe (Leipzig et Chemnitz) et en Bavière (Munich) ; si même, en Belgique, une commission l'a adopté comme mets, par contre, il n'entre pas du tout dans l'alimentation française. Néanmoins, il faut savoir, le cas échéant, reconnaître la fraude, attendu que certains commerçants peu scrupuleux cherchent parfois à le vendre pour du mouton.

L'aspect extérieur du chien *préparé* ou *habillé* est souvent celui du mouton, avec cette différence que les zébrures (ou maquereautage) sont absentes chez le premier. La chair du chien est plus brune que celle du mouton, le cœur plus globuleux, le foie plus découpé (cinq lobes principaux), la rate plus falciforme ; mais les reins sont semblables. Enfin la panne peut faire défaut.

Notre collègue Greffier a fait connaître, dans un excellent article, les caractères qui différencient le chien du mouton. Nous croyons utile de reproduire textuellement cet article (1) :

Certains chiens, une fois préparés et habillés comme des animaux de boucherie, peuvent être, au premier abord, confondus avec le mouton ; mais, si on fait attention et surtout si on tient compte de quelques caractères anatomiques d'observation facile, l'erreur n'est plus permise.

Jusqu'à ces derniers temps, beaucoup de mes collègues s'appuyaient, pour poser leur diagnostic, sur l'aspect de la chair, sur la forme des côtes et sur les caractères de la graisse; mais ce ne sont là que des caractères de plus ou moins; aussi me demandais-je s'il ne serait pas possible d'en trouver ayant une valeur absolue.

C'est alors qu'en étudiant, dans le Traité de MM. Chauveau et Arloing, les différences du chien et du mouton, j'ai compris qu'il n'y avait qu'à chercher les *points* où ces différences sont sensibles sur l'animal dépouillé pour éviter de faire une con-

(1) *Recueil de médecine vétérinaire*, mai 1889.

fusion regrettable, pouvant porter atteinte à la considération de l'inspecteur.

Ces points sont peu nombreux, mais ils sont suffisants.

En voici l'énumération :

1° Présence ou absence du cartilage de prolongement du scapulum ;

2° Présence ou absence du péroné ;

3° Aspect des surfaces articulaires ;

4° Différences dans le développement du ligament cervical ;

5° Différences dans la conformation de l'appendice caudal.

1° A. — On imprime un mouvement de rotation au membre antérieur de façon à écarter du tronc soit l'angle antéro-supérieur, soit l'angle postéro-supérieur du scapulum, et, par le toucher, on constate la présence d'un cartilage de prolongement chez le mouton et l'absence de cette même partie chez le chien.

2° B. — On appuie le pouce au-dessous de l'attache inférieure du ligament fémoro-tibial externe. Si l'on a affaire au chien, on constate l'existence d'un péroné, tandis que, si l'on est en présence d'un mouton, on n'éprouve que la sensation que donnent les muscles, le péroné faisant défaut.

Que l'on me permette cette digression : si l'on veut distinguer un membre postérieur du chat de celui du lapin, ce n'est plus à la région supérieure du péroné que doit porter l'examen, mais à l'extrémité inférieure, immédiatement au-dessus du jarret. Chez le chat, on pince le péroné entre le pouce et l'index ; il n'en est plus de même chez le lapin : le péroné se soudant au tibia vers le tiers de la longueur de l'os chez ce dernier animal.

3° C. — Règle générale, le boucher désarticule aux articulations carpo-métacarpiennes et tarso-métatarsiennes les membres du mouton (*du bœuf et du veau*). Or, chez ces animaux, les surfaces articulaires inférieures de la deuxième rangée des os du carpe et de la troisième rangée des os du tarse, c'est-à-dire celles visibles après l'habillage des animaux, sont planes ou légèrement ondulées dans leurs parties soumises

7

au frottement; il n'en est plus de même chez le chien, où l'on voit les fossettes destinées à recevoir les têtes des métacarpiens et des métatarsiens, suivant les membres que l'on considère.

4° D. — Je ne m'étendrai pas sur cette particularité; je ne ferai que la signaler. Il suffit, en effet, de jeter un coup d'œil sur la section du cou pour voir chez le mouton un beau ligament cervical qui, chez le chien, est invisible au point de vue où nous nous plaçons, le ligament cervical de ce dernier animal ne formant qu'un simple cordon qui se termine en arrière de l'apophyse épineuse de l'axis.

5° E. — Chez le chien, la queue est cylindrique; chez le mouton, elle est elliptique, aplatie dans le sens horizontal.

Enfin, pour terminer, je dirai un mot des caractères fournis par la graisse et les côtes (caractères excellents, mais qui peuvent nous échapper).

La graisse est ordinairement blanche et toujours ferme chez le mouton sain, tandis qu'elle est plus ou moins diffluente et généralement blanc jaunâtre chez le chien.

La graisse du chien est riche en oléine; celle du mouton l'est en stéarine.

Ce serait une erreur de croire que la panne existe chez tous les chiens, même chez la majorité.

Les caractères différentiels des côtes sont surtout accusés dans la moitié inférieure de ces os. Chez le chien, les côtes sont plus incurvées, plus épaisses (l'épaisseur égale ou dépasse la largeur) que dans le mouton. Chez celui-ci, dans la région que nous avons en vue, les côtes sont toujours aplaties.

Telles sont les principales données anatomiques qui m'ont paru devoir faire l'objet de l'attention des inspecteurs de la boucherie, afin qu'ils puissent distinguer sûrement les individus de l'espèce ovine (et même de l'espèce caprine) de ceux de l'espèce canine.

Déjà les Romains engraissaient les jeunes chiens pour l'usage alimentaire, après leur avoir fait subir au préalable l'opération de la castration.

D'après Littré, les Grecs mangeaient du chien. Hippocrate recommandait la viande de jeune chien bouillie dans les maladies de foie à caractère douteux.

Aujourd'hui il y a des abattoirs de chiens à Munich, Leipzig et Chemnitz. La viande est surtout consommée par les milliers d'ouvriers italiens qui travaillent dans ces villes ; elle entre aussi dans la chair à saucisses et à saucissons (Ostertag).

En 1895, Bascou et Mestre ont saisi, à deux reprises, sur le marché et chez un tripier de Clichy (Seine), de la viande de chien vendue pour du mouton. Le commerçant malhonnête a été condamné, par le Tribunal correctionnel, à trois ans de prison et à 500 francs d'amende.

Lapin et Chat. — Il n'est pas possible de confondre le lapin avec le lièvre, la viande blanche du premier contrastant par trop avec la chair rouge noirâtre du second.

Mais le lapin et le chat peuvent être pris l'un pour l'autre.

En 1883, Goubaux fait connaître les différences ostéologiques, en commençant par rappeler la loi du 27 mars 1851 et il conclut à l'application de l'article 423 du Code pénal, qui édicte l'amende et la prison (trois mois à un an). A notre avis, on ne peut invoquer cette loi ; car, en l'espèce, il s'agit d'une viande qui n'est ni altérée, ni corrompue, ni falsifiée. Le commerçant qui vend du chat pour du lapin trompe sur la nature de la marchandise : l'article 423 précité lui est donc applicable.

En 1894, M. M..., boucher à Paris, vendait, au prix de 3 francs et pour de l'agneau, un chat bien paré à M. W..., restaurateur. La présence de quelques poils adhérents à la viande ayant excité le soupçon, M. W... porta sa « pièce » aux Halles et la soumit à l'examen du Service vétérinaire. Celui-ci déclara que le prétendu agneau était un chat.

Sur une plainte adressée au parquet par le restaurateur, le Tribunal correctionnel de la Seine condamna le boucher, pour tromperie sur la nature de la marchandise vendue, à dix jours de prison et à 50 francs d'amende.

On peut soutenir à la rigueur que l'article 423 du Code pénal est également applicable au commerçant qui vend de la chèvre pour du mouton. Pour notre part, nous inclinons à croire que, tout au plus, le consommateur est fondé à réclamer des dommages-intérêts. A notre avis, il n'y a pas de comparaison possible entre le cas du chien ou du chat vendu pour du mouton ou du lapin et celui de la chèvre vendue pour du mouton. En effet, ces deux derniers animaux sont, de par nos mœurs, *réputés* alimentaires, tandis que le chien et le chat ne le sont pas, du moins en France. Voilà pourquoi il nous semble plus juste de faire insérer telle disposition qu'il plaira dans l'arrêté municipal portant règlement sur l'inspection des viandes et, par suite, de faire appliquer aux contrevenants l'article 471 du Code pénal, paragraphe 15 (amende de 1 à 5 francs, infligée par les tribunaux de simple police). Cette peine nous paraît, en l'espèce, suffisante, d'autant plus que l'emprisonnement (1 à 3 jours) peut être prononcé contre les récidivistes (art. 474 du Code pénal).

PRINCIPAUX CARACTÈRES ANATOMIQUES.

Lapin.	Chat.
Tête allongée, étroite.	*Tête* courte, large, arrondie.
Scapulum triangulaire.	*Scapulum* en forme de

L'épine acromienne divise la face externe de l'os en deux fosses qui sont entre elles comme 1 : 2.

Humérus : à son extrémité inférieure, pas d'arcade.

Radius et cubitus : incurvés et unis l'un à l'autre.

Fémur : légèrement incurvé ; crête sous-trochantérienne très forte, 2ᵉ crête bien saillante sous la tête articulaire du fémur.

Tibia et péroné : le péroné se soude avec le tibia dans sa moitié inférieure.

Côtes : aplaties et au nombre de douze.

Cæcum extrêmement volumineux.

Viande blanche.

demi-cercle, le bord antérieur représentant le diamètre. L'épine acromienne divise la face externe de l'os en deux fosses égales.

Humérus : à son extrémité inférieure, une trochlée, un condyle et, côté interne, un trou formant arcade vasculaire.

Radius et cubitus : presque droits et libres.

Fémur : droit.

Tibia et péroné : ces deux os sont également longs.

Côtes : très incurvées, arrondies et au nombre de treize.

Cæcum rudimentaire.

Viande plus foncée, rose.

Enfin, si les caractères physiques et anatomiques ne suffisent pas pour faire reconnaître l'origine d'un morceau, il faudra recourir au procédé indiqué par Zundel. Voici en quoi il consiste : hacher la viande à examiner, la placer dans une éprouvette et l'arroser avec de l'acide sulfurique concentré. En agitant avec une baguette de

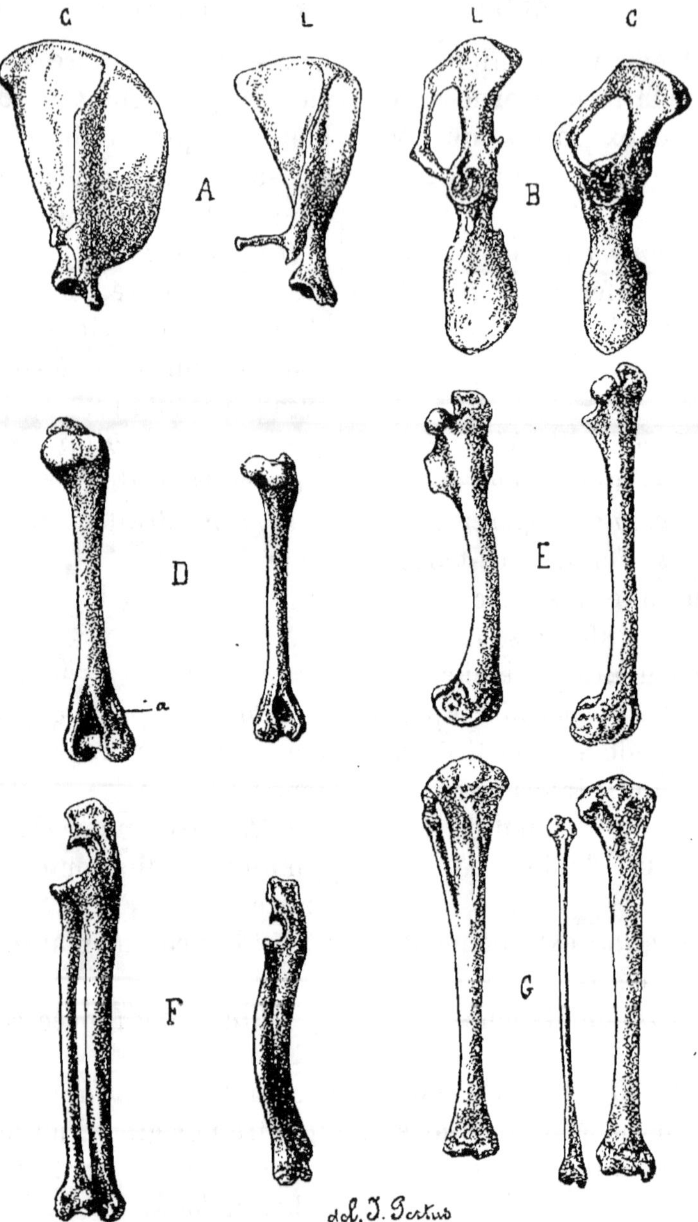

Fig. 38. — Os du chat et du lapin.

A, scapulum ; B, coxal ; D, humérus ; a, arcade vasculaire ; E, fémur ;
F, radius et cubitus : G, tibia et péroné.

verre, on perçoit l'odeur que répand l'habitation de l'espèce animale qui a fourni la viande. Ainsi pour le cheval, c'est une odeur d'écurie ; pour le bœuf, c'est

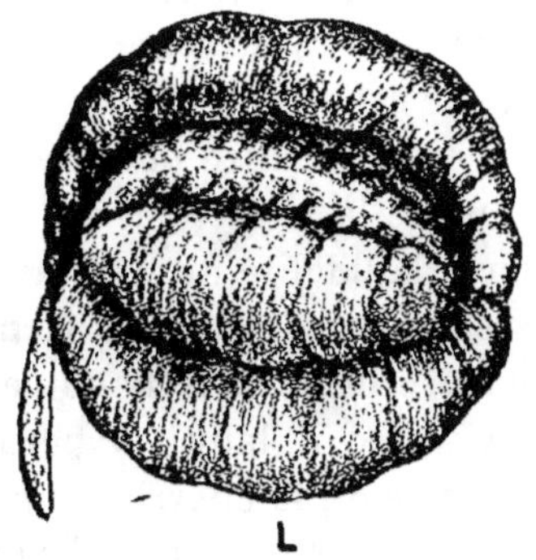
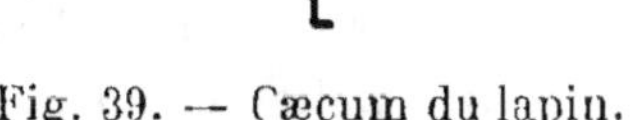

Fig. 39. — Cæcum du lapin.

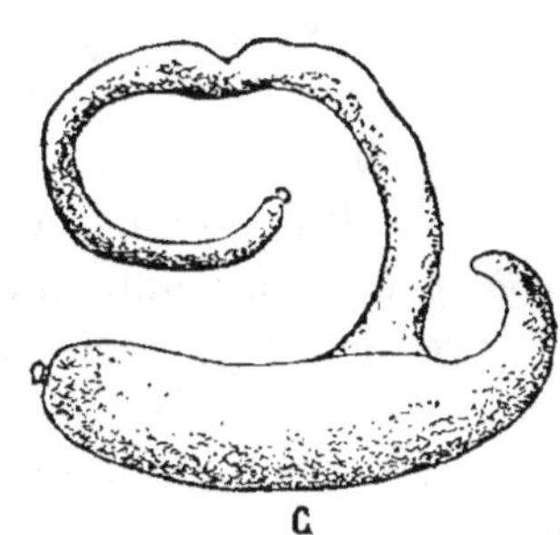

Fig. 40. — Cæcum du chat.

une odeur d'étable, etc. Malheureusement ces odeurs ne sont pas toujours caractéristiques.

D'après l'article 97 de la loi du 5 avril 1884, les maires ont le devoir de faire inspecter les comestibles exposés en vente, tant au point de vue de la salubrité qu'au point de vue de la fidélité.

A ce sujet, voici ce que dit Galtier (1) :

« Ils (les maires) doivent prévenir la fraude et le vol; ils ont le devoir de faire éliminer de la consommation les viandes insalubres; mais il n'entre pas dans l'esprit et il n'est pas dans la lettre de la loi de leur accorder le droit de faire des catégories, ni d'appliquer des marques spéciales sur la viande, en vue d'éclairer les consommateurs sur la qualité ; et, s'il en était autrement, l'Administration ferait de la réclame à certains bouchers, ce qui constituerait les autres dans un état d'infériorité. Aussi ai-je toujours considéré

(1) *Manuel de l'inspection des animaux et des viandes de boucherie.*

comme un abus de pouvoir l'intervention des municipalités de Marseille et de Montpellier dans l'appréciation de la qualité de la viande et la désignation spéciale qui en résulte de certains bouchers à la faveur du public. D'ailleurs, la distinction des qualités de la viande ne repose pas sur des caractères absolument univoques, elle est plus ou moins arbitraire et, qui plus est, on est loin de s'entendre pour savoir où finit la bonne qualité, où commence la moyenne, etc.

« Le droit des maires de veiller à la fidélité du commerce doit être entendu dans un sens restreint; il leur est permis de prévenir la tromperie sur la nature de la marchandise et notamment sur l'origine de la viande; il leur est permis d'obliger les débitants à ne pas vendre de la chèvre pour du mouton, du cheval ou du taureau pour du bœuf, d'exiger que ces viandes soient désignées aux acheteurs par une affiche; mais, je le répète, il ne leur appartient pas de déterminer la qualité des diverses viandes ayant la même origine, pas plus qu'il ne leur appartient d'intervenir dans l'appréciation de la qualité des autres marchandises. »

A Lyon, Saint-Étienne, Nevers, Montluçon, Calais et Dunkerque, les bouchers sont tenus d'indiquer au public, par un écriteau, la viande de chèvre. Nous souhaitons que cette mesure soit appliquée à Paris et que la viande de chèvre soit — comme celle de cheval — exonérée des droits d'octroi, l'une et l'autre étant la viande du pauvre.

DÉTERMINATION DE LA QUALITÉ DES VIANDES.

D'une manière générale, il faut prendre en considération : 1° l'espèce ; 2° la race ; 3° l'individu ; 4° l'âge ; 5° le sexe ; 6° l'état d'embonpoint ; 7° le mode d'engraissement ; 8° l'état de santé ; 9° la région d'où provient le morceau de viande.

C'est ainsi qu'on reconnaît, dans chaque espèce, trois

qualités : première, deuxième et troisième, chacune d'elles comprenant trois sortes. Par conséquent, on a :

Première qualité.
- première sorte.
- deuxième sorte.
- troisième sorte.

Deuxième qualité.
- première sorte.
- deuxième sorte.
- troisième sorte.

Troisième qualité.
- première sorte.
- deuxième sorte.
- troisième sorte.

Pour apprécier d'une façon adéquate la qualité d'une viande, il importe, et cela se conçoit, de pouvoir résoudre toutes les questions énumérées ci-dessus, ce qui implique forcément la vue de l'animal sur pied. On sait, par exemple, que la chair des animaux vieux n'est pas tendre, surtout s'ils ont travaillé.

Mais, en présence de simples morceaux, comment parvenir à diagnostiquer la race, l'âge, etc., de l'animal qui les a fournis ? — Aussi, dans la majorité des cas, la division des viandes par « qualités » repose-t-elle uniquement sur les caractères physiques du muscle et de la graisse : couleur, odeur, consistance et persillé de celui-là ; couleur, fermeté et abondance de celle-ci à l'intérieur, épaisseur de la couverture, etc.

Viandes de première et deuxième qualité. — La viande de seconde qualité, encore appelée viande ordinaire ou moyenne, ne se différencie de la première que par les caractères suivants :

Moins de couverture, moins de graisse intérieure, moindre finesse du grain et persillé moins prononcé. Cette viande est aussi moins tendre à la dent.

7.

Quel que soit leur embonpoint, les animaux âgés, les taureaux vieux, les veaux de trois mois qui ont brouté, etc., ne donnent qu'une viande de seconde qualité.

Viandes de troisième qualité. — Les viandes de troisième qualité ou viandes basses, inférieures, médiocres, ont une couleur qui va du rouge pâle au rouge brun. Les vaches et les bœufs très vieux (quinze ans, par exemple), aussi bien que les jeunes bovidés de huit mois, fournissent le plus souvent cette qualité de viande.

Signes objectifs : grain fort ou grossier, absence de persillé et de couverture, tissu conjonctif généralement insufflé, peu de graisse autour des rognons et dans le bassin. Cette graisse est ordinairement jaunâtre; elle devient ferme par le refroidissement.   .   .   .   .

.   .   .   .

Or, une viande de première qualité peut être plus ou moins supérieure, ou se rapprocher de la seconde qualité, celle-ci se rapprochant elle-même de la dernière.

De là, la subdivision en *sortes.*

Il nous reste à déterminer maintenant ce qu'il faut entendre par l'expression « *viande de bonne qualité* », contenue dans les cahiers des charges de la plupart des établissements : lycées, collèges, hospices, etc.

On peut soutenir qu'une viande inférieure, mais saine, est, en définitive, de bonne qualité. Les bouchers fournisseurs de l'armée sont malheureusement, et trop souvent, de cet avis.

Et pourtant, tout autre était l'intention des administrateurs ou économes lorsqu'ils rédigeaient les articles concernant la fourniture des viandes !...

Il est donc nécessaire d'indiquer plus clairement la

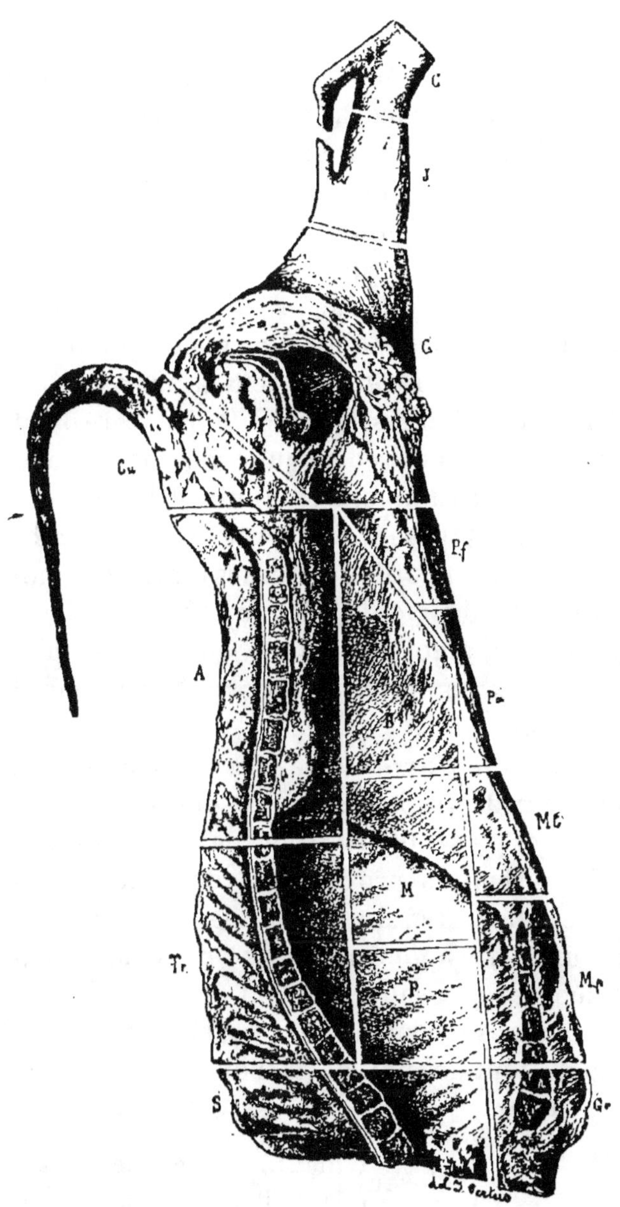

Fig. 41. — C, crosse ; J, jambe ; G, globe ; Cu, culotte ; A, aloyau ; Tr, train de côte entier ; S, surlonge ; P, plat de côte découvert ; M, plat de côte couvert ; B, bavette ; Pf, pointe de flanchet ; Pa, paillasse (œillet) ; Mt, milieu de tendron ; Mp, milieu de poitrine ; Gr, gros bout.

qualité, bien qu'on ne sache pas au juste où finit la première, où commence la deuxième, où celle-ci finit, etc. Si l'on tient à conserver l'expression « viande de bonne qualité », il faudra la faire suivre de quelques explications, mentionner que la viande sera, par exemple, de première qualité, troisième sorte, ou au moins de deuxième qualité, première sorte. L'inspecteur aura, par suite, des points de repère qui lui permettront de remplir convenablement sa mission.

Le cahier des charges devra contenir encore d'autres indications, notamment en ce qui concerne le poids minimum des grands ruminants, la limite d'âge, l'acceptation ou le refus du taureau, de la vache, de la brebis, etc.

Il sera également utile de fixer les limites des morceaux de choix, tels que gigots, aloyaux, etc. On devra dire, par exemple : gigots sans selle ou, au contraire, avec selle ; aloyaux ne dépassant pas le niveau de l'avant-dernière côte, etc.

Catégories de la viande. — On sait couramment que les morceaux du train postérieur sont plus tendres, plus savoureux et plus nutritifs que ceux du train antérieur.

Or, les premiers proviennent de régions à muscles épais, persillés, à grain fin et pauvres en languettes tendineuses ou aponévrotiques ; de plus, leur prix de vente dépasse de beaucoup celui des seconds.

Ces quelques considérations permettent de diviser la viande de tout animal de la boucherie *en trois catégories*, savoir :

	Aloyau { filet........	muscles psoas.
	{ faux filet.	région sus-lombaire.
1ʳᵉ *Catégorie.* {		
	Cuisse (tende de tranche, tranche grasse	
	semelle ou gîte à la noix et culotte).	

2ᵉ *Catégorie.*
- Épaule ou paleron.
- Train de côtes ou côtes.
- Surlonge.

3ᵉ *Catégorie.*
- Tête.
- Cou, collier ou collet.
- Région sternale (poitrine).
- Région abdominale (paillasse et flanchet).
- Muscles du bras, de l'avant-bras (gîte de devant) et de la jambe (gîte de derrière).

Les noms des divers morceaux variant selon les localités, nous nous bornerons à l'énumération faite plus haut (1).

D'après le cahier des charges du 28 novembre 1873, les bouchers de l'armée doivent fournir les morceaux de deuxième catégorie provenant de bêtes de première classe, c'est-à-dire saines, bien conformées, dans la force de l'âge, ni surmenées par le travail, ni épuisées par la lactation et convenablement engraissées.

A Gênes, Plaisance et Venise, on ne fait guère la division des viandes en catégories. Tout est vendu au même prix ou à peu près, sauf pour le porc à Plaisance (Lignières).

Viscères, abats, issues. — **Poumon** (*mou* en terme de boucherie). Le poumon des solipèdes présente à son bord inférieur une échancrure profonde, surtout du côté gauche, et un petit lobule à la face interne ou médiastine du lobe droit seulement.

Il prend très vite, à l'air, une coloration rosée ; le tissu conjonctif interlobulaire est fin et rare.

Les poumons du bœuf, du mouton, de la chèvre et du porc sont divisés, le gauche en deux lobes et le

(1) Voir, pour les détails complets, le beau tableau dressé par notre distingué confrère E. Aureggio.

droit en quatre. D'épaisses travées conjonctives séparent les lobules, ce qui donne à l'organe essentiel de la respiration un aspect quadrillé, très manifeste chez les grands ruminants, moins chez le porc et la chèvre, peu ou point chez le mouton.

Le poumon du veau est rose pâle. Celui du chien et du chat montre trois lobes à gauche et quatre à droite.

Cœur. — Le cœur du cheval est légèrement déprimé dans le sens latéral ; il présente trois sillons, deux ver-

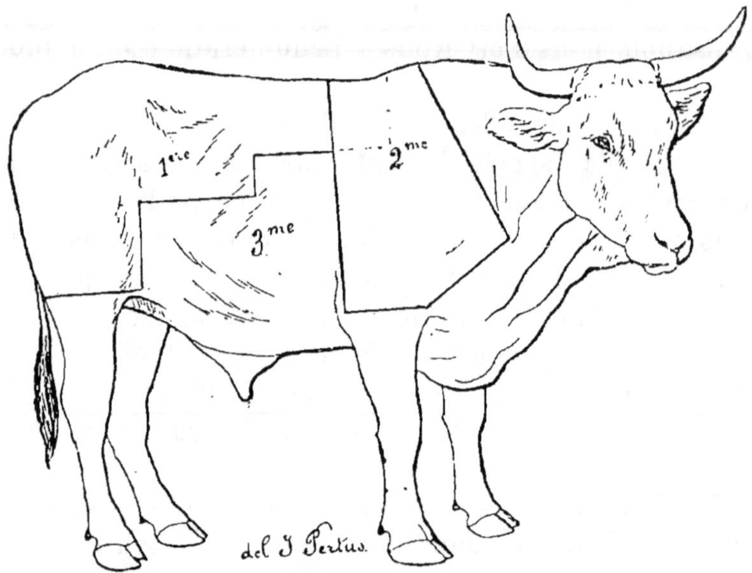

Fig. 42. — Division de la viande par catégories.

ticaux et un horizontal, remplis de graisse jaune. Cet organe a une teinte brunâtre, difficile à définir.

Le cœur du bœuf est plus long et se rapproche davantage de la forme conique ; il possède, en outre, trois sillons verticaux (on suppose l'organe reposant sur sa pointe) et deux petits os dans l'épaisseur de la zone aortique. La graisse des sillons est plus consistante.

Le cœur du veau est beaucoup moins volumineux ; son tissu offre moins de résistance et il a une coloration plus claire. Il est possible, à la rigueur, de prendre un cœur de veau pour un cœur de porc : on évitera la confusion en se rappelant que la graisse des sillons est

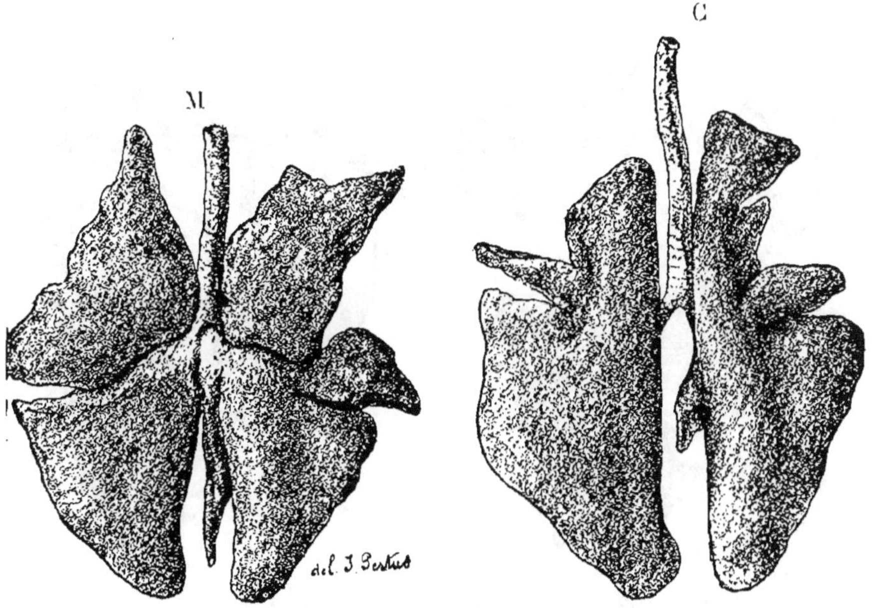

Fig. 43 et 44. — Poumons de mouton et de chien.

M, mouton ; C, chien.

blanche et ferme, dans le premier ; blanche, mais molle, onctueuse, tachant les doigts, dans le second.

Le cœur du mouton et de la chèvre se reconnaît d'emblée à son faible volume ; on y voit, comme dans celui du bœuf, trois sillons verticaux.

Le cœur du chien et du chat est presque globuleux.

Foie. — Le foie du cheval a une coloration brun bleuâtre, brun ardoisé ou brun violacé ; il a la forme d'une ellipse irrégulière. Cet organe est aplati d'avant en arrière, épais au centre, aminci sur ses bords et divisé en trois lobes. Le lobe droit porte le lobule de Spigel.

Absence de vésicule biliaire.

Le foie du bœuf est épais et volumineux. On y voit seulement le lobule de Spigel, la division en trois lobes

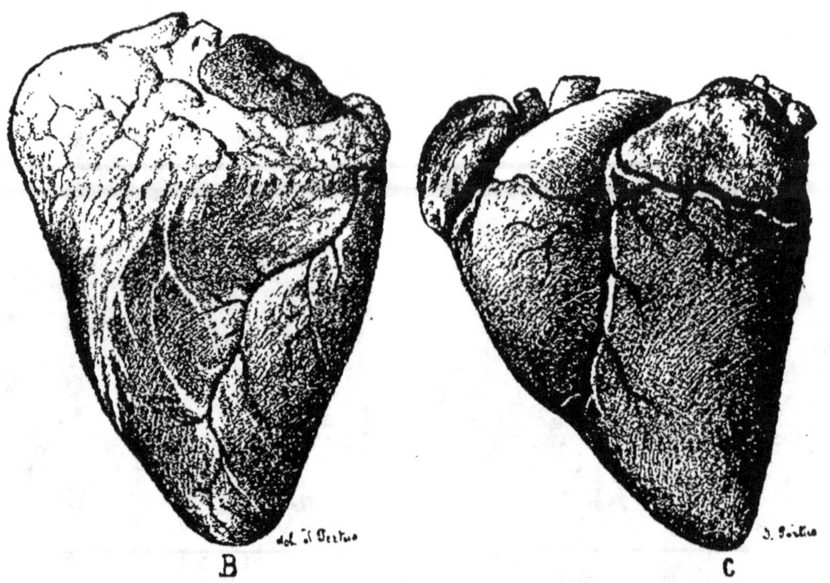

Fig. 45 et 46. — Cœurs de bœuf et de cheval.

B, bœuf; C, cheval.

n'existant pas, à proprement parler ; mais, par contre, l'organe est pourvu d'une vésicule biliaire.

Le foie de veau a une teinte rouge jaunâtre (on dirait qu'il a subi un commencement de dégénérescence graisseuse) contrastant singulièrement avec la teinte brun chocolat du foie de bœuf. Il est, en outre, plus petit et, par suite, moins lourd.

Celui du mouton et de la chèvre présente deux lobes et une vésicule biliaire.

Le foie du porc offre trois lobes et une vésicule biliaire; mais il est surtout remarquable par la délimitation très nette de ses lobules, délimitation constituée

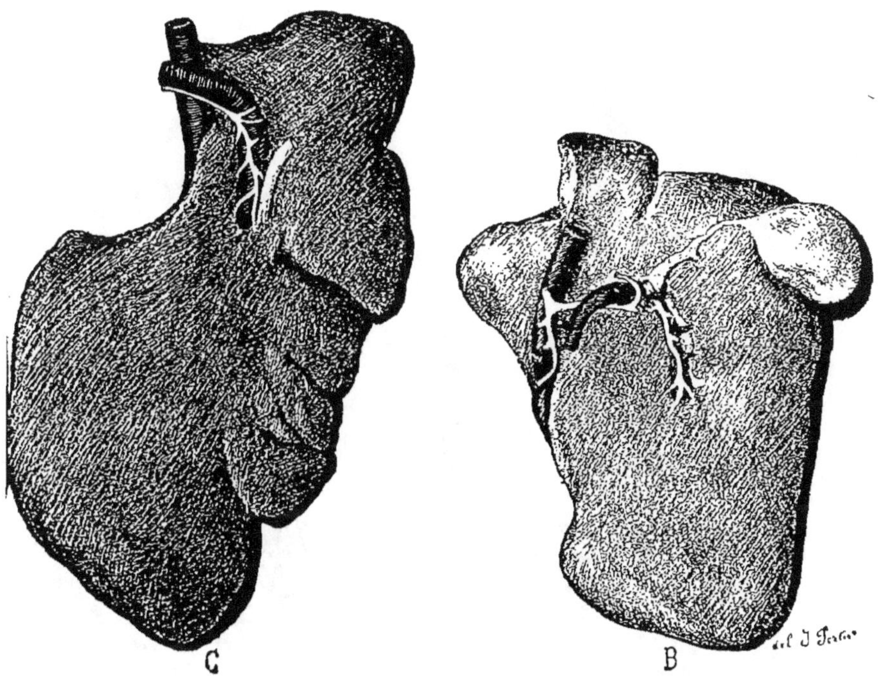

Fig. 47 et 48. — Foies de cheval et de bœuf.
C, cheval ; B, bœuf.

par une sorte de pointillé blanchâtre qu'on observe assez souvent, du reste, sur le foie de la chèvre et du lapin.

Le foie du chien et du chat est divisé en cinq lobes, le moyen portant la vésicule biliaire.

Rate. — La rate du cheval est falciforme : le bord convexe est mince, tranchant ; le bord concave, plus épais ; la base large et la pointe aiguë.

Surface grenue et coloration bleu violacé ou gris bleuâtre.

La rate du bœuf a la forme d'un biscuit, c'est-à-dire

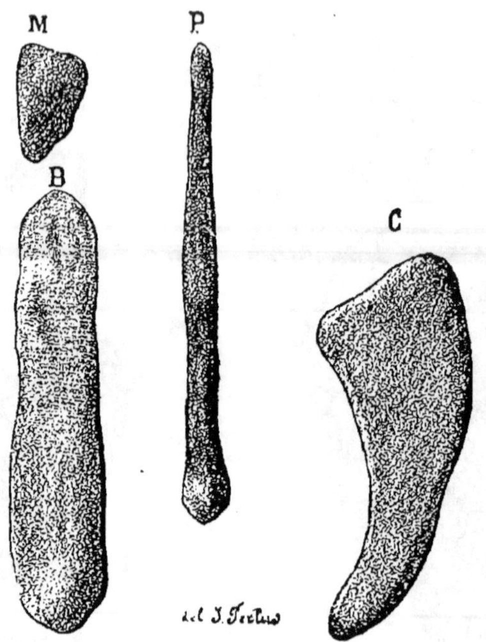

Fig. 49. — Rates.

C, cheval; B, bœuf; P, porc; M, mouton.

qu'elle se montre arrondie à ses deux extrémités et également *large* dans toute sa *longueur*.

Celle du mouton adhère au diaphragme; elle est petite et se rapproche de la forme ovalaire, ainsi que la rate de la chèvre.

La rate du porc est très longue et très étroite.

Reins ou rognons. — Les reins du cheval sont aplatis de haut en bas; le droit a la forme d'un cœur de carte à jouer et le gauche, celle d'un haricot. Le premier pèse en moyenne 750 grammes ; le second 700. La scissure ou le hile se trouve au bord interne.

Les reins du bœuf sont allongés d'avant en arrière et composés de quinze à vingt lobes bien distincts. Le bassinet occupe la face inférieure.

Ceux du mouton et de la chèvre sont petits et rap-

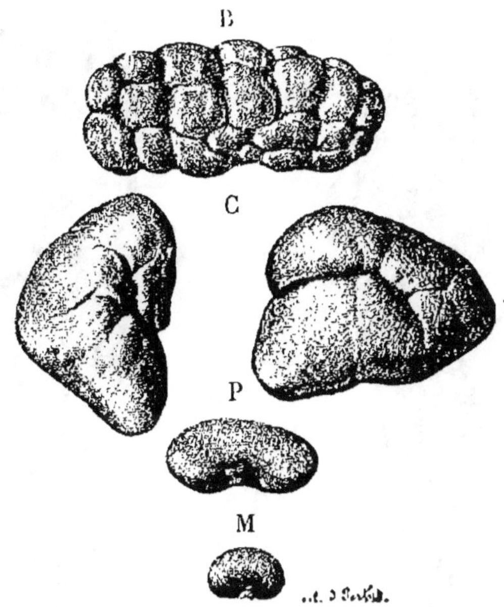

Fig. 50. — Reins ou rognons.

B, bœuf ; C, cheval : P, porc ; M, mouton.

pellent, comme le gauche des solipèdes, la forme d'un haricot. Ils ne sont pas lobés ; le hile est placé vers le bord interne.

Les reins du porc ressemblent aussi à un haricot, mais à un haricot aplati de dessus en dessous ; ils ne sont pas non plus lobés. Ce qui les distingue des précédents, c'est qu'ils sont plus volumineux et plus pâles.

Langue. —La langue du cheval se reconnaît à l'élargissement en spatule de son extrémité antérieure.

Celle du bœuf est forte, recouverte de papilles sail-

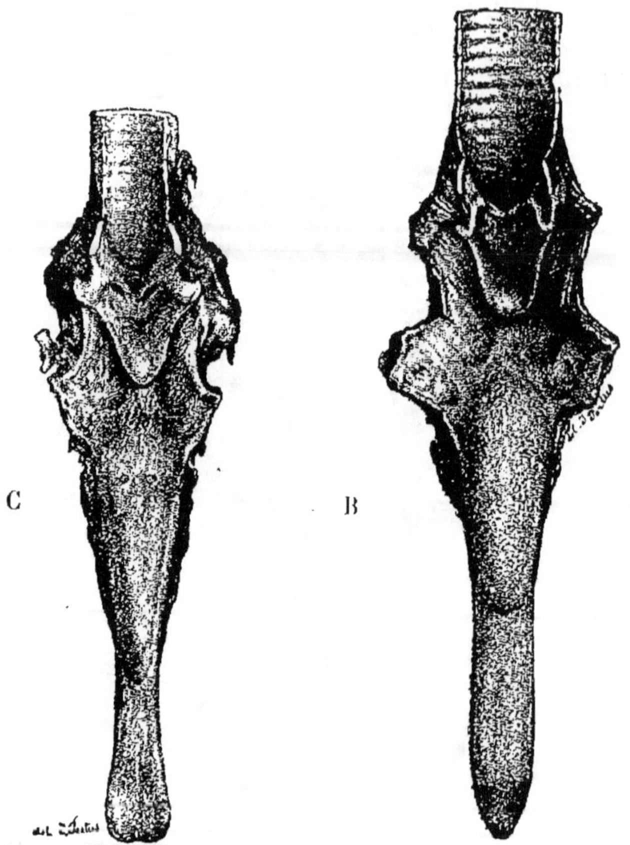

Fig. 51 et 52. — Langues de cheval et de bœuf.
C, cheval ; B, bœuf.

lantes, coniques, à étui corné. Aussi le toucher en est-il très rude.

La langue des petits ruminants n'a qu'un faible volume ; celle du porc est, en général, plus grosse.

Encéphale (*Cervelle*). — Chez le bœuf, les circonvo-
lutions cérébrales sont moins nombreuses, mais plus
larges que chez le cheval ; de plus, le cerveau du premier

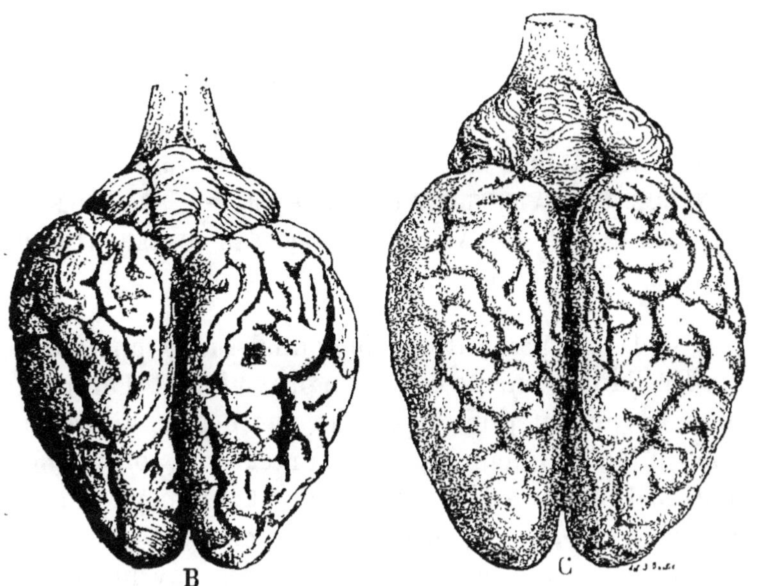

Fig. 53 et 54.

B, cerveau du bœuf ; C, cerveau du cheval.

offre dans son ensemble une forme conique à sommet
antérieur que celui du second ne présente pas.

Les abats du veau sont très recherchés, spécialement
le foie ; ceux du porc sont assez estimés : le poumon, le
foie, la rate des autres animaux constituent un aliment
inférieur, destiné le plus souvent à la nourriture des
chiens et des chats.

CHAPITRE V

A. — ALTÉRATIONS DES VIANDES ET DES ABATS PAR LES INFLUENCES ATMOSPHÉRIQUES. — B. — PROCÉDÉS DE CONSERVATION DES VIANDES ET AGENTS CONSERVATEURS.

A. — D'une part, il est de connaissance universelle que les viandes, même celles qui proviennent d'animaux sains, éprouvent plus ou moins vite des modifications quant à leur couleur, leur odeur et leur consistance, modifications dues à l'action des agents atmosphériques : chaleur, froid, pluie, brouillards, etc.

D'autre part, toutes les ménagères savent que la viande du jour est plus dure à la dent que celle de la veille et surtout de l'avant-veille. Aussi préfèrent-elles la chair rassise ou mortifiée à la chair chaude ou pantelante.

Suivant plusieurs auteurs estimés, la mortification consiste dans la formation d'acide lactique, qui donne des lactates solubles en présence des sels de chaux, de magnésie, de fer, etc., que le muscle contient. Cette explication satisfait l'esprit ; mais, en définitive, la mortification n'est autre chose que le début ou le commencement de la putréfaction. En effet, la viande mortifiée ne tarde pas, lorsque la température est élevée, à se décomposer et à se corrompre entièrement.

La graisse et les aponévroses revêtent une teinte verdâtre : les muscles deviennent flasques, pâles, humides et, lorsqu'on les incise, ils dégagent, non plus une odeur aigrelette d'acide lactique, mais une odeur nauséabonde, repoussante, infecte, dite de putréfaction ; des gaz, parfois inflammables, se développent et distendent les mailles du tissu conjonctif. C'est une véritable fermentation qui se produit, fermentation putride, comme on l'appelle encore, analogue, d'après Pasteur, aux autres fermentations : alcoolique, butyrique, acétique, etc.

La putréfaction, comme la fermentation, est due au développement de bactéries : elle apparaît d'autant plus vite que les bactéries trouvent des conditions de température, d'humidité et d'aération plus favorables à leur pullulation.

Quelques détails rétrospectifs sont absolument nécessaires.

Vers 1810, Gay-Lussac considérait les organismes vivants microscopiques comme des effets de la putréfaction ; pour lui, le ferment était le résultat d'une altération des matières albuminoïdes ou azotées par un gaz comburant : l'oxygène de l'air.

Quoique plus près de nous, Ch. Robin partageait encore cette manière de voir.

C'est à Pasteur que revient l'insigne honneur d'avoir fait connaître le rôle essentiel des infiniment petits dans la genèse des fermentations et des maladies transmissibles. L'illustre savant a démontré, en même temps qu'il réduisait à néant la doctrine de la génération spontanée, que les agents propres ou efficients de la putréfaction sont des êtres vivants, microscopiques, qui proviennent de l'atmosphère : les uns, microcoques, vibrioniens ou infusoires végétaux, se multiplient dans les couches profondes ; les autres, mucédinées ou mucorinées et bactéries aérobies, se développent à la surface (1).

Quant aux émanations putrides, elles sont dues aux produits gazeux et liquides qui prennent naissance pendant la décomposition des matières albuminoïdes par les micro-organismes : acide carbonique, azote (beaucoup), hydrogène carboné, sulfuré, phosphoré, ammoniaque simple, ammoniaques complexes, indol, acide acétique, acides volatils de la série formique et plusieurs de leurs sels, eau, etc.

Ces composés, en pénétrant dans les voies respiratoires et ensuite dans tout l'organisme, déterminent des diarrhées fétides, des dysenteries, des coliques et des borborygmes, suivis de l'expulsion de gaz infects. Pour éviter ces troubles digestifs, qui sont parfois très graves, on recommande de ne jamais venir à jeun dans les locaux où se dégagent des émanations putrides et de prendre du vin de quinquina.

Enfin rappelons que, dans les viandes en état de putréfaction, des ptomaïnes ou alcaloïdes très toxiques se développent (neurine, muscadine, etc.) (2). Voilà pourquoi ces viandes sont toujours dangereuses. Leur ingestion a causé des épidémies à forme typhoïde en Allemagne, en Suisse et en France, notamment celle du camp d'Avor, près Bourges (Drs Polin et Labit), de véritables empoisonnements à Nancy, Tarascon, Tours, Auch, Sens, Boulogne-sur-Mer et Avignon (boîtes de conserves avariées).

_____

(1) D'après Frémy, les ferments dérivent des organismes mêmes et de leur intérieur : ce sont des agents de décomposition créés par l'organisation et non des êtres vivants.

(2) Ces composés sont encore décrits sous le nom de poisons putrides (Panum), de sepsine (Bergmann et Schmiedeberg).

Il faut impitoyablement détruire les boîtes à couvercle bombé (indice certain de la fermentation intérieure) et celles qui présentent une fissure.

Le faisandage est un commencement de putréfaction. Au point de vue physiologique, le gibier qui a subi cette altération est d'une digestion plus rapide que le gibier frais : c'est là, il faut bien le dire, le moindre des soucis du gourmet, qui se préoccupe avant tout de satisfaire son goût... dépravé, en développant le fumet des victimes du chasseur. En tout cas, les alcaloïdes très toxiques ne se formant que lorsqu'il y a décomposition très avancée, on doit en conclure que seul le gibier littéralement pourri est dangereux pour la santé du consommateur.

Avec Arnould, nous croyons néanmoins qu'il est fort imprudent d'introduire dans l'économie des vibrions septiques en pleine pullulation.

Suivant Brouardel, mais sous réserve, le développement des ptomaïnes n'a lieu, pendant le printemps ou l'automne, que quarante-huit heures en moyenne après l'abatage ; la toxicité dure quelques jours et disparaît ensuite. C'est ce qui explique pourquoi les gâteaux Saint-Honoré, dans la composition desquels entrent des œufs, peuvent, sans répandre une trop mauvaise odeur, causer des accidents plus ou moins graves, conséquence de la fermentation des matières albuminoïdes.

Les viandes des jeunes animaux (veaux, agneaux, chevreaux) sont celles qui *tournent* le plus vite ; le mouton vient ensuite, le bœuf en dernier lieu. Les temps chauds, humides et orageux hâtent la fermentation putride ; mais il y a encore d'autres causes qui la favorisent. Citons notamment les maladies, principalement les affections qui s'accompagnent de fièvre, la fatigue extrême, l'imperfection et surtout l'absence de la saignée, enfin le séjour des viscères digestifs dans la cavité abdominale. De même, le transport de la viande avant son entier refroidissement.

Pendant les chaleurs, les expéditeurs de viandes aux Halles centrales croient généralement qu'en faisant abattre et préparer leurs animaux juste pour le départ des trains de nuit, ils éviteront plus sûrement la putréfaction de leur marchandise. C'est une profonde erreur, très préjudiciable à leurs intérêts : mise encore chaude et molle dans les paniers, la viande arrive le lendemain matin à Paris, complètement avariée, *verte.*

Pour parer à ce grave inconvénient, l'abatage et l'habillage devront avoir lieu de bonne heure, le matin avant dix heures, plutôt que l'après-midi. La viande sera ensuite placée dans un endroit frais et, si possible, dans un local où règnera un courant d'air, pour favoriser son raffermissement, hâter l'apparition de la rigidité cadavérique, qui est due, comme on sait, à la coagulation de la myosine par l'acide lactique. La production de ce phénomène exige de huit à douze heures. On peut alors emballer la viande.

Quand, au contraire, la viande est emballée *à chaud,* la rigidité cadavérique ne se manifeste point, mais la putréfaction commence sans retard.

Toutefois, avant d'entrer en décomposition, la viande présente des modifications qui varient avec les divers états de l'atmosphère.

L'air sec, les vents secs ternissent la surface de section et la rendent plus foncée ; mais l'altération n'est que superficielle, car il suffit de *peler* le morceau pour mettre à nu un tissu musculaire rouge vif et bien ferme.

La pluie, les brouillards, les vents humides rendent la viande molle, gluante, visqueuse et lui font prendre une odeur de *relent*, qui n'est pas du tout celle de la putréfaction. Dans les endroits humides et obscurs, comme les caves par exemple, la viande se recouvre de moisissures ou champignons (genres *Penicillium*, *Aspergillus*, *Botrytis*, *Peronospora*, etc.); d'où apparition de taches de couleurs diverses.

Exposée quelque temps au soleil, la viande se dessèche et noircit ; les tendons et les aponévroses se racornissent et le tout diminue de volume et de poids, ce qui tient à une évaporation partielle de l'eau. Il s'agit encore là d'une altération superficielle, du moins au début.

Règle générale, l'avarie est d'autant plus prompte que les tissus sont plus vasculaires : le foie, la rate, le rein, le poumon remplissant cette condition, il n'est donc point surprenant que ces organes se conservent peu pendant les chaleurs, à moins qu'on ne les plonge dans la glace.

Les abats décomposés répandent une odeur putride, nauséabonde, infecte ; de plus, leur couleur et leur consistance changent.

Le poumon devient noirâtre, le foie s'écrase avec la plus grande facilité et sa coupe offre une teinte jaune ocre, la rate se montre également très friable, le rein revêt une couleur terreuse et verdâtre, enfin la cervelle ne forme plus qu'une bouillie.

Inspection. — Outre les empoisonnements que peuvent causer les ptomaïnes, les viandes et les abats corrompus exhalent une odeur tellement repoussante qu'ils répugnent aux estomacs même les moins délicats.

Et qu'on le sache bien, la cuisson n'enlève pas la mauvaise odeur d'un gigot putréfié, par exemple. Seul, le veau avarié ferait exception, si l'on en croit les bouchers.

Néanmoins la cuisson ne détruisant pas les ptomaïnes, il sera prudent de saisir, dans tous les cas, les viandes décomposées.

En ce qui concerne les altérations purement extérieures, comme celles que produisent les vents secs, les brouillards, les rayons solaires, etc., on se contentera de faire enlever les couches superficielles. Du reste, le boucher fait ordinairement de lui-même cette petite opération, en vue de rendre sa viande plus attrayante aux yeux du consommateur.

Pendant la saison des chaleurs, une autre cause contribue encore à hâter la corruption des viandes : nous voulons parler des mouches. Ces insectes diptères déposent leurs œufs sur la viande ; des larves éclosent et leur ingestion peut déterminer des troubles digestifs auxquels on donne le nom de *myiasis* ou *myiase* (Hope, Van Beneden, Paul Gervais, Laboulbène, etc.).

B. — PROCÉDÉS DE CONSERVATION DES VIANDES ET AGENTS CONSERVATEURS.

B. — La question de la conservation des viandes est d'une grande importance, non seulement au point de vue de l'hygiène publique, mais encore et par contre-coup au point de vue de la défense nationale. Sans vouloir insister sur ce dernier point, on comprendra que, en cas de guerre et surtout en cas de siège, l'approvisionnement des troupes et de la population doive être assuré à l'avance.

Aussi le Conseil municipal de Paris a-t-il pris une excellente initiative en ouvrant un concours en vue de la construction, aux abattoirs de La Villette, d'une usine frigorifique pour la conservation des viandes, qui doit servir de type pour l'installation des établissements de cette nature destinés à assurer, en cas de guerre, l'approvisionnement du camp retranché de la capitale (Séance du 26 juin 1891).

Ce type, une fois accepté, sera multiplié jusqu'à la production de 3000 quintaux de viandes congelées par jour. — Des magasins de conservation seront annexés à ces établissements.

Puis, par délibération en date du 13 juillet 1894, ce même Conseil municipal a autorisé la création d'une usine frigorifique dans l'intérieur des dits abattoirs, laquelle fonctionne depuis 1895.

Les procédés de conservation sont très nombreux. Cependant il y a un choix à faire tant au point de vue économique qu'à celui de l'hygiène publique.

Dans le tableau suivant, dû à Baillet, on trouvera à peu près tous les moyens ou agents conservateurs, que nous pouvons, à l'instar de Bouant, grouper sous deux chefs : 1° procédés basés sur l'arrêt de développement des germes : dessiccation, enrobage, abaissement de température ; 2° procédés basés sur la destruction des germes : antiseptiques, cuisson et privation d'air.

Un froid de — 10° ne tue pas, en effet, les micro-organismes, ni, à plus forte raison, leurs spores ; mais il s'oppose à tout développement.

CONSERVATION :

1° Par le froid.

2° Par dessiccation...........
Carne seca et tasajo.
Procédé Dizé.
Momification de la viande crue.
Tablettes de bouillon.
Extrait de viande.
Poudres alimentaires.

8.

3° PAR L'ÉLIMINATION DE L'AIR.
- Procédé Appert.
- Procédé Fastier.
- Procédé Martin de Lignac.

4° PAR ENROBAGE............
- Emploi de la gélatine.
- Emploi des corps gras.
- Emploi de substances diverses, (fécule, gomme arabique, caoutchouc, gutta-percha, suie, sciure de bois ou de liège).

5° PAR LES ANTISEPTIQUES......
- Sel marin.
- Saumure.
- Sel de conserve ou biborate de soude.
- Acide pyroligneux et créosote.
- Charbon.
- Acide sulfureux.
- Oxyde de carbone.
- Liquides injectés.

Occupons-nous tout d'abord des deux procédés qui sont le plus généralement employés : le procédé par le froid et le procédé Appert (1).

1° Conservation par le froid. — Cette méthode offre de nombreux et sérieux avantages que nous résumerons de la façon suivante : elle supprime les inconvénients résultant des grandes distances et, partant, permet de manger à des milliers de kilomètres du lieu de provenance et de sacrifice des viandes aussi fraîches que celles qui sortent de nos abattoirs.

Les adversaires de l'agent *frigorifique* prétendent que la viande soumise à son action pendant un certain temps perd sa saveur et une partie de ses qualités nutritives, par suite de la rupture des cellules et de la mise en liberté du protoplasma, c'est-à-dire d'une substance azotée. Ils en concluent que l'envoi direct des animaux

(1) L'emploi du sel marin est incontestablement le moyen de conservation le plus répandu; mais nous nous réservons d'en parler au chapitre de la charcuterie.

vivants est préférable à la conservation par le froid ou alors qu'il faut trouver un autre procédé.

M. Bachelerie serait, paraît-il, le chercheur heureux, attendu que, dans une brochure récemment publiée, il pousse le cri d'Archimède.

Certes, l'envoi direct est possible et nous avons vu notamment, à différentes reprises, plusieurs troupeaux de bœufs américains sur le marché de La Villette. Mais hâtons-nous d'ajouter que ces animaux paraissent mal supporter les fatigues de la traversée; car, le plus souvent, ils sont maigres, décharnés, efflanqués et la viande qu'ils fournissent offre les caractères d'une viande *fatiguée*. Un repos de quinze jours au moins leur serait nécessaire; malheureusement les besoins croissants de la consommation ne permettent pas de surseoir à l'abatage.

Pour toutes ces raisons, nous croyons qu'il vaut mieux renoncer à l'introduction des animaux vivants qui proviennent de contrées aussi lointaines que l'Amérique; et comme il faut cependant que nous fassions appel à l'étranger pour suppléer à l'insuffisance de notre production de viande, force est bien de recourir aux procédés de conservation. Or, parmi les moyens que nous connaissons, on doit donner la préférence à ceux qui n'enlèvent pas à une viande, même après plusieurs mois de sacrifice, sa fraîcheur et son aspect naturels (1).

---

(1) D'après Maljean, médecin militaire, les viandes congelées les mieux conservées peuvent toujours être facilement reconnues par l'examen microscopique : il suffit de constater que les globules rouges du sang ont perdu leur coloration. Par contre, l'hémoglobine, chassée des globules, se dissout dans le sérum, qui prend une teinte relativement foncée et qui contient un grand nombre de cristaux irréguliers formés par une matière colorante brune (*Revue scientifique* du 5 décembre 1891).

Eh bien, quoi qu'en disent les détracteurs du « froid », cet agent est encore celui dont l'emploi permet de se rapprocher le plus du but poursuivi. Les premières expériences furent faites à Auteuil, par Ch. Tellier : l'agent producteur du froid était l'éther méthylique ; l'agent de transmission, une solution de chlorure de calcium.

Ces essais ayant parfaitement réussi, Tellier appliqua son procédé à la conservation des viandes américaines importées en France. Le steamer qui faisait alors le service entre Le Havre et Buenos-Ayres reçut, en raison de son rôle, le nom de *Frigorifique* et, nous devons le dire, la nouvelle tentative eut également un plein succès.

On a cherché depuis à produire le froid d'une façon plus économique et l'on y est parvenu par la détente brusque de l'air comprimé (1). Dans les chambres et les caves de réfrigération, la température descend jusqu'à — 12° ; mais à partir de — 3°, la viande se congèle déjà.

Ce résultat obtenu, on peut considérer la durée de la conservation comme indéfinie, alors même que la matière animale se trouve placée dans un milieu moins froid.

Exposées à l'air ambiant, les viandes gelées prennent, au bout d'un temps plus ou moins long, une odeur de relent et un aspect terne, sale, humide, mouillé. Si elles se montrent couvertes de moisissures diverses ou si elles présentent les signes de la décomposition putride, on devra en pratiquer la saisie.

Aujourd'hui, on consomme dans la plupart des grandes villes françaises et anglaises un nombre prodigieux de moutons gelés, provenant surtout de l'Amérique du Sud.

(1) Les machines de Carré, de Pictet, de Giffard et de Popp (ce dernier emploie le système dit en cascade) permettent d'obtenir l'abaissement de température nécessaire.

L'usage du mouton frigorifique s'est également répandu dans l'armée. Voici, à ce sujet, l'opinion d'un confrère anonyme :

Rôti congelé, le mouton frigorifique est assez savoureux ; pendant la cuisson, *il se dégraisse*. Préparé en rata, s'il est tant soit peu avarié, comme c'est souvent le cas, il donne à ce fricot une odeur de relent et un goût des plus désagréables. Les soldats le mangent avec répugnance et dégoût.

Aussi notre confrère conseille-t-il la suppression radicale du mouton frigorifique.

Avant 1892, l'Autriche-Hongrie et l'Allemagne nous expédiaient aussi de nombreux moutons abattus, lesquels nous arrivaient dans des wagons où la température oscillait entre 0 et $+$ 2°. Ces wagons dits réfrigérants étaient à double paroi ; à la partie supérieure, se trouvait un réservoir de glace au contact de laquelle venait se refroidir l'air qui, grâce à la disposition des ouvertures, entrait librement et même avec violence pendant la marche du train.

A Paris, beaucoup de bouchers, de charcutiers, de tripiers et de restaurateurs ont une glacière où, pendant les grandes chaleurs, ils placent les morceaux de choix (viande et abats). D'autres utilisent une cave fraîche.

2° Procédé Appert (1804). — C'est le plus répandu dans nos campagnes, car il permet, comme on l'a très bien dit, de mettre les saisons en bouteilles. Toutes les ménagères connaissent, en effet, le moyen de conserver les légumes à l'état frais.

La viande que l'on veut conserver par le procédé Appert doit être préalablement cuite, désossée et coupée par petits morceaux ; on la met ensuite dans des boîtes en fer-blanc qu'on achève de remplir soit avec du bouillon, soit avec une sauce quelconque. Enfin, ces boîtes, après avoir été bien soudées, sont placées dans un bain-marie fermé et l'on chauffe jusqu'à 100° pendant un temps variable (une heure en moyenne).

Le procédé Appert a été perfectionné, en 1839, par Fastier et, en 1854, par Martin de Lignac.

Les boîtes ne devront pas avoir leur couvercle bombé ni présenter de fissure. La viande ne dégagera pas d'odeur désagréable ; elle résistera à la pesée des doigts et sa saveur ne sera pas aigrelette ; enfin la gelée aura une couleur ambrée. Tels sont les signes qui permettront de reconnaître les bonnes conserves.

Et d'abord l'on ne devrait employer à la préparation des conserves de viande que des animaux bien portants, bien reposés et convenablement engraissés. C'est dire que les fabriques américaines et australiennes sont loin d'offrir des garanties suffisantes de salubrité. Enfin il serait prudent de limiter à deux ans la durée de conservation.

Carne seca et tasajo. — Ce sont surtout les Mexicains et les habitants de l'Amérique du Sud qui préparent ces deux produits alimentaires. Les Arabes du Sahara fabriquent seulement le premier et lui donnent le nom de *kadyda* ou *kélia*.

La *carne seca* ou *carne dulce* s'obtient de la manière suivante : la viande de bœuf préalablement dégraissée est coupée en lanières longues et minces, lesquelles, après avoir été saupoudrées de farine de maïs, sont ensuite exposées aux rayons ardents du soleil. C'est le *pemmikan* des Américains du Nord, la *biltongue* des Africains du Sud.

La *carne seca* ne se conserve pas longtemps, tout au plus deux mois ; elle fournit un rôti dur, mais en revanche, un bouillon assez agréable.

Le *tasajo* ou *charqué* se fabrique d'une autre façon : la viande est coupée en tranches longues, larges et assez épaisses qui, après avoir été salées durant trois jours environ, sont retirées de la salaison, puis fortement pressées pour en extraire les liquides et enfin exposées au soleil pendant quelques jours.

Dans les départements français qui avoisinent les Alpes, on applique à peu près ce procédé pour conserver la viande de chèvre. L'aspect extérieur des morceaux est gris noirâtre, sec, racorni, comme momifié ; mais l'intérieur présente la couleur rouge vif de la chair fraîche.

Le tasajo fournit un rôti d'assez bon goût.

Conservation par le sel de conserve ou biborate de soude. — Durant les chaleurs de l'été, la boucherie emploie le sel de conserve à l'état de poudre : on le répand sur toutes les surfaces de la viande, soit au moyen d'un soufflet, soit au moyen d'un petit appareil analogue à celui qui sert à projeter les poudres insecticides.

D'après Baillet (de Bordeaux), le biborate de soude pur permet de conserver la viande pendant quatre jours, par un temps très orageux et une température de 25° dans le local ; et pendant huit jours, si l'atmosphère est moins chaude et moins chargée d'électricité.

Il importe beaucoup que le biborate de soude (encore appelé borax) ne contienne pas de sels étrangers et surtout de sels à base de plomb, qui sont particulièrement dangereux. L'emploi de ce conservateur devra donc être précédé de l'analyse chimique.

L'injection de liquides antiseptiques, par l'aorte des animaux abattus, a été faite maintes fois ; mais ce moyen n'est nullement pratique.

A Paris, certains commerçants plongent dans un bain conservateur les morceaux de choix : aloyaux, filets, gigots, carrés de côtelettes, volailles plumées, etc.

Les Suisses font de même pour les aloyaux qu'ils expédient en France.

Mais qu'il s'agisse de biborate ou de borate de soude, d'acide borique, d'acide salicylique ou de ses dérivés, de bisulfite ou de sulfite de soude, de bisulfite de chaux, etc., l'avis du Conseil d'hygiène de la Seine est toujours le même : interdiction absolue de s'en servir pour la conservation des substances alimentaires, les produits chimiques pouvant, à la longue, causer des malaises particuliers, des irritations de l'estomac et de l'intestin (Dr Leboucq et Nocard).

Aux commerçants qui, malgré un avertissement, persisteraient à faire usage de poudres ou de bains conservateurs, il y aurait donc lieu d'appliquer la loi du 27 mars 1851 (art. 1, 2 et 5).

Enfin, la production d'une atmosphère artificielle, remplaçant l'air ambiant, constitue aussi une méthode de conservation. Le professeur Gamgee (de Londres) a, paraît-il, obtenu de bons résultats par l'emploi simultané de l'oxyde de carbone et de l'acide sulfureux, à l'état gazeux. Certains expérimentateurs (Braconnot, Robert, Lamy, Dr Vernois) ont eu recours à l'acide sulfureux seul; d'autres, à l'azote, à l'acide carbonique, à l'oxygène comprimé (Paul Bert), etc.

L'idée de soustraire l'air ambiant et de lui substituer un gaz antiseptique ou inerte n'est pas neuve, puisqu'on la doit à Gay-Lussac. Quant à sa mise en pratique, elle rencontre de grandes difficultés, en dépit des essais que nous venons de rappeler et qui sont, en somme, assez satisfaisants.

CHAPITRE VI

VIANDES TROP MAIGRES ET VIANDES TROP JEUNES. —
  VIANDES FIÉVREUSES, PARALYSÉES, MÉDICAMENTÉES,
EMPOISONNÉES, ETC.

Les chapitres vi, vii et viii étant spécialement consa-
crés à l'étude des maladies susceptibles d'altérer les
viandes de boucherie, nous pensons que le moment est
venu de nous expliquer sur la question des viandes
foraines.

A l'abattoir, il est relativement aisé de se prononcer
sur l'état sanitaire d'une viande quelconque, attendu
qu'il est toujours possible d'examiner d'abord les animaux sur pied et ensuite leurs viscères, au moment de
l'habillage. Par contre, il devient extrêmement difficile de pouvoir reconnaître, dans beaucoup de cas, si
telle ou telle viande foraine est saine ou malade. Et
cela se conçoit, les éléments d'appréciation précités
faisant défaut.

A Paris et à Lyon, l'introduction de viandes provenant
d'animaux sacrifiés ailleurs qu'aux abattoirs de ces deux
grandes villes remonte à une époque déjà lointaine :
il s'agit de savoir si cette coutume est blâmable ou si,
au contraire, elle doit être conservée. En d'autres ter-

mes, les avantages compensent-ils suffisamment les inconvénients ?

Avantages : Les viandes foraines se vendent en général moins cher que les autres, quoique bonnes, même très bonnes.

Inconvénients : Des animaux malades, tuberculeux, charbonneux, etc., sont journellement abattus et préparés dans les environs ; mais ils sont rarement consommés sur place, parce que la population, à qui le moindre événement donne l'éveil, refuse d'acheter une marchandise aussi suspecte. Voilà pourquoi le cultivateur peu scrupuleux trouve à la fois plus simple et plus avantageux d'expédier sa viande à la ville, après avoir supprimé au préalable les viscères et les morceaux à vilain aspect. Il n'est donc point surprenant qu'un inspecteur, même très expérimenté, laisse parfois utiliser des viandes qu'il aurait saisies à l'abattoir.

Aussi cette question préoccupe-t-elle vivement les municipalités et quelques-unes d'entre elles (jadis Toulouse), pénétrées des dangers que les viandes foraines font courir à la population, l'ont résolue en prohibant rigoureusement leur introduction. Mais en agissant ainsi, les maires commettent un excès de pouvoir, car un arrêté municipal ne peut défendre d'abattre les animaux dans une commune voisine et d'introduire ensuite la viande (Cassation, 17 avril 1885).

Les maires ont le droit de réglementer, non de prohiber, l'introduction des viandes foraines. Ils doivent faciliter, autant que possible, la tâche de l'inspecteur, en exigeant que les animaux soient, suivant l'espèce, entiers, coupés par moitiés ou par quartiers, avec le poumon et les reins adhérents, et que les séreuses pleurale et péritonéale soient dans un parfait état d'intégrité.

Exception peut être faite pour les morceaux de choix, tels que gigots et aloyaux.

Les maires ont également le droit de déterminer les lieux et heures d'inspection des viandes foraines, ainsi que celui de les faire accompagner — d'un employé d'octroi, par exemple — de la barrière au poste sanitaire (c'est même l'unique moyen d'éviter les substitutions en cours de route). Ils peuvent encore — après délibération conforme du conseil municipal — fixer le *quantum* de la taxe totale (taxe d'octroi et taxe de visite) à percevoir; ils peuvent enfin favoriser — pécuniairement s'entend — les bouchers et charcutiers qui sacrifient leurs animaux à l'abattoir communal.

Une commission nommée à Lyon, à l'effet de rechercher la meilleure solution au double point de vue de l'économie et de l'hygiène publiques, a formulé les conclusions suivantes :

Exiger que les viandes introduites en ville soient accompagnées d'un certificat délivré par le vétérinaire qui aura vu l'animal sur pied et assisté à l'ouverture des grandes cavités splanchniques. C'est ce qui se fait notamment à Berlin : les viandes foraines sont accompagnées dudit certificat et pourvues, en outre, des viscères adhérents.

En Italie, l'introduction des viandes foraines est permise, aux conditions suivantes : ces viandes doivent être : 1° en morceaux non inférieurs à un quartier d'animal; 2° accompagnées d'un certificat de santé.

Ce moyen offre à coup sûr une sérieuse garantie. Malheureusement l'application en est difficile, en raison du petit nombre de vétérinaires qui exercent dans la plupart des départements.

Quoi qu'il en soit, à Paris et à Lyon (car le moyen

indiqué par la commission lyonnaise n'a pas été adopté), les viandes venant du dehors entrent librement, privées de viscères et divisées en moitiés, en quartiers ou même en menus morceaux.

Nul ne peut introduire des viandes foraines s'il n'est muni, à cet effet, d'une autorisation délivrée, à Paris, par la Préfecture de police et, à Lyon, par l'Administration municipale. Aux barrières, le service de l'octroi remet à l'introducteur un bulletin comprenant deux parties : un laissez-passer et un récépissé.

Le laissez-passer indique : 1° le numéro de la permission ; 2° le nom de l'introducteur ; 3° le nom et l'adresse du destinataire ; 4° l'espèce de viande ; 5° le nombre de morceaux et le poids ; 6° le poste d'inspection sanitaire auquel la viande sera conduite pour examen.

Le récépissé reproduit ces indications. A Paris, les viandes foraines doivent être présentées le jour même à l'examen du vétérinaire sanitaire. Celui-ci transmet le laissez-passer à la Préfecture de police et remet le récépissé, après l'avoir revêtu de sa signature, à l'introducteur.

A Lyon, l'inspection des viandes foraines doit avoir lieu le jour ou le lendemain de leur entrée.

Les particuliers, qui introduisent des viandes pour leur usage personnel, sont, jusqu'à concurrence de 5 kilogrammes (Paris) et de 10 kilogrammes (Lyon), dispensés de ces formalités.

A Bordeaux, les viandes foraines de bœuf et de vache sont introduites par quartiers, *les poumons attenant à l'un des quartiers de devant* (Baillet). Il en est de même à Marseille, Grenoble, Poitiers, Nantes, Rouen, Calais, etc.

Relativement à l'entrée en France des viandes fraîches importées de l'étranger, l'article 4 du décret du

26 mai 1888 fait connaître les conditions de cette introduction.

Art. 4. — Les importateurs des viandes des espèces bovine
et porcine devront présenter des animaux complets, soit
entiers, soit découpés par moitiés ou par quartiers, suivant
les usages courants de la boucherie ; les différents morceaux
devront se juxtaposer exactement entre eux avec le poumon
adhérent naturellement. Les parois internes de la poitrine et
de l'abdomen devront en outre ne porter aucune trace de
raclage ou de grattage.

Toutefois les morceaux de choix de l'espèce bovine (filets
et aloyaux) pourront être admis à l'état de pièces isolées.

Un second décret du 26 mai 1888 détermine les bureaux
de douane ouverts à l'importation des viandes fraîches et
fixe le droit d'inspection, soit 1 franc par 100 kilogrammes.

Enfin, dans sa séance du 28 mai 1891, la Chambre
des députés a non seulement frappé d'un droit considérable les viandes provenant de l'étranger (Ainsi par
100 kilos : mouton frais, 32 francs ; bœuf frais, 25 francs ;
porc frais, 12 francs), mais encore elle a voté l'amen-
dement que voici :

« *Les viandes fraîches de mouton ne pourront être
importées que découpées par quartiers, la fressure
adhérente à l'un des quartiers de devant.* »

En résumé, l'introduction des viandes foraines doit
être permise ; mais, afin de sauvegarder la santé publique, il faut que l'inspection se montre à la fois vigilante et sévère.

VIANDES TROP MAIGRES, CACHECTIQUES, HYDROÉMIQUES.

Disons de suite que c'est la maigreur et la jeunesse
qui suscitent le plus d'embarras aux inspecteurs des

viandes, chacun d'eux ayant des vues particulières sur ces deux états. Aussi la ligne de conduite suivie n'est-elle pas uniforme, tant s'en faut.

La maigreur est surtout fréquente sur la vache. Elle peut provenir d'un excès de travail, d'une alimentation parcimonieuse, de la lactation, de la vieillesse et enfin de diverses maladies, le plus souvent chroniques (tuberculose, métrite, gastro-entérite, hématurie, etc.).

Ce qui caractérise l'état hydroémique, c'est la diminution du nombre des globules rouges ou hématies, d'où prédominance du plasma sanguin dont la masse a souvent augmenté elle-même. Les chairs sont décolorées et le suc musculaire est d'une pâleur manifeste.

L'hématurie essentielle (Detroye) ou cystite hémorragique (Galtier) provoque souvent cet état. Comme il s'agit d'une maladie microbienne et, par suite, contagieuse, due à un microcoque excessivement petit, qui existe dans les eaux des marais et à la surface du sol dans les prés bas et humides (Detroye), il faudra se montrer relativement sévère.

Rappelons à ce sujet que Galtier a trouvé dans l'urine, puis isolé et cultivé quatre microbes différents : 1° le *Micrococcus urex* ; 2° le *Bacillus subtilis* ; 3° le *Pneumo-bacillus septicus* et 4° un *microbe arrondi*.

L'hématurie (pissement de sang de Mathivet) s'observe fréquemment sur les animaux bovins des départements du Centre.

Caractères physiques. — Les viandes maigres des grands ruminants sont tantôt foncées en couleur, tantôt d'un rouge pâle, comme lavé : les muscles sont atrophiés, émaciés et montrent, dans leurs interstices, une sérosité claire. Absence de couverture. Le tissu conjonctif sous-cutané, fortement soufflé en général, est infiltré par une matière muqueuse, une sorte de gelée liquide, grisâtre ou jaunâtre.

La graisse intérieure a également disparu : dans le bassin et autour des rognons, il n'existe plus que des traces ou vestiges de tissu adipeux, lequel est sans consistance, huileux, presque liquide.

Viande molle, très aqueuse, se réduisant de moitié par la cuisson.

Dans les cas de maigreur extrême, la moelle des os longs est sirupeuse, semi-liquide, jaunâtre. On dit vulgairement que l'animal *n'a pas de moelle* ou *n'a pas la moelle*; que la viande *ne tient pas moelle* ou *n'a pas la moelle*. Entre les apophyses épineuses des vertèbres (*fente vertébrale*), la graisse n'est plus représentée que par une matière diffluente; on observe en outre, mais pas toujours, des œdèmes ou infiltrations séreuses, gélatiniformes, sous-cutanées et inter-musculaires. Le boucher dit alors qu'il y a de la *guiche*, que la viande est *guicheuse*.

Les viandes de troisième qualité, troisième sorte, offrent d'ordinaire un aspect peu séduisant : elles se dessèchent et noircissent à l'air, d'autant plus que leur exposition se prolonge davantage.

Chez le cheval, la maigreur extrême se traduit également par la fluidité de la moelle des os et par la présence, dans les interstices épineux ou fente, ainsi que dans les sillons du cœur et la fosse temporale ou salière, d'une matière molle, presque liquide, grisâtre ou jaunâtre.

Au dire des bouchers hippophagiques, les animaux maigres fournissent une viande encore plus flasque et plus mouillée quand on les sacrifie peu de temps après qu'ils ont ingéré une grande quantité d'eau.

Un séjour d'écurie prolongé, coïncidant avec une alimentation peu substantielle et d'abondantes ingestions d'eau, produit le même résultat : les sujets *tombent mous* (Ch. Morot).

Le mouton atteint de distomatose avancée n'a pas la moelle ; le porc très maigre n'a plus ni lard ni panne.

. . . .

Nous savons déjà (voir le chapitre 1er) que les viandes maigres sont dures, coriaces, riches en eau, pauvres en graisse et qu'elles ne contiennent, par suite, que peu d'éléments nutritifs. Néanmoins il y a lieu de faire des distinctions.

Si la viande, quoique maigre, tient encore moelle (et si les lésions concomitantes sont nulles ou insignifiantes), l'inspecteur devra en tolérer la vente pour la consommation. Dans tous les autres cas, la saisie s'impose.

D'après Loiset, ancien vétérinaire à Lille (1843), l'usage prolongé de viandes étiques détermine fréquemment la diarrhée. Ces viandes ne sont donc point d'une parfaite innocuité, soit que les éléments constituants ne s'y trouvent pas dans de bonnes proportions, soit même qu'ils échappent à l'action des sucs digestifs.

La fluidité de la moelle des os longs caractérise la cachexie, l'étisie, le marasme, la consomption, l'autophagie ; mais à supposer que la maigreur soit peu prononcée, il faut également saisir l'animal, si l'on vient à constater l'existence de lésions tuberculeuses, même localisées à un viscère et n'en occupant qu'une très faible partie.

En Allemagne et en Espagne, les viandes maigres qui proviennent d'animaux sains sont mises en vente dans des étaux publics de basse boucherie, appelés respectivement *freibänke* et *rafalis*. Une étiquette fait connaître la qualité de la marchandise et, par suite, renseigne le consommateur sur le prix qu'il doit en donner.

Avec Baillet, nous estimons que cette manière de faire offre des dangers. « Lorsqu'on songe, en effet, écrit notre distingué confrère, que, dans l'état actuel des choses, des boucheries interlopes s'approvisionnent de toutes les façons, et particulièrement en viandes venant du dehors, abattues sans contrôle, complètement privées de viscères capables de fournir des renseignements sur l'état plus ou moins sain des animaux qui les ont fournies, on peut se demander quelle sera, pour ces bouchers libres et autorisés, la véritable limite entre la viande maigre provenant d'animaux sains et celle également maigre provenant d'animaux malades. L'une et l'autre ne se confondront-elles pas à l'étal, et en admettant même la surveillance de l'inspecteur, cette surveillance ne sera-t-elle pas déjouée? le boucher ne cherchera-t-il pas à se procurer par contrebande et à vendre en cachette de la viande maigre et malade sous le couvert de l'autorisation qu'il aura reçue ? Lorsque cette tendance existe naturellement, pourquoi l'encourager encore en lui donnant comme une sorte de sanction légale (1)? »

Nous nous résumons. En présence d'une viande maigre, au sens propre du mot, il faut scier un os long (le tibia, par exemple, dans sa partie supérieure) et examiner le degré de consistance de la moelle. Si celle-ci est semi-liquide, la saisie totale s'impose, à supposer même que les viscères soient exempts de lésions.

_____

(1) L. Baillet, *Traité de l'inspection des viandes de boucherie*, 1880.

En présence d'une viande *hydroémique*, il faut se montrer plus sévère. Si les interstices musculaires recèlent de véritables flaques d'eau, la confiscation générale doit être prononcée, alors même que la graisse du bassin et celle des reins sont relativement abondantes et fermes.

VIANDES TROP JEUNES OU GÉLATINEUSES (1).

D'après les lettres patentes de 1782 et d'après l'ordonnance de police du 20 août 1879 (art. 17) concernant les abattoirs de Paris, les veaux doivent avoir six semaines pour être consommés. Certains règlements (celui d'Arras, par exemple) sur l'inspection des viandes exigent encore cet âge minimum ; d'autres l'élèvent à deux mois (Marseille, Draguignan) ou l'abaissent à un mois (Constantine, Tunis, Italie), voire à trois semaines (Allemagne, Suisse, Autriche) ; d'autres, enfin, laissant de côté la question de l'âge, prescrivent un poids minimum de 45 kilogrammes.

A notre avis, il y a là un piège dans lequel tombera l'inspecteur qui voudra se conformer strictement aux dispositions réglementaires précitées. En effet, ni les signes fournis par la dentition, ni la couleur des diverses parties de la bouche, ni l'état des cornes, ni la corpulence ne peuvent indiquer l'âge réel d'un veau. Nous savons bien que, à trois semaines au plus, l'animal possède ses huit incisives et que la mâchoire est au rond ; mais nous le demandons en toute sincérité, est-il possible de distinguer le veau de six semaines de celui qui n'a qu'une trentaine de jours, par exemple ?

(1) Chez les animaux adultes, c'est, au contraire, la fibrine qui domine.

La prise en considération du poids ne renseigne pas mieux. Ainsi, les vaches appartenant aux grandes races de montagnes mettent bas des veaux qui pèsent, au moment de leur naissance, jusqu'à 50 kilogrammes (1), tandis que les vaches bretonnes produisent des veaux qui n'atteignent le poids obligatoire de 45 kilogrammes qu'après plusieurs semaines d'une abondante nourriture en lait.

Il n'est pas facile non plus de préciser l'âge d'un veau abattu : la couleur et la fermeté de la chair et de la graisse ne permettent pas, quoi qu'on en dise, de connaître exactement le temps qui s'est écoulé depuis la naissance du jeune animal. D'après Méraux père, un ancien et distingué inspecteur de boucherie, les plus sûres indications seraient fournies par la couleur des reins et des gencives.

Chez le veau qui vient de naître, les reins ont une teinte bleu noirâtre ; chez le veau de huit jours, ils revêtent une couleur marron ; chez celui de quinze jours, ils ont une teinte verdâtre ; enfin, chez celui de trois semaines comme chez celui d'un mois et demi, ils sont jaune chair.

Conclusions : l'inspecteur qui saisit un veau, parce que, d'après lui, ledit veau a moins de six semaines, court fort le risque de voir l'expertise tourner à sa confusion. D'autre part, si l'on veut être logique jusqu'au bout, il faut accepter pour la consommation tous les veaux pesant 45 kilogrammes, parmi lesquels peuvent se trouver — nous l'avons appris plus haut — des su-

(1) Lesne, vétérinaire à Haussy (Nord), a même cité le cas d'un veau qui pesait $82^{kg},500$ à sa naissance. La mère était une belle vache flamande. Le part fut presque normal et il n'y eut aucune suite fâcheuse pour les deux animaux.

jets qui viennent de naître ou qui n'ont que quelques jours et dont la viande est, par conséquent, insalubre.

Comme on le voit, l'inspecteur qui tient à introduire, dans un règlement sur l'inspection des viandes, des clauses ayant trait soit à la question de l'âge, soit à celle du poids, donne purement et simplement des verges pour se fouetter.

Au surplus, à quoi bon tant discourir sur ces deux points, âge et poids ; car tout le monde admet qu'un veau de dix-huit à vingt jours, qui possède toutes ses incisives et qui a été bien nourri, fournit une viande excellente pour la consommation : les reins ont à peu près la couleur de la chair, les muscles de la région crurale interne résistent déjà à la pression des doigts, le gras périrénal et intra-pelvien, jaune blanchâtre, présente un certain degré de fermeté, enfin les surfaces articulaires sont d'un gris bleu plombé. A coup sûr, le veau de six semaines est préférable ; mais ce n'est pas une raison pour refuser l'animal qui n'a pas cet âge.

Dans le canton du Valais et notamment à Martigny, on livre à la consommation des veaux de douze ou treize jours. Notre avis est qu'ils sont bons... à saisir.

D'après Ostertag (de Berlin), les veaux ayant moins de huit à quatorze jours ne sont pas mûrs. Ils fournissent une viande de qualité inférieure, mais non insalubre, laquelle, pour cette raison, doit être mise en vente dans les *freibänke*. On peut l'amender par l'adjonction de graisse.

En Russie, l'usage veut qu'on ne sacrifie pas les bêtes ayant moins de deux semaines.

En Italie, l'article 18 du règlement du 3 août 1890 est ainsi libellé : En règle générale, il sera interdit d'abattre les bovidés et les suidés âgés de moins d'un mois et les ovidés de moins de vingt jours.

Chez les veaux trop jeunes, les tissus sont mous, visqueux, gluants, gélatineux ; la graisse est rare, granuleuse, grisâtre terreuse, bistrée, sans onctuosité ; les reins ou rognons se montrent toujours foncés en couleur et la moelle des os longs ressemble à une sorte de boue rougeâtre ou sanguine. La saisie s'impose, car les viandes qui offrent ces caractères ont un goût fade, insipide et jouissent de propriétés laxatives, déjà signalées par Hippocrate.

Cette action purgative est due à l'excès de gélatine et de chondrine que donnent, sous l'influence de la cuisson, les viandes trop jeunes, riches en tissus blancs. Or, la thérapeutique nous apprend que l'ingestion d'une forte dose de gélatine détermine la diarrhée et que cette substance, quoique azotée, nourrit peu, par suite de son passage dans les urines où on la retrouve en grande quantité.

A fortiori, les veaux mort-nés, même à terme, doivent être impitoyablement saisis. On les reconnaîtra aux caractères suivants : poils lissés, articulations volumineuses, ongles jaunâtres à la face inférieure et présence d'un tronçon de cordon ombilical ; les pinces et les premières mitoyennes sont souvent sorties.

Si la peau est enlevée, les tissus sous-jacents se montrent humides, infiltrés, mouillés, un peu rougeâtres et ils collent ou adhèrent aux doigts. La graisse intérieure est granuleuse et d'un blanc mat, sans éclat ; les reins ont une teinte noirâtre ; la moelle des os longs ressemble à une sorte de boue sanguine ; enfin, un morceau de poumon déposé dans l'eau gagne le fond du récipient.

Les considérations qui précèdent s'appliquent en tout point aux agneaux et aux chevreaux. Trop jeunes, ces animaux donnent une viande laxative, ce qu'indiquent la rareté, la couleur grisâtre et l'état granuleux de la graisse, la mollesse des tissus, leur pâleur et la teinte violacée des rognons. Il faut saisir, attendu qu'il s'agit là de sujets n'ayant pas une semaine d'existence (1).

Paris reçoit tous les ans, pendant les mois d'avril, mai et juin, un nombre considérable de chevreaux ou cabris provenant de l'Orléanais, de la Touraine et du Poitou.

VIANDES FIÉVREUSES.

La fièvre est l'un des symptômes principaux de toutes les maladies aiguës, sporadiques ou épidémiques.

Elle se traduit par une accélération de la circulation et de la respiration et par une élévation de la température. Il s'ensuit que les combustions intra-organiques sont à la fois plus nombreuses et plus complètes, d'où accumulation dans le sang de produits excrémentitiels : créatine, créatinine, urée, acide urique ou hippurique, leucine, tyrosine, xanthine, hypoxanthine, inosite ; car les émonctoires naturels ne suffisent plus pour les rejeter à l'extérieur. Le résultat visible pour tout le monde, c'est que l'organisme diminue progressivement de volume et de poids.

Un tel excès de désassimilation a été mis en évidence par Colin (d'Alfort). En effet, d'après des expériences comparatives de ce savant et regretté physiologiste, il résulte que, de deux chevaux soumis à la diète absolue — l'un sous le coup de la fièvre et l'autre bien portant — les pertes éprouvées par le premier sont cinq fois supérieures à celles du second.

(1) C'est le prix élevé du lait qui pousse les nourrisseurs à se débarrasser promptement de leurs veaux et chevreaux.

La fièvre s'accompagne toujours de troubles nutritifs plus ou moins graves, d'une destruction de la matière organisée, c'est-à-dire des fibres musculaires, des cellules et des globules rouges ou hématies (Kaufmann). La preuve, c'est que l'on trouve trois à quatre fois plus de sels de potasse dans les urines qu'à l'état normal.

Les sels de potasse existent normalement en forte proportion dans tous les tissus de l'organisme ; mais, quand ils s'accumulent dans le sang, ils ne tardent pas à produire des effets toxiques (Kaufmann).

D'autre part, nous savons, d'après les recherches d'Armand Gautier, que :

1° Les matières albuminoïdes en général et les viandes en particulier donnent toujours naissance, en se putréfiant, à une petite quantité d'alcaloïdes toxiques, fixes ou volatils (ptomaïnes) ;

2° Les cellules sécrètent du vivant même de l'animal, et surtout pendant la fièvre, des alcaloïdes également toxiques (*leucomaïnes*), qui peuvent empoisonner un organisme dont les fonctions hépatiques et rénales s'exécutent imparfaitement.

Nous savons aussi que la pullulation ou multiplication des microbes engendre des produits toxiques (*diastases, ptomaïnes, toxalbumines, nucléines* ou *toxines*). Chauveau et Bouchard en ont fourni la démonstration.

Comme on le voit, l'ingestion de viandes fiévreuses présente des dangers, surtout chez les personnes malades du foie, des reins ou de l'estomac. Leucomaïnes tantôt seules, tantôt associées aux toxines, suivant que l'animal était atteint d'une maladie aiguë sporadique (pneumonie, pleurésie, métrite, métro-péritonite, etc.) ou épizootique (charbon, rouget, clavelée, etc.), voilà les substances qui peuvent déterminer des accidents plus ou moins graves, parfois même mortels. De plus, la fermentation putride envahissant rapidement les viandes fiévreuses, il en résulte un nouveau danger, par suite de la formation des ptomaïnes proprement dites ou ptomaïnes cadavériques. Dès lors, on devine que l'empoisonnement survenu chez le consommateur sera à la fois un mélange de siguatère et de typhoïde : malaise général, courbature, céphalalgie, prostration, tremblements, soif inextinguible, coliques, nausées, vomissements, diarrhée.

Par conséquent, qu'il s'agisse de maladies contagieuses ou non, transmissibles ou non à l'homme, la saisie des viandes s'impose toutes les fois qu'il y a eu fièvre intense, car la cuisson et la digestion n'en détruisent pas toujours la malfaisance.

Voyons maintenant à quels signes ou caractères physiques on reconnaîtra que l'intensité et la durée de la fièvre auront été assez grandes du vivant de l'animal pour motiver la confiscation de sa viande.

Les troubles circulatoires font pressentir que les lésions de la fièvre consistent surtout en arborisations, en injections des capillaires, en exsudats, congestions viscérales, etc. Ce sont en effet les signes qui attirent l'attention de l'inspecteur.

L'aspect extérieur des viandes fiévreuses est d'un rouge plus ou moins foncé. Les séreuses pleurale et péritonéale revêtent une teinte gris plombé, livide, blafarde, violacée ; des traces de fausses membranes et d'épanchements séreux existent quelquefois, la transparence des plèvres a disparu et, fait important, les altérations sont plus prononcées du côté où l'animal est resté couché, les phénomènes d'imbibition et d'hypostase s'y produisant mieux, en vertu des lois de la pesanteur.

La graisse est tantôt terne, tantôt et plus souvent injectée, d'une couleur lie de vin. Si l'on presse avec la main sur les muscles du plat de la cuisse, on constate en général un manque de fermeté, alors même qu'il s'agit d'un animal gras. L'inspecteur est donc conduit naturellement à rechercher l'existence de désordres dans la profondeur des tissus.

En pratiquant des incisions dans la région crurale interne ou en faisant *lever* une épaule, on observe d'autres lésions et des modifications dans la couleur et l'odeur des muscles. Le système capillaire est gorgé de sang : aussi peut-on voir de belles arborisations (en terme d'inspection : toiles d'araignée), partout où le tissu conjonctif est abondant. Les ganglions sont parfois tuméfiés, infiltrés, tachetés, ecchymosés et, dans les interstices musculaires, il n'est pas rare de rencontrer des épanchements séro-sanguinolents. Les coupes faites à travers les adducteurs de la jambe et de la cuisse, ainsi que celles qui intéressent le grand dentelé et le sous-scapulaire, permettent de constater le changement de couleur du tissu musculaire. Celui-ci, au lieu d'être rouge vif, se montre d'un brun terne, d'un rouge terne ou grisâtre, teinte qui devient, au contact de l'air, d'un rouge saumon, acajou ou même d'un rouge brique.

Dans quelques cas, les sections fraîches des muscles ont une couleur qui rappelle celle des couches superficielles d'un bifteck imparfaitement rôti : on dit alors que la viande est *cuite*. Chez un bœuf fiévreux, nous avons observé plusieurs changements de teinte sur une surface de section intéressant le muscle du plat de la cuisse : il y avait des tons noirs, bruns, rouges, roses ou gris.

En outre, les viandes fiévreuses répandent une odeur particulière, qu'on peut comparer à celle de l'haleine des fébricitants. Il importe beaucoup de bien percevoir cette odeur de fièvre, dont le degré de force est en rapport avec le degré d'acuité de la maladie. Ce n'est ni l'odeur putride, ni l'odeur de relent, ni celle que dégage la viande pantelante. Rôtie, la viande fiévreuse dégage encore cette odeur désagréable.

Avec notre collègue F. Brenet, nous avons maintes fois constaté, à Pantin, que la viande des chevaux sacrifiés en état de fièvre présente les caractères suivants : .

Peu de temps après la saignée, au moment où le boucher sépare l'épaule du tronc, les surfaces de section des muscles sont plus pâles qu'à l'ordinaire. L'odeur qui s'en dégage est une odeur de *fièvre*, à laquelle s'ajoute souvent une odeur de médicament.

Plus tard, les muscles se montrent tout à fait décolorés et friables; leurs interstices sont le siège d'infiltrations.

Chez un certain nombre de chevaux sains, mais vieux, les muscles pectoraux sont également décolorés et leur teinte rose pâle tranche singulièrement avec la couleur rouge foncé des autres muscles. Les bouchers hippophagiques qualifient d' « usée » la viande qui offre cette particularité. Il importe de ne pas confondre les altérations dues au grand âge avec celles produites par la fièvre.

Les chevaux abattus pour cause de paraplégie fournissent un type de viande fiévreuse.

La chair du veau fiévreux est d'un blanc sale, terne, sans brillant. Celle du porc atteint de rouget grave revêt le même aspect ; parfois le lard n'est pas rouge, alors que les lésions de la fièvre sont très prononcées sous l'épaule. Cela tient à la rapidité de la maladie.

La viande du mouton fiévreux n'est pas toujours, tant s'en faut, caractéristique. En pareil cas, il faut examiner les abats (poumon, foie, rate et reins), la plèvre et le péritoine, séparer l'épaule du tronc, etc.

Nous savons que les coupes changent de nuance au contact de l'air : ajoutons que l'odeur de fièvre disparaît vite et que, pour la remettre en évidence, il faut pratiquer de nouvelles incisions musculaires. Rapidement aussi, les surfaces de section deviennent humides, conséquence d'un épanchement de sérosité sanguinolente.

Les animaux atteints de maladies aiguës étant souvent sacrifiés *in extremis*, il en résulte une imperfection de la saignée, d'où aspect saigneux des tissus, présence d'ecchymoses dans les muscles, etc.

Mais ce que l'inspecteur ne doit pas oublier, c'est que les temps humides, l'emballage à chaud ou fait avant les douze heures environ qui suivent la mise à mort des animaux, diminuent la consistance des chairs. De plus, le séjour du poumon, du foie, des reins, etc. dans les grandes cavités, communique aux plèvres notamment une couleur plus ou moins rouge, qu'il faut bien se garder de prendre pour une lésion pathologique.

Toutes les maladies aiguës (peste bovine, péripneumonie, charbon bactéridien, métrite, métro-péritonite, fièvre vitulaire, etc.) peuvent rendre les viandes fiévreuses. On sait que de nombreux accidents de parturition nécessitent l'abatage du sujet ; or, la majorité des propriétaires n'acceptant que tardivement cette solution extrême, il s'ensuit que la fièvre a le temps de se déclarer et de produire ses ravages.

Outre les caractères des viandes fiévreuses en général, on observe dans le bassin des lésions propres à ces accidents : épaississement du ligament sacro-sciatique ou ischiatique, qui présente sur ses faces des suffusions sanguines; ecchymoses sur la face supérieure et près de la pointe des ischiums. Enfin, l'odeur des coupes faites dans les muscles cruraux internes rappelle un peu celle du fromage fort ou de l'acide butyrique.

Inspection. — En l'absence des viscères, la nature de la maladie est très difficile, sinon impossible, à reconnaître : on devra donc se contenter de la mention « fièvre » comme motif de saisie.

Le retrait de la consommation s'imposera toutes les fois que la consistance, l'odeur et la couleur des muscles seront notablement changées, c'est-à-dire quand l'intensité et la durée de la fièvre auront été assez grandes du vivant de l'animal. Car dans la fièvre au début, le tissu musculaire reste ferme, se montre exempt d'infiltrations et de toute odeur anormale : on constate seulement une légère congestion du poumon, du foie et des reins, ainsi qu'un peu de rougeur des tissus sous-cutanés.

On n'oubliera pas non plus que les lésions de la fièvre sont peu accusées chez l'animal saigné récemment. Il importe d'attendre plusieurs heures, voire une journée, avant de faire connaître son jugement définitif.

Les animaux morts et non saignés, les animaux saignés après la mort, seront immédiatement saisis. On les reconnaîtra aux caractères, mais plus accusés, sauf parfois chez le mouton, des viandes fiévreuses : tissus fortement saigneux, gorgés de sang, graisse rougeâtre, arborisations et infiltrations, couleur terreuse des muscles, etc., le tout entrant promptement en décomposition.

Pour la même raison, les animaux noyés, foudroyés, étranglés, etc., seront éliminés de la consommation.

Pendant les chaleurs de l'été, on retire journellement des wagons un certain nombre de porcs asphyxiés. La saisie s'impose, car il s'agit là de viandes fiévreuses ou tout au moins saigneuses, au premier chef : peau et lard injectés, rougeâtres ; arborisations du tissu conjonctif, très visibles sous l'épaule ; couleur terne de la viande, etc. Si les animaux ont été saignés avant la mort, il faudra se montrer tolérant.

La viande des animaux morts sans être saignés peut, par son ingestion, causer des intoxications et, par sa manipulation, l'œdème malin de Pirogow et de Koch (piqûre anatomique), souvent mortel. Dès que l'organisme est privé de la vie, le sang s'altère et acquiert, en moins de vingt-quatre heures, des propriétés septiques (Signol). Ainsi, Denœyer a tué des cobayes avec le suc musculaire d'animaux asphyxiés.

Quoi qu'il en soit, on ne devra jamais négliger de faire l'examen microscopique du sang, afin de s'assurer si telles ou telles viandes saigneuses ne proviennent pas d'animaux atteints de charbon, de rouget, etc. (1).

(1) L'article *Viandes fiévreuses* était écrit quand nous eûmes avec notre distingué collègue Jouet une conversation fort intéressante à ce sujet, que nous croyons devoir résumer. Pour lui, il n'y aurait pas de viandes fiévreuses proprement dites, caractérisées par la décoloration, la teinte cuite (devenant saumonée à l'air) du tissu musculaire ; cette altération ne serait que le résultat de la fermentation putride, dont elle constituerait un des signes objectifs.

Cela est si vrai, dit-il, qu'on ne la constate jamais sur des animaux sacrifiés en état de fièvre, — l'examen ayant lieu immédiatement après la saignée (le charbon bactéridien fait probablement exception). Au contraire, on la rencontre toujours sur les animaux préparés pour la boucherie un assez long temps après la saignée et, par conséquent, en voie de décomposition.

Il a observé cette décoloration sur des animaux habillés deux

VIANDES PROVENANT D'ANIMAUX SURMENÉS.

La fièvre de fatigue (surmenage) peut-elle constituer un motif de saisie bien sérieux quand on songe que le lièvre, le sanglier, le chevreuil, etc., ne sont le plus souvent tués qu'après une course à la fois longue et violente, puis consommés ? — Telle est la réflexion qui vient naturellement à l'esprit. Mais voyons tout d'abord les signes qui permettent de reconnaître les viandes provenant d'animaux sacrifiés au milieu d'une course désordonnée ou d'une fatigue extrême.

Ces viandes — je prends celles de bovidés pour type de description — sont d'un brun foncé, gommeuses et collantes aux doigts. Incisées, elles dégagent une odeur légèrement acide ou aigrelette. Les vaisseaux profonds et les capillaires du tissu conjonctif sont pleins de sang plus ou moins coagulé ; la coupe des os spongieux est noirâtre. La rigidité cadavérique apparaît tôt et se montre très prononcée.

Dans la fièvre proprement dite ou fièvre inflammatoire, les muscles sont décolorés et leurs surfaces de

à trois heures après la saignée ; elle était surtout manifeste dans les muscles de la cuisse. Huit, dix, douze heures et plus après la saignée, la décoloration est générale, très accusée, accompagnée d'exsudats séro-sanguinolents entre les plans musculaires (ceux des cuisses notamment), de phénomènes d'imbibition des plèvres et du péritoine, etc. ; ces diverses altérations sont comparables à celles que présentent les viandes d'équarrissage.

Les animaux qui ont été habillés quelques heures après la saignée peuvent avoir un *très bel aspect* et donner l'illusion d'une viande parfaite à tous les points de vue. Il est donc prudent — avant de porter un jugement définitif — de vérifier l'état du tende de tranche, qui est toujours (lorsque la putréfaction a commencé son œuvre) mou, légèrement débordant et présente, s'il est incisé, même superficiellement, la teinte décolorée caractéristique.

section laissent écouler une sérosité sanguinolente ; dans la fièvre de fatigue, les muscles sont, au contraire, foncés, presque noirâtres et leurs surfaces de coupe sans jus, sèches en quelque sorte.

Nous savons que, durant tout exercice prolongé, les produits de désassimilation sont fabriqués en grande quantité dans l'économie : c'est même à leur accumulation dans les muscles qu'est due cette sensation pénible dite de fatigue. Or, s'il en est d'inoffensifs ou à peu près, comme la xanthine et la créatinine, il en est d'assez toxiques comme les sels de potasse et surtout la potasse libre provenant de la destruction des éléments cellulaires (Bouchard).

Nous savons aussi que les cellules de l'organisme sécrètent, du vivant même de l'individu , des alcaloïdes (*leucomaïnes*), les uns toxiques, les autres inactifs, et que ces alcaloïdes doivent être éliminés par les différents émonctoires, par la salive et surtout par l'urine (A. Gautier). Nous savons enfin que les substances toxiques, *leucomaïnes* et *ptomaïnes*, introduites avec la viande-aliment sont ou éliminées par les urines et matières fécales ou détruites par le foie (A. Gautier, Brouardel et Roger) ; mais qu'elles peuvent empoisonner un organisme dont les fonctions hépatiques et rénales s'exécutent imparfaitement (le foie et les reins étant malades).

La présence d'alcaloïdes toxiques dans les urines normales a été constatée d'abord par Felz et Ritter (1881), puis par Bocci (1882), Schiffer (1883), Pouchet et Bouchard (1884). D'après ce dernier, l'homme mettrait cinquante-deux heures environ pour fabriquer la quantité de poisons urinaires capable d'intoxiquer lui-même si, durant ce laps de temps, aucune élimination ne se produisait.

Les viandes fournies par des animaux forcés se décomposent rapidement, la tyrosine, les acides butyrique, acétique, etc., agissant sur les tissus comme les ferments de la putréfaction (A. Gautier). On est donc conduit à se demander si leur toxicité résulte du surmenage ou, au contraire, de l'invasion microbienne. Enfin, des expériences de Redon (1895) montrent que le sang des bêtes mortes de fièvre de fatigue est toxique.

Comme on le voit, l'ingestion de viandes surmenées présente des dangers. Par conséquent, la saisie s'imposera toutes les fois que les altérations seront très manifestes ; dans ce cas, elle sera d'autant plus justifiée que ces viandes ont, après cuisson, la dureté du cuir. Mais devons-nous le dire? Nous croyons que dans beaucoup de circonstances, il faudra se montrer indulgent. A l'inspecteur d'apprécier et de juger.

VIANDES A ODEUR DE BEURRE RANCE.

Nous ne sommes pas sûr que cette place soit celle qui convienne le mieux à l'étude de ces viandes. Réflexion faite, il semblerait, en effet, préférable d'en décrire les caractères dans le chapitre VIII, immédiatement après l'histoire du charbon symptomatique.

Mais, d'autre part comme les viandes à odeur de beurre rance présentent presque toujours les signes ou altérations des viandes fiévreuses, nous aimons à croire qu'on voudra bien accorder à notre timide essai de classification (?) le bénéfice des circonstances atténuantes.

Donc, ce qui éveille l'attention de l'inspecteur, c'est l'aspect fiévreux des chairs : mollesse et teinte vineuse de la graisse, arborisations du tissu conjonctif, décoloration et manque de fermeté des muscles qui exhalent, quand on les incise, une odeur pénétrante de *beurre rance* ou *de laiterie mal tenue* ; vides entre les faisceaux musculaires comme si on avait enlevé de gros grains de ladre, crépitation par légère pression ; infiltrations.

Disons maintenant qu'on peut percevoir cette odeur caractéristique sur des viandes de bœuf, de veau et de porc.

Ces constatations faites, il venait naturellement à l'esprit l'idée de se demander quelle pouvait être la maladie ou l'état pathologique capable de communiquer à la viande une pareille odeur. A ce sujet, Moulé s'est livré à des recherches qui ont eu un plein

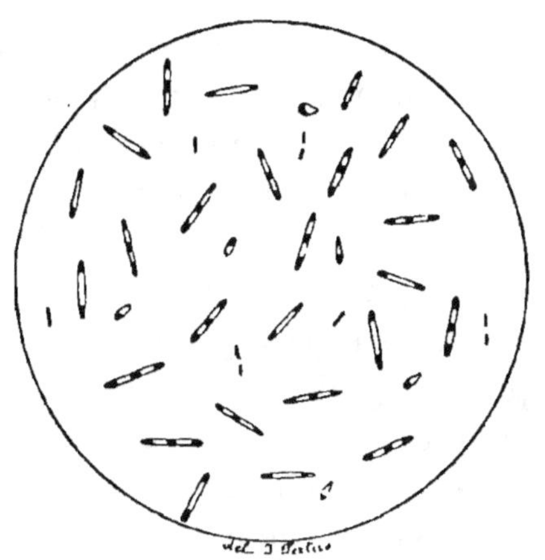

Fig. 55. — Bacilles à espaces clairs des viandes à odeur de beurre rance.

succès. Il a trouvé dans le sang, dans la sérosité du tissu conjonctif et dans les produits de raclage du tissu musculaire, un bacille ou bâtonnet spécial, arrondi à ses extrémités, fusiforme et quelquefois en forme de battant de cloche (Grossissement : 500 diamètres environ).

Les bâtonnets droits sont les plus nombreux ; ils paraissent recéler de véritables spores, lesquelles fixent très bien les couleurs d'aniline.

Moulé ne s'en est pas tenu là. De concert avec Nocard, il a eu recours à l'inoculation du sang chargé de bacilles, en vue de déterminer la nature de ceux-ci : les lapins se sont montrés réfractaires, mais les cobayes sont morts rapidement (moins de quarante-huit heures après l'inoculation) en présentant les lésions du charbon symptomatique.

Ajoutons que, dans d'autres circonstances, les animaux inoculés meurent de septicémie gangreneuse.

Aussi ces expérimentateurs ont-ils conclu comme suit :

Les viandes à odeur de beurre rance proviennent le plus souvent d'animaux atteints de charbon symptomatique et exceptionnellement d'animaux sous le coup de la septicémie gangreneuse (1).

D'ailleurs, ce qui tend surtout à confirmer la première opinion, c'est qu'on a trouvé parfois dans une masse musculaire (croupe, cuisse, épaule, etc.) des tumeurs qui offrent des caractères analogues à celles du charbon symptomatique. Mais comment se fait-il que les inspecteurs de boucherie n'aient pas encore senti cette odeur sur la viande de mouton ?

Chez le veau, la décoloration musculaire et d'autres altérations relatives à la fièvre n'existent pas constamment. En pareil cas, voici les caractères qui permettront de soupçonner l'état maladif : graisse du bassin d'aspect terne, sale, comme si elle était imbibée de jus de réglisse (Moulé) ou de marc de café ; couleur noire très accusée des vertèbres et des côtes, l'animal étant découpé par moitiés, suivant l'usage courant de la boucherie.

On sera ainsi conduit à rechercher l'existence de lésions dans la profondeur des tissus.

Inspection. — Les viandes à odeur de beurre rance

______

(1) Arloing avait antérieurement constaté que le microbe du charbon symptomatique est susceptible de produire la **fermentation** butyrique de la plupart des sucres fermentescibles et de plusieurs matières neutres hydrocarbonées.

seront doublement saisies, comme fiévreuses et comme *microbiennes*. De plus, la cuisson, loin de faire disparaître l'odeur, la rend encore plus désagréable.

VIANDES PARALYSÉES.

Il n'est pas rare d'observer sur le cheval une affection caractérisée symptomatologiquement par une abolition plus ou moins complète de la motilité et de la sensibilité du train postérieur : nous voulons parler de la *méningo-myélite* (Zundel, Saint-Cyr) ou *paraplégie aiguë* (Saint-Cyr) et de ce que Violet, notre regretté maître, considérait comme le résultat de la contusion du nerf fémoral ou crural antérieur. Cette contusion pouvait être simple ou double, c'est-à-dire exister sur un seul membre ou sur les deux.

Arloing a très bien étudié la paraplégie au point de vue de l'anatomie pathologique.

Le tissu musculaire a une teinte jaune orangé ou jaune blanchâtre. Il y a en un mot décoloration des muscles, décoloration qui se montre en général par places.

On devine que les muscles les plus altérés sont ceux du train postérieur. Sous les psoas, on trouve assez souvent des ecchymoses ou épanchements sanguins et, par suite, des caillots plus ou moins gros. Parfois des fibres musculaires se sont rompues.

Le triceps crural a, dans quelques cas, diminué de volume. Souvent la striation transversale des fibres musculaires a disparu : celles-ci ont subi la dégénérescence graisseuse ou granulo-graisseuse et se montrent noires et opaques, sous le champ du microscope.

D'autres fibres éprouvent au contraire, mais moins

communément, la dégénérescence cireuse ou de Zenker. Cette seconde altération a été signalée pour la première fois par Arloing.

La face postérieure du foie offre, en général, une teinte jaunâtre bien marquée, les reins sont quelquefois congestionnés, enfin disons que les viandes provenant d'animaux paraplégiques peuvent présenter les caractères de la fièvre.

Chez la vache qui vient de mettre bas, une maladie particulière et redoutable se déclare parfois : la fièvre vitulaire. Dès que le propriétaire est renseigné sur la gravité de l'affection, il préfère ordinairement faire abattre sa bête pour la livrer à la consommation.

En tout cas, l'inspecteur devra saisir les viandes paralysées quand elles seront saigneuses, fiévreuses, gommeuses et quand les muscles cruraux montreront, à la coupe, une teinte pâle, jaune ocreux, ainsi que des infiltrations. Ces chairs se décomposent rapidement.

On sait aussi que les vaches en état de gestation sont sujettes à une variété de paraplégie. A ce propos, nous croyons utile de reproduire l'observation que nous avons publiée dans le *Journal de l'École de Lyon* (année 1887) : on y trouvera la ligne de conduite que l'inspecteur doit suivre.

Un cas de paraplégie chez une vache en état de gestation.

Le 27 mars dernier, je fus appelé par M. R..., propriétaire à Aluze, petite commune du canton de Chagny (Saône-et-Loire), pour donner mes soins à une vache qui était couchée depuis l'avant-veille au soir et ne pouvait se lever. Le début de la maladie avait été soudain, attendu que dans la matinée du 25, l'animal avait pu encore, comme d'habitude, se rendre à l'abreuvoir.

A mon arrivée, j'observe des symptômes plutôt rassurants qu'alarmants, comme on va le voir par cet exposé succinct, mais fidèle. Décubitus sterno-costal naturel, tête bien portée, physionomie calme, n'exprimant pas la souffrance, mufle humide, bouche fraîche, respiration régulière, température de la peau normale. Les muqueuses apparentes ne sont pas injectées, la pression de l'abdomen ne provoque aucune douleur. Ce qui me frappe et attire mon attention, c'est le grand développement du ventre. Questionné à ce sujet, le propriétaire m'apprend que sa vache est en état de gestation avancée (8ᵉ mois), ce que je soupçonnais du reste. L'état général est satisfaisant, la vache (métisse charolaise-bressanne) en bon état de chairs. Je lui fais présenter un peu de foin sec qu'elle mange avec plaisir ; et, sur ma demande, le propriétaire m'affirme qu'elle ruminait la veille dans la journée. En somme, rien d'anormal, aucune perturbation fonctionnelle.

En présence de tous ces faits, je suis à me demander si j'ai bien là sous les yeux une vache malade. Cependant je ne tarde pas à me rendre à l'évidence ; car malgré les excitations diverses — voix, coups de fouet, de bâton — l'animal ne peut remuer que son train antérieur, tandis que le train postérieur reste inerte et comme cloué au sol. J'enfonce à plusieurs reprises une épingle dans les tissus du bas des membres pelviens ; et, à chaque piqûre, l'animal réagit. La sensibilité est donc conservée.

Pour mettre la vache debout, je me vois obligé de passer des traverses sous la poitrine et sous l'abdomen. En même temps, je fais placer deux aides à la tête qui saisissent chacun une corne, et un troisième à la queue. Une fois debout, il faut encore soutenir la malade, car elle menace de retomber brusquement sur la litière. Conséquemment je la fais suspendre.

Je prescris sur les reins et sur les membres postérieurs des frictions résolutives à l'alcool camphré et à l'essence de térébenthine mélangés (parties égales), et du sulfate de soude dans les boissons pour entretenir la liberté du ventre.

Je recommande de ne suspendre la vache que six heures par jour et de la laisser ensuite reposer sur une bonne et épaisse litière, en la changeant de côté de temps à autre. Puis, je me retire sans avoir porté de pronostic. Toutefois je m'oppose formellement, eu égard aux symptômes, au sacrifice immédiat de la bête, ainsi que le propriétaire en manifestait l'intention.

Quelle ne fut pas mon agréable surprise, quand le 31 mars au matin, M. R... me fit parvenir, avec ses remerciements, la nouvelle que sa vache allait bien et qu'elle pouvait se lever seule, quoique difficilement! Le traitement avait duré trois jours seulement. Le 15 avril, la guérison était complète.

Le 7 juin, c'est-à-dire soixante-douze jours après l'invasion de la maladie, l'accouchement eut lieu. Le part fut heureux pour la mère et son produit et ne réclama nullement mon intervention. Mais, ni avant ni après la mise bas, la paralysie du train postérieur ne reparut.

Quelle est la nature de la maladie que j'ai eu à combattre?

Tous mes confrères qui liront cette observation ou note répondront de prime abord que j'étais en présence d'un cas de paraplégie. C'est bien aussi mon opinion. Les symptômes que j'ai constatés sont identiques à ceux décrits par Saint-Cyr, dans son *Traité d'obstétrique vétérinaire* (1re édition). Mais les cas qu'il relate, d'après ses souvenirs ou d'après Garreau et Deneubourg, se sont montrés cinq, dix, quinze, vingt jours, rarement un mois, avant la mise bas. Or, l'apparition de la maladie chez la vache qui fait l'objet de cette communication, a eu lieu soixante-douze jours avant le vêlage. Voilà une première différence à noter.

Il en est une autre à enregistrer, relativement aux terminaisons. Saint-Cyr dit que, en général, la paraplégie persiste, sans modifications notables, dans les symptômes, jusqu'à l'accouchement; après quoi, elle disparaît, dans l'intervalle de trois jours (Lœuilliet) ou dans la huitaine (Cruzel). D'autres fois, la paralysie se prolonge après le part, amène la mort ou nécessite l'abatage (Saint-Cyr). Mais pas un seul auteur ne signale un cas de guérison survenue avant la mise bas. Chez ma vache en question, la guérison complète a eu lieu cinquante-trois jours avant l'accouchement.

Cette affection est-elle l'analogue de la paraplégie du cheval ? Je réponds sans hésiter : non, car l'étiologie et la symptomatologie, sauf la paralysie du train postérieur, sont différentes. Pour mon compte, j'incline à croire qu'il s'est produit, à la suite d'efforts divers, glissades en arrière par exemple, quelques ruptures fibrillaires des muscles psoas ; et mon opinion repose sur les considérations suivantes :

1° A part la paralysie du train postérieur, les grandes fonctions ne sont nullement troublées ;

2° Pendant l'état de gestation ne se produirait-il pas, sinon un ramollissement, du moins un certain relâchement des muscles de l'économie, relâchement qui fait admettre à plusieurs auteurs qu'une hernie utérine peut se former en dehors de toute violence extérieure ? On comprendrait alors pourquoi, dans les glissades en arrière, quelques fibres musculaires des psoas sont plus exposées à être tiraillées ou rupturées, leur élasticité et leur résistance ayant diminué.

N. B. — Il est certain que si nous avions accédé au désir du propriétaire, la viande fournie par sa vache eût été bonne pour la consommation.

VIANDES MÉDICAMENTÉES ET EMPOISONNÉES.

Il est fastidieux de rappeler qu'on administre des médicaments aux animaux malades, dans le but très louable de les ramener à la santé. Malheureusement les agents thérapeutiques, alors même que la chirurgie leur vient en aide, se montrent, dans beaucoup de cas, infidèles ou inefficaces. La maladie suit son cours et le propriétaire, qui craint un dénouement fâcheux, se décide à sacrifier sa bête pour la livrer à la boucherie.

Voilà comment les choses se passent en général.

Outre les lésions particulières à telle ou telle affection, on conçoit que l'imprégnation des tissus par certains médicaments puisse leur communiquer un goût et une odeur plus ou moins désagréables. Ainsi, l'éther, l'ammoniaque liquide, l'essence de térébenthine, l'eau phéniquée, le camphre, l'assa-fœtida, etc., récemment administrés entraîneront la saisie des animaux.

L'odeur d'éther est mieux perçue dans la viande cuite que dans la viande crue ; celle de camphre subsiste encore après la cuisson (Dupuy).

D'après Baillet (de Bordeaux), les chairs imprégnées d'éther perdraient cette odeur, par une exposition à l'air durant une journée. Pour la faire reparaître, Van Hertsen conseille l'infusion de la viande dans l'eau.

Les bœufs et porcs qui ont bu de l'eau phéniquée ne peuvent être livrés à la consommation, leur viande ayant pris une odeur d'acide phénique (Villain). Il suffit même, d'après le professeur autrichien Baranski, que les animaux aient séjourné dans un local désinfecté par cet acide.

Aux Halles centrales, les inspecteurs ont, à différentes reprises, perçu l'odeur de chloroforme sur des viandes saisies.

L'alimentation avec l'ail sauvage peut communiquer aux chairs une odeur alliacée (Ch. Morot).

L'ingestion prolongée d'eau vinaigrée donne à la viande une odeur aigre (Baillet).

Mais, pour être complet sur la question des odeurs,

nous ne saurions mieux faire que de reproduire les tableaux suivants, dus à notre distingué confrère Bissauge (d'Orléans).

1º Odeurs normales des viandes.

VIANDES.	ODEURS.
Bœuf et vache.	Fade de bouverie.
Veau.	Laiteuse.
Mouton.	De bergerie, de laine, de suint.
Porc.	Fade, mais spéciale, peu sensible.
Cheval.	Faible d'écurie.
Chèvre.	Légère d'acide hircique.
Lapin.	Légèrement urineuse.
Oie.	Huileuse.
Canard.	Forte, boueuse.

2º Influence des aliments.

VIANDES.	ODEURS.	ALIMENTS.
Bovidés.	Rance.	Tourteaux, lin et colza.
—	Acidule.	Drèches de distillerie.
—	Désagréable, aigre.	— de brasserie.
—	De suif, de chandelle	Eaux grasses, résidus de casernes.
—	De poisson.	Détritus de poissons (mers glaciales).
—	Forte, aromatique.	Plantes aromatiques (armoise, absinthe, etc.).
—	De moutarde.	Crucifères.
Veau.	Repoussante.	Fenu-grec.
—	Forte.	Laits artificiels { riz. pain azyme. lin, maïs.
—	Agréable.	Thé de foin.
Mouton.	Rance.	Tourteaux divers.
—	Ligneuse.	Feuilles sèches.
Porc.	Ecœurante.	Viandes diverses, débris d'équarrissage, eaux grasses, marcs industriels, cretons.

VIANDES.	ODEURS.	ALIMENTS.
Porc.	De suif.	Petit lait dans pays chauds.
—	D'huile,	Tourteaux.
—	De noisette.	Glands de chêne.
Cheval.	Forte d'avoine.	Fortement nourris à l'avoine.
Volailles.	Désagréable.	Asticots, viandes.
—	Huileuse.	Chènevis, noix.
—	Rance.	Graine de lin.
—	De vase, d'eau croupie.	Vases. herbes marécageuses.
Lapin.	Aromatique.	Estragon, serpolet, pimpre-nelle.
—	Urineuse forte.	Détritus divers.
Dindon.	De poisson.	Chènevis.
—	Rance, huileuse.	Vieilles noix.

3° Influence de l'âge.

ANIMAUX.	ODEURS.
Vieux béliers.	De bouc.
Vieilles brebis.	Forte de suint.
Vieux porcs.	Infecte, désagréable.
Vieux coqs.	De sapin.
Veaux trop jeunes.	Insipide, fade.

4° Influence du sexe.

ANIMAUX.	ODEURS.
Taureau.	Forte, légèrement spermatique.
Bélier.	Désagréable, de bouc atténué.
Bouc.	Très forte, pénétrante, d'acide hircique.
Cheval entier.	Légèrement huileuse, peu agréable.
Lapin mâle.	Fortement urineuse.
Verrat.	Spermatique, écœurante.
— cryptorchide.	Infecte.

5º Viandes malades.

MALADIES.	ODEURS.
Fièvre.	Spéciale, dite fébrile.
Météorisation.	Excrémentitielle ou fortement herbacée
Des reins ou de la vessie.	Urineuse, ammoniacale.
Charbon symptomatique	De beurre rance.
Fièvre vitulaire.	De lait aigre.
Cachexie.	Fade, peu agréable.
Gangrène locale.	Putride, infecte.
Septicémie.	Ammoniacale.

6º Influence de la fraîcheur.

VIANDES.	ODEURS.
Fraîche.	De chaud.
Peu fraîche.	De relent.
Altérée.	Putride.
Salaisons altérées.	De vidange.
Lard avancé.	Rance, piqué.
Gibier faisandé.	De pourriture, infecte.

7º Odeurs médicamenteuses.

MÉDICAMENTS.	ODEURS COMMUNIQUÉES A LA VIANDE.
Éther.	Forte, pénétrante, spéciale au médic^t.
Ammoniaque.	Piquante, id.
Chloroforme.	D'acétone.
Chloral.	De melon.
Phénol et dérivés.	De goudron, spéciale.
Essence de térébenthine.	Pénétrante, *sui generis*.
Assa-fœtida.	Nauséeuse, id.
Camphre.	Particulière au produit.
Soufre.	Sulfureuse ou sulfhydrique suivant cas.
Phosphore.	Alliacée.
Vinaigre, acide acétique.	Aigrelette.
Fenu-grec.	Forte, peu agréable, spéciale.

La saisie se trouve donc justifiée, même en l'absence de lésions graves.

A plus forte raison, les viandes provenant d'animaux empoisonnés devront être confisquées, que la saignée ait été pratiquée avant ou après la mort. En effet, l'apparition des premiers symptômes alarmants correspond au passage du poison dans le sang et, par suite, à l'imprégnation des solides et des liquides de l'organisme par l'agent toxique. Donc, dès ce moment, les chairs sont dangereuses et doivent être retirées de la consommation.

Pourtant, si l'on en croit Fröhner et Knudsen (de Berlin), la viande des animaux empoisonnés par la strychnine, l'ésérine, la pilocarpine ou la vératrine, serait inoffensive pour le consommateur, homme ou animal. *A fortiori*, les doses thérapeutiques de ces alcaloïdes ne sauraient rendre les chairs nuisibles. Le contenu de l'estomac et de l'intestin serait seul dangereux : la viande, le foie, le cœur, les reins ne pourraient jamais causer d'accidents.

D'après Schmith, vétérinaire à Crasser, le pis de la vache ne serait pas toujours inoffensif.

Quoi qu'il en soit, nous considérons comme justifiée la saisie des viandes provenant d'animaux empoisonnés, même saignés avant la mort. Ces viandes offrent à coup sûr une certaine toxicité, qui pourrait devenir dangereuse chez des consommateurs susceptibles. Aussi nous élevons-nous avec force contre l'habitude qu'ont les gens d'un peu partout de manger du renard et du corbeau empoisonnés par la strychnine ou un autre alcaloïde, encore que ces animaux aient été préalablement vidés.

Un grand nombre de corps ou substances (soufre,

phosphore, acide arsénieux, sublimé corrosif, strychnine, cyanure de potassium, etc.) peuvent produire
l'empoisonnement : le tout dépend de la quantité ou
dose. Le plus souvent, c'est une main criminelle qui
donne ces substances toxiques aux animaux de la ferme
ou aux oiseaux de la basse-cour, dans le but coupable
de se venger du possesseur.

Les commémoratifs, les symptômes, les lésions et
finalement l'analyse chimique permettront, dans la
majorité des cas, de reconnaître la nature du poison.
Nous renvoyons, pour les détails, aux traités de toxico-
logie. Rappelons seulement que les tissus d'un
animal empoisonné par le cyanure de potassium exhalent une odeur d'amandes amères.

Quant au plaignant, il pourra — si l'empoisonnement
a été causé intentionnellement — poursuivre devant les
tribunaux correctionnels l'auteur du méfait (art. 452 du
Code pénal) et lui réclamer des dommages-intérêts.

CHAPITRE VII

VIANDES PROVENANT D'ANIMAUX ATTEINTS DE MALADIES PARASITAIRES NON MICROBIENNES.

Embranchement des Vers. — Classe des Helminthes. — Ordre des Nématodes.

Trichinose ou **trichiniase**. — Maladie déterminée par la Trichine spirale (*Trichina spiralis*), qui envahit le système musculaire.

Historique. — A l'état agame ou enkysté, la trichine dite, dans ce cas, musculaire, pour indiquer son siège, fut constatée en 1828 par Peacock et en 1832 par Hilton (tous les deux de Londres), dans les muscles de l'homme.

C'est Richard Owen qui lui donna, en 1835, le nom qu'elle porte encore aujourd'hui.

En 1860, Zenker (de Dresde) trouva des trichines enkystées dans les muscles d'une jeune fille ayant succombé aux suites d'une affection qui ressemblait, à s'y méprendre, à une fièvre typhoïde. L'enquête à laquelle se livra le savant allemand lui apprit que cette jeune fille avait ingéré, peu de jours avant l'éclosion de la maladie , de la chair crue d'un porc trichineux. Zenker ne s'en tint pas là : ses propres expériences, ainsi que celles de Virchow et de Leuckart, à qui il avait envoyé des portions de muscles de la jeune fille, firent connaître définitivement le cycle évolutif de l'helminthe. En même temps, Colin (d'Alfort) vérifiait les conclusions des professeurs allemands. Les travaux de Zundel, Rodet, Delpech, Reynal, J. Chatin, Brouardel, Grancher, etc., dissipèrent ensuite les obscurités.

Réceptivité animale. — Homme, porc, sanglier, rat noir, souris, surmulot, cobaye, lapin, veau, agneau, cheval, hippopotame, chien, chat, renard, raton, martre, putois.

L'homme s'infecte en mangeant crue ou insuffisamment cuite de la chair de porc trichineux. Le porc s'infecte de la même façon, soit en croquant des rats atteints de trichinose, soit en ingérant des viandes trichinées ou des matières excrémentitielles qui renferment des embryons libres. Enfin, les rats contractent la trichinose en mangeant des débris de viande de porc malade et en s'entre-dévorant.

Nous verrons sous peu comment se comportent les kystes musculaires dans l'appareil digestif des oiseaux, reptiles et batraciens.

Anatomie pathologique. — Les chairs sont généralement belles, du moins en apparence ; toutefois, en regardant de près, on peut y voir des points blanchâtres qui tranchent sur le fond rouge du muscle. Ces points, taches ou granulations, sont de la grosseur d'une tête d'épingle (1/3, 1/2, 1 millimètre de longueur).

L'examen microscopique — un grossissement de 60 à 100 diamètres suffit — permet de constater que l'on a affaire à autant de petits kystes logés entre les fibres musculaires. Ces kystes, formés de deux enveloppes, suivant les uns, ou d'une seule, selon d'autres, sont ovalaires, allongés dans le sens de la longueur du muscle, transparents dans la plupart des cas et contiennent chacun un ver enroulé en spirale, quelquefois deux et même trois : c'est la trichine *larvaire* ou dépourvue d'organes génitaux.

D'après J. Chatin, le kyste se forme aux dépens du tissu conjonctif interfasciculaire (*perimysium*) et pro-

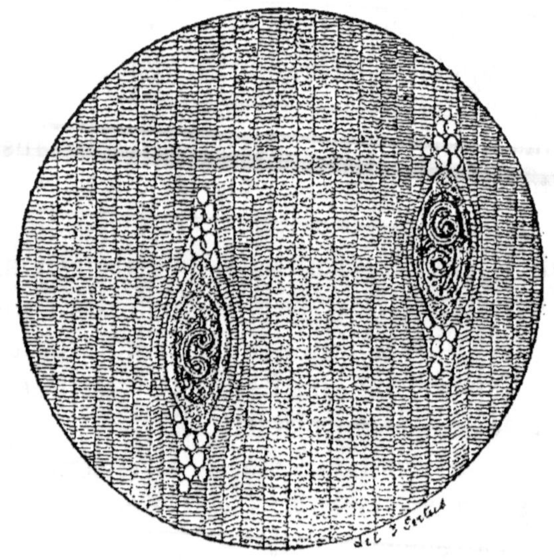

Fig. 56. — Trichines enkystées dans le tissu musculaire.

duit, par compression, l'atrophie des faisceaux primitifs.

Le kyste n'est pas toujours transparent : des globules de graisse se montrent d'abord aux pôles, puis là où les membranes s'incrustent de sels calcaires, carbonate et phosphate. Il peut aussi subir la dégénérescence graisseuse.

Quantité des kystes. — Très variable. Parfois il faut faire plusieurs préparations avant d'en découvrir quelques-uns.

Dans d'autres circonstances, on en trouve des centaines dans une coupe de muscle examinée au microscope.

Leur siège. — Muscles striés ou rouges (diaphragme, psoas, intercostaux, cervicaux, laryngiens, etc.). Le cœur lui-même peut recéler des kystes (Zürn, Harrisson et Virchow); enfin le lard et les parois intestinales du porc ne sont pas toujours à l'abri de l'envahissement (Chatin).

Leur vitalité. — La trichine larvaire ou enkystée peut vivre dix à quinze ans, dit-on, au sein des muscles d'un animal; mais le plus souvent, elle est morte, les dégénérescences calcaire et graisseuse respectant rarement l'helminthe, deux ans après l'infection.

La putréfaction de la viande, même prolongée pendant plusieurs mois, ne détruit pas sa vitalité.

Une température de 70° tue la trichine; celle de 54° à 55° produit, peut-être, le même résultat.

D'après H. Bouley et P. Gibier, un froid de — 22° à — 27° pendant deux heures et demie ferait périr les trichines larvaires renfermées dans un gros morceau de jambon.

Ce fait est contesté par Leuckart, qui aurait trouvé des trichines encore vivantes dans un jambon frais exposé durant trois jours à un froid de — 22° à — 25°.

D'après les expériences de G. Colin, la salaison complète tue assez rapidement les trichines. « Quinze jours suffisent pour les trichines des parties superficielles; un mois, six semaines pour celles des parties profondes; deux mois, trois mois dans les pièces les plus volumineuses. »

Ces résultats, mis en doute par Bouley, André et Chatin, ont été confirmés (1893) par Brouwier, vétérinaire-directeur de l'abattoir de Liége.

Par ses principes pyrogénés, le fumage ou boucanage fait périr promptement les trichines. A chaud, une exposition de vingt-quatre heures suffit ; à froid, la vitalité des helminthes ne persiste guère au delà de quatre à cinq jours.

Mode d'infection. — Parvenue dans l'estomac d'un mammifère, la viande trichinée est dissoute, ainsi que l'enveloppe des kystes, par le suc gastrique. Les trichines mises en liberté résistent à l'action des divers liquides digestifs, arrivent dans l'intestin grêle, se développent, deviennent sexuées et s'accouplent (deux à huit jours après l'ingestion de la chair infectée). La ponte commence et dure un mois environ.

Le mâle mesure $1^{mm},5$ de longueur ; la femelle, 3 à 4 millimètres. Aussi les trichines adultes ou intestinales sont-elles facilement visibles à l'œil nu, dans un peu d'eau claire. Les mâles sont moins nombreux que les femelles.

Ces helminthes étant ovovivipares donnent directement naissance à des embryons d'un dixième de millimètre de longueur.

La trichine femelle est d'une fécondité extraordinaire : il faut évaluer à plusieurs milliers le nombre d'embryons vivants qu'elle procrée pendant la période adulte. Ceux-ci perforent les membranes intestinales et envahissent les muscles, soit par l'intermédiaire du système circulatoire sanguin ou lymphatique, soit en gagnant de proche en proche à travers le tissu conjonctif.

Les trichines musculaires, larvaires ou enkystées, sont donc les enfants des trichines intestinales, lesquelles, au bout de six semaines à deux mois, s'en vont avec les excréments.

Les oiseaux constituent un terrain très favorable au

développement complet des trichines musculaires ; mais les embryons ne traversent pas les parois de l'intestin et, par suite, ne se retrouvent pas à l'état enkysté dans les muscles. Ces embryons sont évacués avec les déjections (G. Colin.)

Les salamandres maintenues à une température de 30° sont aptes à l'enkystement des embryons (Legros et Goujon).

Symptomatologie. — Quand les renseignements font défaut, le diagnostic est impossible, chez les animaux.

Dans les expériences qu'on a faites, on a observé les symptômes de l'entérite ou de la péritonite ; puis, un enrouement de la voix, des douleurs musculaires, du prurit, etc. La formation d'œdèmes annonce une mort prochaine. Le plus souvent, les porcs résistent, l'appétit renaît peu à peu et l'engraissement peut être réalisé.

Parfois les symptômes sont si légers qu'ils passent inaperçus.

Dans tous les cas, le harponnage pourra rendre des services. C'est une opération qui consiste à prélever, sur l'animal vivant, une petite parcelle de muscle destinée à faire des coupes microscopiques.

Chez l'homme, la maladie est très grave, souvent mortelle. Henri Rodet reconnaît trois périodes :

Première période ou période de l'irritation intestinale. — Peu de temps après l'ingestion de la viande trichinée, on voit survenir les symptômes d'une violente gastro-entérite : coliques, diarrhée séreuse, parfois mêlée de stries sanguines, bouche sèche, langue saburrale, pouls accéléré, état typhoïde.

Deuxième période ou période de l'irritation musculaire. — Elle correspond à l'arrivée des embryons dans les muscles : douleurs rhumatoïdes, très vives, siégeant non pas dans les articulations, mais dans les régions musculaires; la face devient bouffie, les paupières se tuméfient, des œdèmes se développent un peu partout, quelquefois aux membres, et même au larynx, d'où asphyxie. La diarrhée persiste dans certains cas.

Cette deuxième période peut durer de quatre à six semaines.

Troisième période ou période de terminaison. — Mort ou convalescence.

La mort peut même survenir pendant la deuxième période, soit au début, soit à la fin.

Si le malade résiste, les symptômes diminuent peu à peu d'intensité; mais la convalescence ou réparation dure longtemps (plusieurs mois), ainsi que l'attestent la pâleur des muqueuses, la force et la vitesse des battements du cœur, la chute des cheveux et la desquamation épidermique.

En résumé, le tableau symptomatologique de la trichinose, chez l'homme, ressemble étonnamment à celui de la fièvre typhoïde.

Inspection. — La trichinose est surtout fréquente dans les États-Unis d'Amérique, en Allemagne, en Autriche, en Suède, en Danemark et en Russie, plus rare en Espagne, en Italie et en Belgique.

En Espagne, une épidémie de trichinose a sévi, en 1876, dans la province de Valence, au Villar del Arzobispo.

En 1893, à Herstal (Belgique) et dans les environs, treize personnes sur trente-cinq malades ont succombé aux suites de l'ingestion d'un porc trichineux. Ce porc venait du Limbourg, mais il était d'origine allemande.

En France, on ne connaît jusqu'à présent que la petite épidémie de Crépy-en-Valois (Oise), en 1878, décrite

par Laboulbène et produite par l'ingestion de la viande
d'un porc français reconnu trichineux. Cependant, sur
soixante-douze rats pris dans les égouts de Paris, Goujon
en a trouvé cinq qui présentaient des trichines musculaires, ce qui donne une proportion de 7 p. 100 ;
Vulpian, Laboulbène et Colin ont fait des constatations
identiques. Par contre, Mégnin n'a jamais rencontré de
rat trichineux dans la banlieue de Paris, et notamment
à Vincennes.

En 1880, Leclerc constate le premier, à Lyon, l'existence de la trichine dans les salaisons américaines importées en France ; les inspecteurs de Paris font ensuite
la même constatation.

La publication de ces faits ayant provoqué une grande
et légitime émotion, le gouvernement de la République
française s'empresse, par un décret en date du 18 février 1881, de prohiber l'importation des salaisons
américaines, comme dangereuses. Un deuxième décret
du 27 novembre 1883 rapporte le précédent ; mais un
troisième, en date du 28 décembre 1883, déclare qu'il
sera sursis à l'exécution du second jusqu'à ce qu'il ait
été statué par une loi sur l'importation en France des
viandes salées d'Amérique.

Enfin, le 1er janvier 1892, les pouvoirs publics se déci-
dent à rouvrir les portes de la France aux salaisons
américaines, moyennant un droit d'entrée de 25 francs
par 100 kilogrammes.

Le Danemark, l'Italie et l'Autriche-Hongrie ont
également autorisé l'importation desdites salaisons.

Il est vrai que les viandes de porc provenant des États-
Unis d'Amérique contiennent fréquemment des trichines
(en moyenne 8 porcs trichineux sur 100) ; mais il est
également certain que, d'après les expériences de Colin,

la salaison complète et prolongée durant trois mois au plus détruit la vitalité de ces parasites. Le danger diminue encore par la cuisson, qui rentre dans nos habitudes culinaires.

En tenant compte de ces données, il paraît donc rationnel de permettre l'introduction en France — sauf en la réglementant — des viandes porcines américaines. On pourra exiger notamment, en vue de sauvegarder davantage la santé publique, que les viandes importées répondent au type *fully-cured*, c'est-à-dire qu'elles soient profondément salées (traduction), fermes au toucher. d'une teinte grisâtre uniforme et qu'elles donnent au sondage une odeur franche ou agréable. On pourra exiger aussi que la salaison remonte au moins à trois mois : on devra enfin recommander aux populations de faire bien cuire ces viandes.

En Allemagne, les épidémies de trichinose sont fréquentes, ce qu'explique l'habitude de manger la viande crue, récemment salée ou fumée. Ainsi, rien qu'en 1883, de nombreux cas de trichinose humaine se sont montrés à Emersleben, à Deesdorf, à Grœningen et à Nienhagen.

Sachant que la trichinose n'est pas rare chez les porcs allemands, on ne saurait, par suite, trop surveiller leur introduction ; et si l'on venait à constater l'existence de la trichine, la viande serait impitoyablement saisie.

Bronchite vermineuse ou strongylose bronchiale.

Maladie déterminée par la présence dans les bronches de vers nématoïdes (strongles ou strongyles).

Réceptivité animale. — 1° Petits ruminants, mais surtout le mouton ; 2° veau ; 3° porc ; 4° équidés (rare).

Trois espèces, peut-être cinq, sont observées :

1° Le *Strongylus filaria* (mouton et chèvre) ; 2° le *Strongylus micrurus* (veau et jeunes bovidés) ; 3° le *Strongylus paradoxus* (porc et sanglier) ; 4° le *Strongylus Arnfieldi*, suivant les uns, le *Strongylus micrurus*, suivant d'autres (poulain et âne) ; 5° le *Strongylus commutatus* (lapin et lièvre).

Symptômes et anatomie pathologique. — Accès de toux, jetage plus ou moins abondant, contenant des strongles et des embryons, dyspnée ; puis, peu à peu, maigreur, anémie, mort. Mais la guérison peut survenir quand le mouton est vigoureux : dans ce dernier cas, les vers sont expectorés. Malheureusement, ce qui affaiblit l'animal, c'est la distomatose qui coexiste le plus souvent avec la bronchite vermineuse.

Chez le veau, les quintes de toux sont quelquefois si violentes que l'animal tombe sur le sol et meurt asphyxié.

Quant au porc, ce n'est qu'exceptionnellement qu'il devient malade.

A la surface du poumon, qui est souple, on voit des éminences tantôt plus pâles, tantôt, au contraire, plus foncées que les parties voisines. Le centre de ces tumeurs, dont la grosseur est variable (grain de chènevis, noisette, noix, œuf de poule) offre un aspect comme vitreux ; les bronches présentent des dilatations dans lesquelles on trouve des mucosités, des strongles entièrement développés et des embryons.

Les helminthes sont parfois si nombreux qu'ils forment de véritables bouchons, ce qui explique la dyspnée.

Les strongles adultes ressemblent à des cheveux blancs emmêlés. Le mâle est moins long que la femelle.

1° *Strongle filaire* : mâle, 30 à 80 millimètres ; femelle, 50 à 100 millimètres

2° *Strongle micrure* : mâle, 40 millimètres ; femelle, 60 à 80 millimètres.

3° *Strongle paradoxal* : mâle, 16 à 25 millimètres ; femelle, 20 à 40 millimètres.

Ces trois espèces sont ovovivipares.

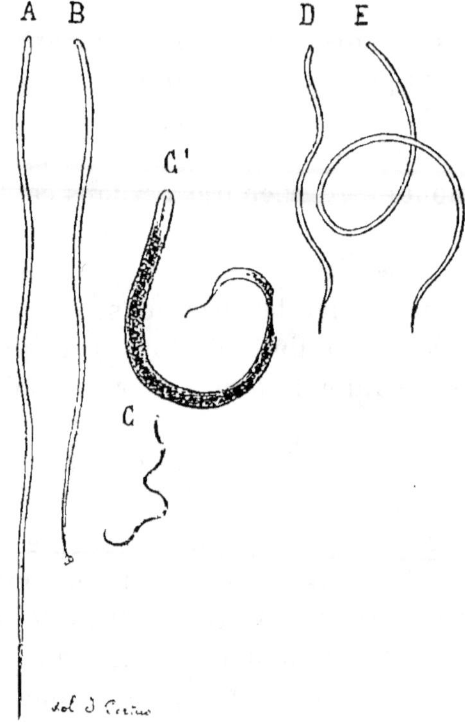

Fig. 57. — Strongle filaire, grandeur naturelle : A, femelle ; B, mâle. Strongle micrure, grandeur naturelle : D, mâle ; E, femelle. Strongle roussâtre, C, grandeur naturelle : C', embryon grossi 120 fois.

En raison de leurs dimensions, les strongles adultes sont facilement visibles à l'œil nu ; mais les embryons que contient le mucus ne peuvent être décelés que par le microscope.

En même temps que la bronchite vermineuse, on observe, en général, la pneumonie vermineuse, affection bien étudiée par Railliet et produite par le *Strongylus rufescens* (strongle roussâtre), qui est ovipare.

Le Strongle roussâtre adulte (mâle long de 18 à 28 millimètres, femelle longue de 25 à 35 millimètres) vit dans les bronches du mouton et de la chèvre, avec le Strongle filaire. La femelle dépose ses œufs dans les alvéoles pulmonaires ; ce dépôt d'abord, l'éclosion des embryons ensuite, provoquent une irritation qui va jusqu'à l'inflammation. C'est ce qui explique le développement d'une pneumonie miliaire souvent purulente, dont les foyers ou petites tumeurs grisâtres occupent surtout la périphérie et les bords du poumon et peuvent revêtir le caractère caséeux et crétacé.

D'après Railliet, les embryons du Strongle roussâtre sont encore vivants après quarante-deux, soixante-huit jours et même huit mois de dessiccation.

Enfin le *Strongylus minutissimus* (strongle minuscule), cause efficiente, d'après Mégnin, de la pneumonie vermineuse du mouton d'Afrique, n'est qu'une forme plus petite du Strongle roussâtre (Railliet).

Inspection. — On ne devra saisir que les viandes provenant d'animaux très maigres, cachectiques ou ayant succombé à l'asphyxie.

Quant aux poumons malades, ils seront retirés de la consommation ou destinés exclusivement à la nourriture des chiens et des chats.

ORDRE DES TRÉMATODES. — CACHEXIE AQUEUSE.

Synonymie. — Distomiase (Wiame), distomatose (Zundel), pourriture, bouteille, jaunisse, cachexie ictéro-vermineuse (Röll), etc. Il s'agit toujours de la maladie déterminée par la présence, dans les canaux biliaires, de deux distomes : 1° le *Distoma hepaticum* ; 2° le *Distoma lanceolatum*.

Réceptivité animale. — 1° Mouton; 2° bœuf et chèvre.

Viennent ensuite le chameau, le lama (Delafond), le cheval, l'âne, le porc, les lapins domestique et de garenne, le lièvre et le cobaye (Sonsino).

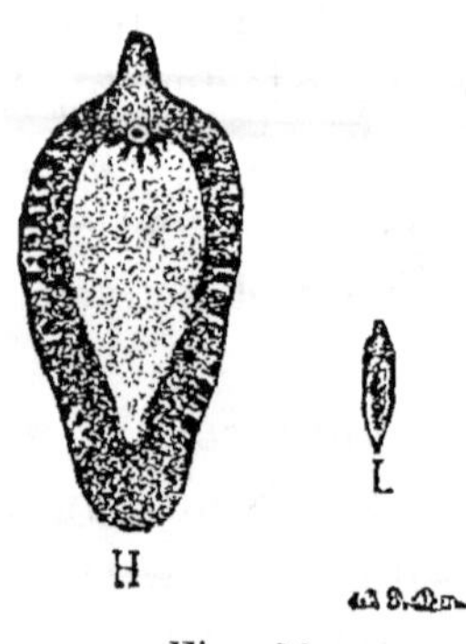

Fig. 58.

H, Distoma hepaticum ;
L, Distoma lanceolatum.

On a même trouvé les deux espèces chez l'homme.

Railliet a démontré que le Distome est un véritable suceur de sang.

Symptômes et lésions. — La cachexie aqueuse est une affection lente, chronique, qui produit peu à peu l'anémie et finit par causer la mort de l'animal.

Au début, soif plus vive que de coutume, appétit conservé, rumination régulière, légère infiltration de la conjonctive, ce qui fait dire que l'œil est gras. A ce moment, les animaux ont peut-être plus de propension à l'engraissement.

Puis, insensiblement, l'appétit diminue, la rumination se fait mal, d'où diarrhée, la pâleur des muqueuses apparaît ou s'accentue, la maigreur et la faiblesse se produisent. A mesure que l'anémie progresse, des infiltrations ou œdèmes se montrent dans l'auge, sous le ventre, etc. ; on observe même de l'ascite, par suite d'un épanchement séreux dans la cavité abdominale. La laine tombe ou s'arrache facilement. Les modifications du sang ont été bien étudiées par Delafond.

La couleur du liquide nourricier est d'un rose plus ou moins clair ; aussi la température animale baisse-t-elle d'un degré et demi environ.

L'analyse quantitative montre que la proportion cruorique (globules rouges) descend de 90/1000 à 70/1000 60/1000, 50/1000... 14/1000 ; l'albumine, de 70/1000 à 60/1000 et même à 50/1000.

La viande est pâle, molle, infiltrée, mouillée.

Dans le tissu conjonctif sous-cutané, dans les muscles, dans les cavités splanchniques, partout en un mot, il y a une abondante sérosité aqueuse et limpide.

Les reins, la rate, l'intestin, le cœur sont pâles, comme lavés, décolorés.

Les gigots sont minces, aplatis et flasques.

L'émaciation musculaire est telle qu'on voit souvent le jour à travers les parois costales ou thoraciques.

La graisse a disparu ; il n'existe plus, dans le bassin et au pourtour des rognons, qu'une sorte de gelée blanchâtre ou jaunâtre, sans consistance aucune.

« Les épanchements dans les séreuses ou dans le tissu conjonctif doivent être rapportés à l'état cachectique, à l'altération générale du sang, à la déglobulisation, qui favorise les épanchements passifs. La gêne de la circulation dans le système porte joue un rôle considérable dans leur formation.

« Il en résulte une transsudation de sérosité dans toutes les branches veineuses accessoires et production de l'ascite (1). »

Les lésions du foie sont surtout intéressantes. Cet organe est tantôt ratatiné, tantôt hypertrophié ; sa couleur varie du brun violacé au jaune pain d'épice, en

(1) Neumann, *Traité des maladies parasitaires non microbiennes des animaux domestiques.*

passant par tous les intermédiaires. La vésicule est volumineuse et renferme assez souvent des distomes. Les canaux sont beaucoup plus apparents à la surface du foie ; ils présentent un aspect moniliforme, c'est-à-dire une série d'étranglements et de renflements, ces derniers contenant ordinairement des helminthes. Leurs parois ont augmenté d'épaisseur ; elles ont subi quelquefois l'infiltration calcaire ; de là, leur dureté. La bile offre une coloration brunâtre, noirâtre, verdâtre ou violet foncé ; enfin, il y a une véritable cirrhose du foie, — la substance conjonctive ayant proliféré, — et, par suite, une atrophie des lobules hépatiques.

Notre savant et laborieux confrère Morot (de Troyes) a observé plusieurs cas de distomatose bronchique chez les bovidés : une bronche était dilatée et obstruée par un coagulum caséiforme (concrétion), dû à la présence d'une douve dans le poumon.

Douves ou distomes. — On les rencontre en plus ou moins grande quantité dans les canaux et la vésicule biliaires. Le Distome hépatique a la forme d'une feuille de sauge ; il mesure 20 à 30 millimètres de long sur 8 à 13 de large. Le Distome lancéolé est plus petit (8 à 9 millimètres de long sur 2 à 3 millimètres de large). Ces deux espèces sont pourvues chacune de deux ventouses : l'une antérieure, buccale (ou orale) ; l'autre, située un peu plus en arrière, ventrale ou abdominale (fig. 58).

Entre les deux ventouses se trouvent les organes génitaux mâles et femelles, ces helminthes étant hermaphrodites.

Les œufs pondus se rendent, avec la bile, dans l'intestin, puis tombent, mêlés aux excréments, sur le sol. Si celui-ci est humide, ils donnent naissance à des embryons ciliés, infusoriformes, qui vivent dans l'eau

et qui pénètrent dans l'organisme de certains mollusques (l'hôte habituel est la *Limnée naine* ou *tronquée*) où
ils subissent diverses transformations (*Sporocystes,
Rédies, Rédies-filles, Cercaires*).

A un moment donné, les cercaires s'échappent du
mollusque et s'enkystent sur l'herbe des prairies. En

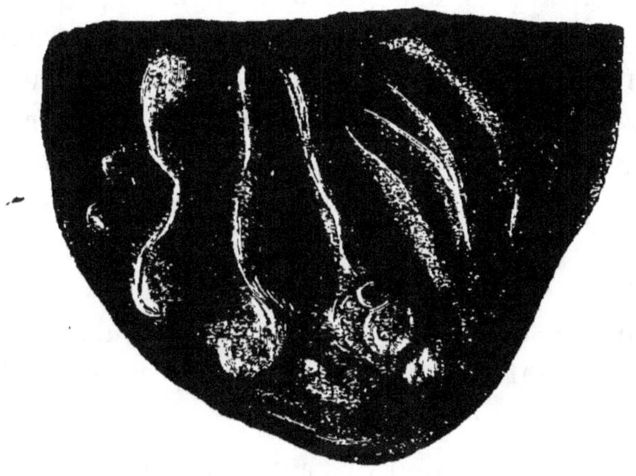

Fig. 59. — Morceau de foie envahi par les douves.

broutant cette herbe, les animaux ingèrent en même
temps les kystes, lesquels sont petits et blancs : les
sucs gastrique et intestinaux dissolvent l'enveloppe et
mettent en liberté le ver, qui probablement gagne le
foie par l'intermédiaire du canal cholédoque. L'homme
s'infecte, par exemple, en consommant du cresson
recouvert de cercaires.

Sous les tropiques, le *Limnæus pereger* représente un
hôte très favorable pour le Distome hépatique (Dr Lutz).

Chez les bœufs du Tonkin, le Dr Billet a trouvé constamment : 1° la Douve hépatique et (une seule fois)
2° un Distome nouveau (*Distoma cœlomaticum*) en
grand nombre sur la plèvre et sur l'épiploon.

La cachexie aqueuse attaque surtout les troupeaux qui paissent dans les prairies humides, basses et marécageuses. Pour prévenir son apparition, il faut répandre beaucoup de sel sur les pâturages suspects, cette substance faisant périr à la fois cercaires et limnées (Thomas).

Inspection. — Les viandes cachectiques doivent être saisies : elles n'ont pas la moelle, se réduisent considérablement par la cuisson et ne constituent, en définitive, qu'un aliment fade, peu ou point nutritif.

On ne devra en tolérer la vente pour la consommation que lorsque les gigots présenteront un certain degré de fermeté et les muscles peauciers une certaine rougeur.

A Paris, les saisies de moutons cachectiques sont nombreuses pendant l'automne et l'hiver, rares pendant l'été.

ORDRE DES CESTODES. — LADRERIE (CYSTICERCOSE DE BOULEY ET TRASBOT).

Maladie déterminée dans le tissu conjonctif intermusculaire par le développement de cysticerques.

Réceptivité animale. — 1° Porc et sanglier ; 2° bœuf, puis chien, chat, chevreuil, rat noir, etc.

Historique. — Connue depuis la plus haute antiquité.

Il est à présumer que les législateurs hébreux (Moïse), les prêtres égyptiens du temps des Pharaons, et les législateurs mahométans ont interdit l'usage de la viande de porc, précisément à cause des dangers de la ladrerie et, peut-être, de la trichinose.

Chez les Grecs, cette affection est mentionnée dans la comédie des *Chevaliers* (vers 400 av. J.-C.) par Aristophane ; un peu plus tard (350 av. J.-C.), Aristote la décrit d'une façon assez exacte, sauf au point de vue de l'étiologie.

Les Latins (Columelle, Pline) en parlent aussi.

Pendant le moyen âge, des ordonnances de Jean le Bon et de Charles VI signalent les dangers de la viande de porc, dangers sur lesquels Henri IV insiste de nouveau, en 1602. Sous Louis XIV, on institue des fonctionnaires publics (*jurés langueyeurs de porcs*) chargés d'examiner la langue des animaux conduits sur les marchés.

Mais c'est à Malpighi, médecin italien, que revient l'honneur d'avoir bien établi la nature animale ou parasitaire du cysticerque ladrique (1682).

Un siècle plus tard, Gœze décrit les kystes et fait remarquer l'analogie qui existe entre la tête du cysticerque et celle du ténia, filiation mise hors de doute par les travaux contemporains des Küchenmeister, Van Beneden, Siebold, Haubner, Leuckart, C. Baillet, etc.

Symptômes. — Très vagues : épaules du porc ladre un peu plus pointues (Delpech), plus remontées (charcutiers) ; soies des parties supérieures du cou moins adhérentes et présence à leur racine d'une gouttelette de sang noir (Aristote); enrouement et raucité de la voix, toux, hyperesthésie du groin qui empêche l'animal de fouger, etc.

Au bout d'un certain temps, appétit diminué, nutrition mauvaise, maigreur, anémie.

Le seul signe qui permette de diagnostiquer la ladrerie du vivant de l'animal est la constatation de cysticerques (vésicules ou grêlons) sous les muqueuses de la langue, de l'œil et du rectum. En d'autres termes, il faut recourir à une petite opération qu'on pratiquait déjà au temps d'Aristophane.

Opération du langueyage. — Elle consiste à inspecter la langue, particulièrement le dessous de cet organe et le voisinage du frein. A Paris, le langueyage est libre et facultatif; par contre, il est des villes qui ont un langueyeur assermenté et rétribué par elles.

L'animal étant renversé et maintenu à terre par un aide, le langueyeur introduit entre les deux mâchoires le bout d'un bâton long d'un mètre et qui sert à faire levier. Il engage l'autre extrémité sous son pied; au moyen d'un linge, il saisit la langue et l'attire au dehors. Parfois la vue seule suffit à faire reconnaître l'existence de la ladrerie; mais le plus souvent, il faut promener, en pressant légèrement, la face palmaire du pouce et de l'index de la main restée libre sur toute l'étendue de la langue.

Jamais nous n'avons vu compléter cet examen par celui de la conjonctive et du rectum.

Les grains de ladre ou grêlons rendent inégale la surface de la muqueuse : on peut voir ou sentir une ou plusieurs petites saillies. Au niveau de celles-ci, la muqueuse se montre souvent plus bleuâtre ou blanchâtre.

Ce qu'il importe de retenir, c'est qu'un langueyage *négatif* ne signifie pas toujours : absence de ladrerie. Ainsi, sur quarante-un cas, Baillet (de Bordeaux) a constaté que dix fois la langue était saine.

Anatomie pathologique. — Muscles plus pâles, moins colorés, plus mous, parfois un peu infiltrés. La coupe de la viande est très humide, parce qu'on a ouvert beaucoup de kystes séreux. Sur la surface de section, on voit un plus ou moins grand nombre de vésicules blanches, elliptiques, longues de 6 à 20 millimètres et larges de 5 à 10 millimètres.

Chaque vésicule (cysticerque, grain ou graine de ladre) est renfermée dans un kyste, lequel est constitué par du tissu conjonctif incomplètement développé. La vésicule est indépendante du kyste ; elle contient un

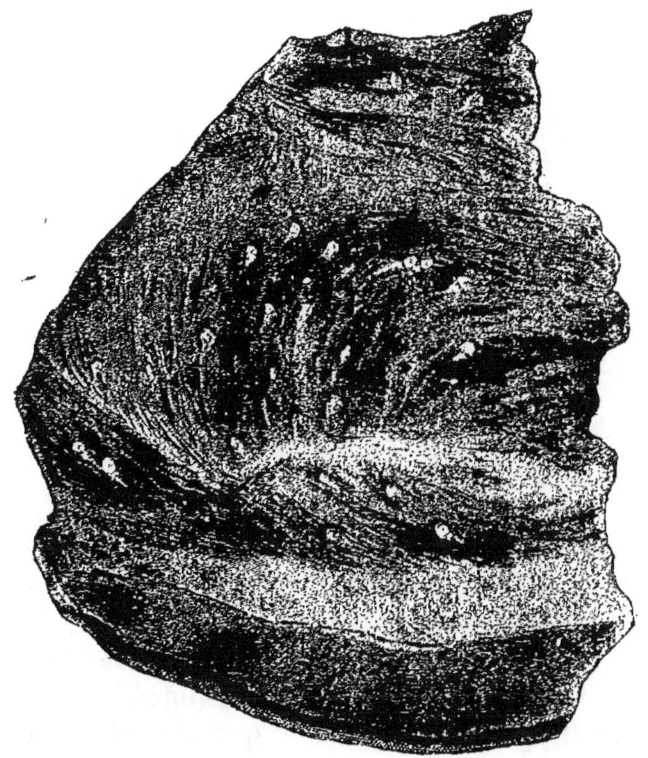

Fig. 60. — Fragment d'un muscle de porc ladre.

liquide limpide, clair comme de l'eau ou légèrement trouble, très rarement une sérosité rougeâtre. Vers le milieu de sa longueur existent une petite tache blanchâtre et un petit pertuis : c'est la tête invaginée du ténia.

Examinée au microscope, cette tête évaginée présente

les caractères du *Tænia solium* ou Ver solitaire de l'homme : forme d'un tétragone au milieu duquel on

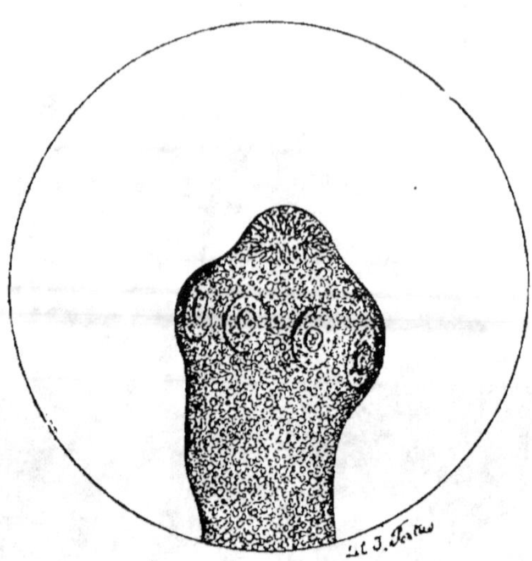

Fig. 61. — Tête du Tænia solium.

voit une double rangée de crochets et quatre ventouses ovales occupant les quatre angles. C'est le *Cysticercus cellulosæ*, scolex ou larve du *Tænia solium*.

Siège des cysticerques. — Tous les muscles rouges striés, volontaires ou de la vie animale, peuvent en recéler. Des auteurs pensent que l'envahissement se fait d'avant en arrière (d'abord muscles de la tête, du cou, puis ceux de l'épaule, de la poitrine, des côtes, et enfin ceux de la cuisse); mais cette règle souffre de nombreuses exceptions.

Le nombre des cysticerques est très variable ; tantôt on n'en trouve que quelques-uns dans toute une région musculaire, tantôt on en compte jusqu'à deux cents dans un morceau de viande du poids de 70 grammes.

Le cœur en présente assez souvent ; de même, —

— mais le fait est plus rare, — le foie et le poumon (Andral, Cobbold), le cerveau (Cobbold, L. Baillet), la moelle épinière, les reins, la rate (Cobbold) et les parois stomacales (Ch. Morot).

Le lard proprement dit n'en renferme jamais ; cependant le petit filet rouge du milieu peut être envahi par les grains de ladre.

Inspection. — A Paris, le service d'inspection saisit tous les porcs ladres, quel que soit le nombre des vésicules visibles. Le lard seul est rendu quand le charcutier demande à l'utiliser.

A Lyon et à Troyes, la constatation de dix à vingt grains n'entraîne pas la saisie : la viande peut être consommée après salaison. Dans les autres cas, le porc est saisi en entier, à l'exception de la graisse.

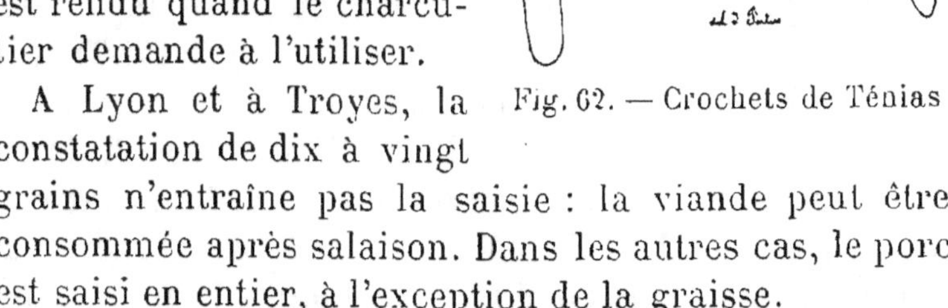

Fig. 62. — Crochets de Ténias

A Bordeaux, Baillet agit à peu près comme Leclerc à Lyon et Morot à Troyes.

A Munich, les porcs ladres ne sont pas retirés de la consommation ; mais d'après Bollinger — qui a préconisé ce moyen — la viande subit au préalable une bonne cuisson.

La chair de porc ladre (porc grainé comme on dit à la campagne) est dangereuse pour la santé de l'homme.

Aujourd'hui il est, en effet, démontré d'une façon péremptoire que le porc contracte la ladrerie en ingérant des proglottis ou anneaux de *Tænia solium* contenus dans les excréments humains. Chaque anneau renferme des œufs ; ceux-ci éclosent dans l'intestin et les embryons se rendent dans les muscles. De là, le danger de conduire les porcs à la glandée et au pâturage.

Réciproquement l'homme qui mange crue ou insuffisamment cuite la viande de porc ladre, contracte le *Tænia solium* ou Ver solitaire (1).

Conclusion : la loi du 27 mars 1851 est applicable au porc ladre.

Résistance du cysticerque à l'action de la température. — Il est tué à 50°, d'après les expériences de Perroncito (Voir le chap. i pour plus de détails).

La salaison et le fumage exercent sur le parasite une action destructive, quand ils sont faits avec soin et longtemps prolongés.

Quoi qu'il en soit, nous pensons que la règle adoptée à Paris est préférable à celle qu'on suit à Lyon et à Troyes.

Outre le danger que l'on connaît, la viande ladrique est souvent pâle, humide, mouillée ; elle se sale mal, décrépite sur le gril, donne un bouillon fade, blanchâtre et craque sous la dent du consommateur, conséquence de l'écrasement de la tête du Ténia. Enfin elle est immangeable quand les vésicules, après avoir perdu leur liquide, apparaissent sous la forme de petits grains blancs, résistants, de nature calcaire (*ladrerie sèche* des charcutiers de Bordeaux).

Morot distingue une ladrerie vésiculaire ou normale et une ladrerie pseudo-purulente, purulente, calcaire ou sèche, suivant l'aspect ou l'état sous lequel on observe

---

(1) Chez l'homme, il y a parfois auto-infection ; en d'autres termes, l'individu porteur d'un *Tænia solium* peut devenir ladre et présenter des cysticerques dans les muscles, le cœur, etc., comme le porc.

les cysticerques ladriques du porc. Dans les trois dernières formes, les cysticerques sont plus ou moins dégénérés (la dégénérescence s'opère de la périphérie au centre) et en voie de mortification.

Notre savant confrère a vu des cas où la viande était farcie de cadavres de cysticerques ladriques et de petits abcès miliaires (ces altérations ont entraîné la saisie). Enfin, il a observé la ladrerie et la pseudo-ladrerie musculaires chez le mouton.

Hérédité. — Peut-on livrer à la reproduction les porcs ladres (truies et verrats)?

Certains auteurs (Hervieux, Toggia, Dupuy, L. Baillet) ont cru ou croient à l'hérédité maternelle. Cette théorie est actuellement repoussée, car comment admettre que les embryons de Ténias puissent arriver jusqu'au fœtus, alors que la bactéridie charbonneuse et surtout le bacille de Koch ne franchissent qu'exceptionnellement la barrière placentaire?

CYSTICERCOSE BOVINE OU LADRERIE DU BŒUF.

Elle est produite par le *Cysticercus bovis*, scolex ou larve du *Tænia saginata, mediocanellata* ou *inermis* de l'homme, c'est-à-dire d'un ténia dépourvu de crochets.

C'est Leuckart qui le premier, en 1861, a fait connaître le cycle de cet helminthe.

Réceptivité animale. — Bœuf surtout, mais parfois girafe.

Zenker a transmis expérimentalement cette ladrerie à la chèvre ; Heller, à la chèvre et au mouton.

Fréquence. — Inde (Fleming), Syrie, Abyssinie, Haute-Égypte, Tunisie (Alix dit qu'il y a un bœuf ladre sur cinq abattus), Algérie, Sénégal, République Argentine, Brésil, Allemagne, Hongrie, Italie, et un peu en Suisse.

Symptômes et anatomie pathologique. — D'après Alix, les symptômes sont souvent inappréciables.

L'exploration de la langue permet quelquefois de constater l'existence de vésicules ou petites saillies blanches, résistantes et siégeant sur les faces inférieure et latérales, ainsi que nous avons pu nous en assurer avec notre collègue Morel, sur plusieurs bœufs africains amenés au marché de La Villette.

En général, les vésicules ladriques sont moins nombreuses et moins volumineuses chez le bœuf que chez le porc; mais on les rencontre également dans les muscles striés (langue, cœur, épaule, cuisse, poitrine, psoas, diaphragme, et de préférence, d'après Kolhmann de Berlin, dans les ptérygoïdiens externe et interne).

En Allemagne, on a pu, à l'abattoir de Berlin, recueillir 390 cas de ladrerie bovine dans une seule année.

En Italie, la liste des cas de ladrerie bovine observés dans les abattoirs est déjà longue.

En France, la ladrerie bovine a été, pour la première fois, constatée par Bascou sur une vache bernoise, sacrifiée à l'abattoir de Boulogne-sur-Seine (1888).

Morot (de Troyes) et Repiquet (de Firminy, Loire) l'ont ensuite observée — celui-ci une fois sur une bête du Mezenc et celui-là, à plusieurs reprises, sur des vaches et veaux champenois, — ce qui semblerait indiquer qu'elle n'est pas absolument rare chez les bovidés français.

En Espagne, la ladrerie bovine doit être très rare, si même elle y existe; car, durant quarante ans d'inspection, notre distingué confrère de Jativa, Morcillo Olalla, ne l'a jamais constatée.

Quoi qu'il en soit, les cas de Ténia inerme sont nombreux chez l'homme. Dans une note communiquée à l'Académie de médecine (1892), Bérenger-Feraud prétend que le Ténia inerme d'origine bovine s'est substitué au Ténia armé d'origine porcine et qu'il semble pénétrer chez nous avec les bœufs étrangers qui franchissent nos frontières suisse et méditerranéenne.

D'après Colin (d'Alfort), c'est la viande de veau, et

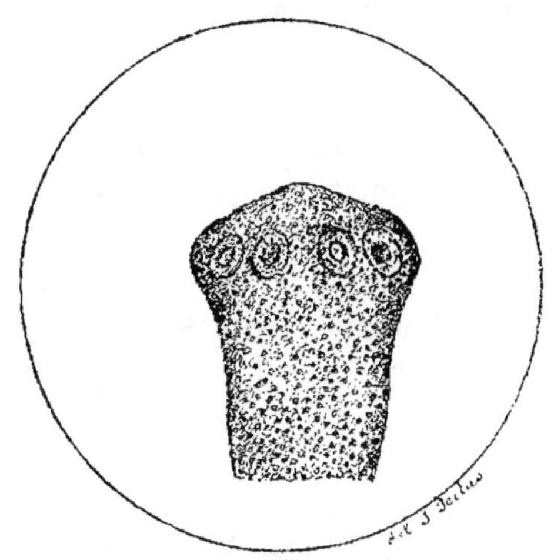

Fig. 63. — Tête du Tænia mediocanellata.

non celle de bœuf adulte, qui renferme le scolex du Ténia inerme. Ce fait est contesté par Leblanc et Nocard, comme par Alix qui a constaté la fréquence de la ladrerie chez les bœufs tunisiens adultes.

Résistance à la température. — D'après Perroncito, une température de 48° tue le *Cysticercus bovis* (mettons, si l'on veut, 50°).

Inspection. — L'habitude très répandue de manger les viandes de bœuf saignantes nous fait un devoir de saisir celles qui sont ladriques.

CYSTICERCUS TENUICOLLIS.

Le porc peut présenter une deuxième variété de
ladrerie, beaucoup moins grave que la première ; car
celle-là est en quelque sorte superficielle et le Ces-
tode qui la détermine est la larve ou scolex, non
plus du *Tænia solium*, mais du *Tænia marginata*
(Ténia bordé), qui vit dans l'intestin grêle du chien.

Le Cysticerque ténuicol ou à cou grêle se rencontre
dans les grandes cavités splanchniques, principalement
sur le péritoine, l'épiploon, le mésentère, la face postérieure du diaphragme et quelquefois sur les plèvres et
le péricarde. Le volume des vésicules ne dépasse pas
celui d'un œuf de pigeon ; souvent même, ces *boules
d'eau* (terme de boucherie) ne sont pas plus grosses
qu'un pois. Le microscope fait voir que les crochets
du *Cysticercus tenuicollis* sont à la fois plus nombreux
et plus longs que ceux du *Cysticercus cellulosæ*.

Dans la pratique de l'inspection, il n'est pas rare de
constater la présence de boules d'eau, non seulement
sur le porc, mais encore sur la chèvre et le mouton.
Chez ce dernier, on en a même trouvé sur le foie
(Fromage de Feugré) et dans les muscles (Cobbold).

CYSTICERCUS PISIFORMIS.

Le *Cysticercus pisiformis*, qu'on rencontre sur le péritoine, le mésentère et le foie du lapin et du lièvre, est
le scolex du *Tænia serrata* (Ténia en scie), lequel vit
aussi dans l'intestin grêle du chien.

Les vésicules, en nombre parfois très considérable,
sont de la grosseur d'un pois.

Notre confrère italien Falcone a observé plusieurs fois chez le porc des vésicules grosses comme un œuf de pigeon ou plus petites, attachées par un pédoncule à la partie musculaire du diaphragme, ou insérées au-dessous de la capsule du foie, ou encore libres au milieu des anses intestinales, sur le péritoine.

Le contenu de ces vésicules était un liquide laiteux presque transparent. Au microscope, le parasite avait tous les caractères du *Cysticercus pisiformis*.

Inspection. — Les Cysticerques ténuicol et pisiforme n'entraînent pas, par eux-mêmes, la saisie des animaux, puisqu'ils vivent à l'état parfait chez le chien et puisque les vésicules, sous la forme desquelles ils se présentent, occupent une situation superficielle. Il suffit donc d'enlever les ampoules, ce que font, de leur propre mouvement, le boucher, le charcutier et le marchand de lapins, avant d'exposer en vente les viandes provenant d'animaux qui en recélaient.

CŒNURUS CEREBRALIS.

Le Cénure cérébral est le scolex du *Tænia cœnurus*, qui vit encore dans l'intestin grêle du chien. Il se présente sous la forme d'une vésicule de grosseur variable (pois, cerise, noix, œuf de poule).

Le nombre des vésicules est plus ou moins considérable (une ou deux le plus souvent ; parfois de trois à dix)

On les rencontre dans les centres nerveux, soit à la surface de l'encéphale, soit entre les deux lobes cérébraux, soit dans les ventricules, soit enfin dans la moelle épinière.

Chaque vésicule est formée par une membrane plus

ou moins sphérique, contenant un liquide limpide, albumineux, qui la distend, mais mollement.

A la surface de cette enveloppe, on voit de petits grains blanchâtres agglomérés dans certains endroits et, par contre, manquant absolument dans d'autres :

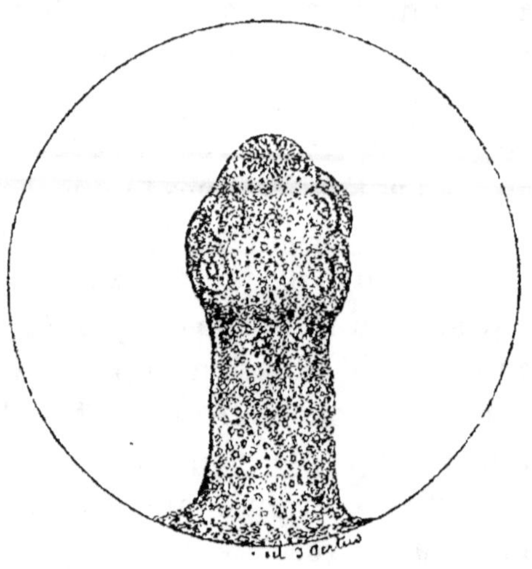

Fig. 64. — Tête du Tænia cœnurus.

ces grains, qui font saillie à la face interne de la vésicule, ne sont autres que les scolex du *Tænia cœnurus*.

Nous rappellerons que le Cénure cérébral est la cause déterminante du *tournis*, affection fréquente chez les jeunes moutons et qu'on peut observer aussi, mais plus rarement, chez les bovidés et caprins.

CŒNURUS SERIALIS.

Le *Cœnurus serialis*, qu'on rencontre principalement chez le lapin de garenne, le lièvre et le lapin domestique, est le scolex du *Tænia serialis*, qui vit dans l'intestin du chien. Il se développe dans le tissu conjonctif intermusculaire de diverses régions (avant-bras, cuisse, etc.), où il prend l'aspect d'une ampoule de grosseur variable (amande, noix, œuf de poule). On peut trouver plusieurs vésicules.

Méraux fils a constaté sur un lapin quatre ou cinq kystes, du volume d'une forte amande, dans le tissu conjonctif intra-musculaire des avant-bras et des cuisses.

Personnellement nous avons rencontré sur un lapin assez gras deux ampoules, de la grosseur d'une noix, dans les muscles de la cuisse gauche.

Les scolex sont trois ou quatre fois plus gros que ceux du Cénure cérébral (C. Baillet); généralement ils sont disposés en séries linéaires non parallèles entre elles (C. Baillet).

Inspection. — Le tournis étant une maladie chronique qui fait beaucoup maigrir les animaux atteints, peut, pour ce motif, entraîner la saisie totale; mais comme, dans la majorité des cas, on n'attend pas que les animaux soient tombés dans le marasme avant de les livrer à la boucherie, il suffira le plus souvent de confisquer les cervelles et d'empêcher surtout que celles-ci ne soient dévorées par les chiens.

Quant au *Cœnurus serialis*, sa situation profonde paraît justifier la saisie complète.

ÉCHINOCOQUES OU HYDATIDES.

On a l'habitude de désigner sous ce nom des ampoules, généralement volumineuses, qui siègent de préférence dans le foie et le poumon et qu'on peut rencontrer chez tous nos animaux domestiques, voire

chez l'homme. Il s'agit là de l'*Echinococcus veterino-*
rum ou *polymorphus*, forme larvaire du *Tænia Echi-*

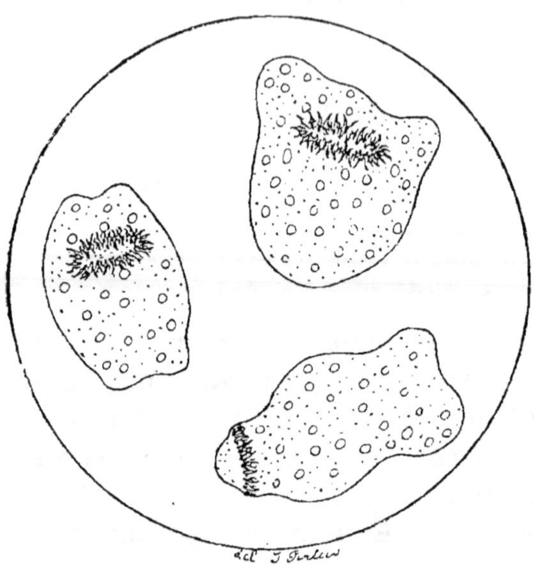

Fig. 65. — Échinocoques.

nococcus, qui vit dans l'intestin grêle du chien, du loup
et d'autres canidés ou félidés.

Le nombre des ampoules est parfois fort élevé : nous
avons vu le foie et le poumon d'une vache complètement envahis par des échinocoques (il y avait certes plus
de deux cents ampoules). On peut aussi en trouver dans
les muscles et les os (humérus, ilium, fémur, tibia et
vertèbre dorsale — Railliet et Morot). Le Dr Boschetti a
même observé, chez une vache, un cas d'échinococcose
cérébrale : le ventricule latéral gauche présentait un
kyste de la grosseur d'une bille de billard, kyste dont
la nature hydatique a été révélée par l'examen histologique.

Ces poches, pleines d'un liquide très irritant — pour

lla conjonctive notamment, — renferment de nombreux scolex, pourvus de quatre ventouses et d'une double couronne de vingt-huit à cinquante crochets. Elles sont constituées par deux membranes (l'interne, mince, porte le nom de membrane germinale; l'externe, épaisse, est désignée sous le nom de membrane hydatique) qui peuvent subir la dégénérescence granuleuse ou crétacée.

Inspection. — On doit saisir les organes envahis par les échinocoques, car il y a là un danger indirect pour l'homme. En effet, le chien se contamine en dévorant les organes porteurs d'échinocoques; les œufs de Ténias peuvent ensuite souiller les aliments et les boissons de l'homme. De là, chez celui-ci, l'origine des kystes hydatiques, qui sont toujours très graves.

EMBRANCHEMENT DES PROTOZOAIRES.

Classe des Sporozoaires.

Sarcosporidies. — Les Sarcosporidies ou Psorospermies utriculiformes ont été découvertes en 1843, par Miescher (de Bâle) dans les muscles d'un rat : elles ont été retrouvées sur le porc en 1857, par Rainey; puis, par Leuckart, Virchow et Fuchs. Tout récemment enfin, Moulé a fait connaître le résultat de ses longues et patientes recherches sur la présence de ces parasites dans le système musculaire des animaux de boucherie. Nous empruntons à ce dernier auteur les données qui suivent.

Les Sarcosporidies se montrent sous forme de corpuscules allongés, fusiformes ou oviformes, tantôt situés dans le tissu conjonctif, tantôt à l'intérieur des faisceaux primitifs. Ces corpuscules possèdent une membrane généralement striée ou ciliée et leur intérieur est divisé en nombreuses loges nettement délimitées, renfermant une quantité de corps réniformes ou falciformes, munis de points ou noyaux très brillants, de différentes grosseurs.

Règle générale, les Sarcosporidies existent plus fréquemment et en plus grand nombre chez les animaux maigres, sauf en ce qui concerne le porc, où on les trouve indifféremment sur tous les sujets. Les moutons cachectiques en présentent presque toujours (99 fois sur 100).

Rarement les Sarcosporidies sont visibles à l'œil nu. Pourtant, il est possible, dans la chair du porc, de les distinguer des éléments voisins, sans avoir recours à un instrument grossissant : elles se montrent alors sous la forme de stries blanchâtres, d'un demi-millimètre de longueur. En outre, Moulé a trouvé « plusieurs fois chez le bœuf et chez le cheval, notamment sur les muscles de l'abdomen, des filaments blanchâtres, gros comme un fil, longs de plusieurs centimètres, qui tranchent par leur couleur d'un blanc sale sur la teinte rosée des muscles dont ils suivent la direction ».

Tous ces organismes inférieurs appartiennent à l'espèce *Sarcocystis Miescheri*.

Dans quelques cas de psorospermose généralisée, compliquée de dégénérescence calcaire ou purulente, la saisie totale s'impose. Cette altération s'observe de préférence sur le porc et sur le bœuf : le tissu musculaire revêt une teinte grisâtre et se montre parsemé d'une grande quantité de granulations blanches ou jaune pâle, visibles à l'œil nu ; parfois même, les muscles sont comme criblés de petits abcès contenant un pus caséeux.

Balbiania gigantea (Balbianie géante). — Ce para-

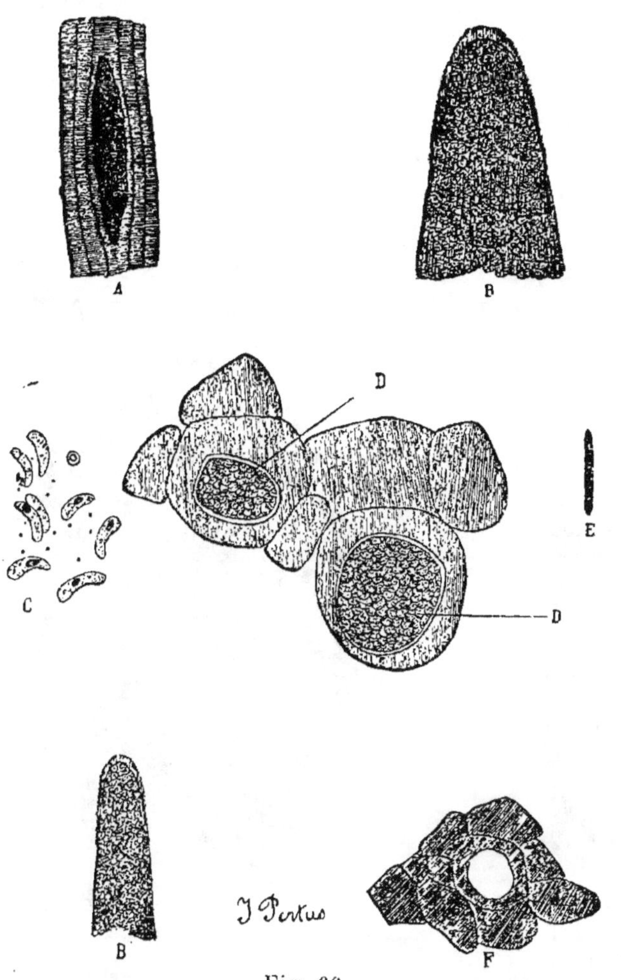

Fig. 66

A, Sarcosporidie dans le tissu musculaire; B, B', son extrémité ciliée (fort grossissement); C, corpuscules réniformes ou falciformes; D, coupe transversale du tissu musculaire montrant la disposition des Sarcosporidies dans l'intérieur des faisceaux primitifs; E, Sarcosporidie isolée du bœuf (grandeur naturelle); F, vide laissé par une Sarcosporidie.

site se montre principalement sur l'œsophage du mouton ; mais on le trouve aussi sur les muscles du pharynx, du larynx, de la langue et des autres parties de la tête. Il se présente sous l'aspect de petites nodosités ovoïdes, blanchâtres, de la grosseur d'un grain de blé à celle d'un pois.

Ces nodosités sont constituées par une matière glutineuse qui, placée sous le champ du microscope, laisse voir une grande quantité de corpuscules falciformes, rappelant par leur forme les croissants de nos boulangers. Elles ont d'abord été signalées en Allemagne

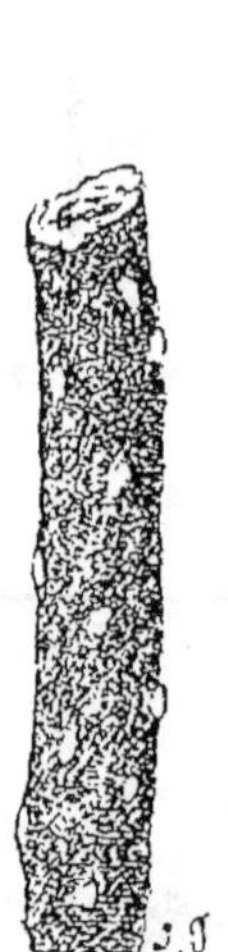

Fig. 67. — Balbianie géante de l'œsophage du mouton.

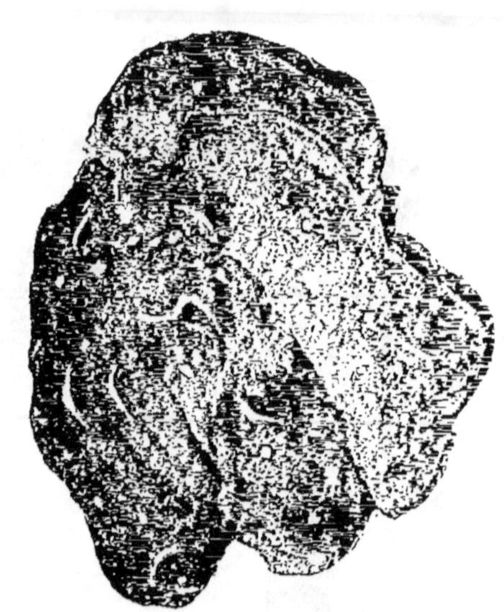

Fig. 68. — Foie de lapin envahi par les Coccidies.

notamment par Leisering et Winkler ; puis, en France, par Ch. Morot ; mais, tandis que les deux premiers attribuent à leur développement la production de troubles graves, capables même d'amener la mort, le troisième les considère comme inoffensives.

En 1869, Müller (de Vienne, Autriche) a trouvé sous l'épithélium œsophagien de cinq bœufs polonais et hongrois un nématode qu'il décrivit sous le nom de *Spiroptera scutata œsophagea bovis*. Peu après, Leuckart signalait le même parasite (*Filaria* ou *Spiroptera*) chez les bœufs de l'Allemagne du Nord ; puis Harms sur l'œsophage des moutons et Stiles chez les bœufs des États-Unis. Ce dernier fit de ce parasite un nouveau genre : le *g. Myzomimus*.

Railliet, qui a étudié ce nématode, propose de lui donner le nom de *Gongylonema scutatum*. On ne l'a pas encore trouvé en France.

Coccidium oviforme. — Les Coccidies oviformes, fréquentes dans le foie des lapins où un médecin

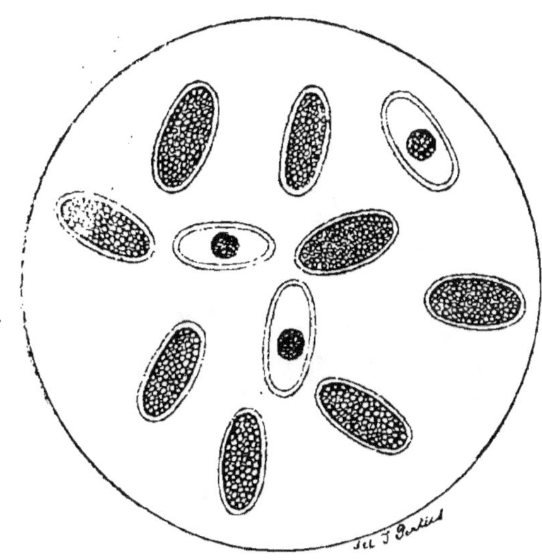

Fig. 69. — Coccidium oviforme.

anglais, Hake, les a découvertes le premier en 1839, déterminent une affection qui porte le nom de coccidiose hépatique. Les animaux a[...] considérablement et la mort finit par [...].

En pratiquant l'autopsie, on cons[...] dans le foie de nombreux nodules b[...]tres, à centre caséeux. Si l'on exa[...]ne a[...] une petite parcelle du contenu, o[...] des [...]ules ovoïdes ayant double envelopp[...]urs noyaux (fig. 69).

La coccidiose hépatique a été observée [...] ne par Gubler, Dressler et Leuckart.

Inspection. — Les foies à coc[...]dies [...] e la consommation ; s'il y a en même [...] extrême, l'animal sera saisi en entier

CHAPITRE VIII

Les viandes provenant d'animaux charbonneux, morveux, tuberculeux, etc., sont doublement dangereuses
et par leur manipulation et par leur consommation. Il
est, en effet, nombre de maladies transmissibles à
l'homme, parmi celles qui sévissent à l'état épizootique
sur notre bétail et qui causent, de ce chef, de grandes
pertes à l'agriculture.

Par conséquent, nos législateurs, en s'érigeant en
inspecteurs sanitaires et en inspecteurs des viandes,
ont bien mérité des populations.

PESTE BOVINE OU TYPHUS CONTAGIEUX.

La peste bovine est une maladie générale, éminemment contagieuse, caractérisée par de nombreuses modifications fonctionnelles, du côté des appareils digestif,
respiratoire, circulatoire, etc.

Synonymie. — Typhus contagieux, fièvre dysentérique, maligne, peste varioleuse, variole des bœufs,
peste bos-hongroise, tchouma des Russes, Rinderpest
des Allemands, runderpest des Hollandais, cattle-plague
des Anglais.

Réceptivité animale. — Bœuf, mouton, chèvre, gazelle, cerf, aurochs, chevrotain, antilope, chameau, yack, buffle, pécari.

Période d'incubation : 5 à 9 jours en moyenne; 14 à 18 jours (Fürstenberg, Wehenkel et Defays).

Notre législation sanitaire en fixe la durée maxima à un mois (art. 20 du décret du 22 juin 1882).

Symptômes. — 1° *Période prodromique* ou début de la maladie : élévation considérable de la température qui, de 38°,5, monte à 40°,5, 41°, 42° et 42°,5.

2° *Période d'augment*. — Abattement, prostration, faiblesse, inappétence, sécheresse du mufle, coma ou surexcitation, hyperesthésie de la colonne dorso-lombaire qui se montre parfois voussée en contre-haut, accélération de la respiration et de la circulation, sueurs à l'ars, à l'aine et au pourtour des oreilles, larmoiement, jetage et salivation d'abord limpides, coloration rouge-brique des muqueuses apparentes, irrumination, coliques, sécrétion lactée tarie, etc.

3° *Période d'état ou d'acmé*. — Les larmes et le jetage deviennent purulents, d'où dépilation du chanfrein. Diarrhée excrémentitielle, liquide, séro-muqueuse, striée de sang (dysenterie), très fétide; ténesme, épreintes.

Parfois emphysème sous-cutané (dos, reins, gouttière jugulaire) et vésicules autour des lèvres, sur le pis, etc.

4° *Période de déclin, de terminaison*. — Amaigrissement rapide, décubitus latéral et mort. Du moins c'est, dans nos contrées, la terminaison la plus fréquente.

Mais la maladie se montre beaucoup moins grave dans les steppes de la Russie.

En France, la peste du mouton a été observée et étudiée par Viseur.

Inspection. — La peste bovine n'étant pas transmissible à l'homme, il s'ensuit que la consommation des viandes typhiques n'offre aucun danger quand les animaux sont sacrifiés au début de la maladie, c'est-à-dire avant que la fièvre ait eu le temps d'altérer les tissus. C'était, du reste, l'avis de H. Bouley, de Zundel, et c'est encore celui de Baillet (de Bordeaux).

Pendant les blocus de Strasbourg (1815) et de Paris (1870-71), les assiégés ont mangé impunément des viandes provenant d'animaux atteints du typhus.

Mais aujourd'hui, la question de l'inspection est définitivement résolue, puisque l'article 42 de la loi du 21 juin 1898 interdit de livrer à la consommation la chair des animaux abattus comme atteints de la peste bovine. Il n'y a donc plus lieu de s'occuper du degré de fièvre.

En outre, l'article 44 trace la ligne de conduite à l'endroit des viandes provenant de l'abatage des animaux qui ont été seulement exposés à la contagion.

Ce qui justifie, du moins en temps de paix, la rigueur de ces prescriptions, c'est la facilité avec laquelle le typhus se propage, tous les produits solides ou liquides étant virulents.

D'après Semmer, Klebs et Archangelski, l'agent pathogène de la peste bovine est un micrococque, qui est tué par un froid de — 15° à — 20° et par une chaleur de 55°. D'après Metchnikoff, c'est un bacille court, à extrémités arrondies, rare dans le sang, mais nombreux au niveau des ulcérations de la caillette.

Malheureusement il en est des viandes typhiques comme de celles qui proviennent d'animaux atteints de péripneumonie contagieuse, de fièvre aphteuse, de clavelée, de rouget, etc. Si l'on n'a pas vu les bêtes sur pied et si les viscères sont absents, il sera souvent très difficile, pour ne pas dire impossible, de préciser la nature de l'affection.

Seuls, les signes objectifs des viandes fiévreuses pourront faire soupçonner l'existence d'une maladie microbienne : ce point acquis, il sera alors indiqué de recourir à l'examen microscopique et à l'inoculation.

L'examen microscopique du sang est un moyen de diagnostic très précieux et très expéditif quand il s'agit du charbon bactéridien et du choléra des poules. Mais l'agent virulent de la fièvre aphteuse et de la clavelée, par exemple, siégeant dans les vésicules, aphtes ou pustules et non dans le sang (Nocard et Roux), l'inspecteur n'aura, par suite, qu'à rechercher le degré de fièvre des chairs.

Au surplus, on connaît peu ou pas la nature du contage de ces deux maladies éruptives.

PÉRIPNEUMONIE CONTAGIEUSE.

Synonymie. — Maladie de poitrine du gros bétail (Delafond), pleuro-pneumonie contagieuse, épizootique, gangreneuse, maligne, exsudative.

Période d'incubation : 6 à 60 jours (Delafond); 8 à 14 jours, 4 à 6 semaines et 10 à 16 semaines (Roll, de Vienne); 30 jours (Gamgee); 6 semaines à 2 mois (H. Bouley).

Cette grande variabilité tient à ce que les premières manifestations de la maladie sont souvent très difficiles à saisir.

Inoculée expérimentalement, la péripneumonie se déclare au bout de quinze à seize jours seulement (Nocard).

Notre législation sanitaire fixe à trois mois la durée maxima de la période d'incubation (art. 47 de la loi du 21 juin 1898 et 28 du décret du 22 juin 1882).

Réceptivité animale. — La loi, dans son article 29, ne vise que la péripneumonie dans l'espèce bovine ; mais cette affection peut, en outre, se transmettre à la chèvre (Galtier, Duquesnoy, en France ; Axe et Servel, en Angleterre ; Férir et Lefebvre dans le Luxembourg).

En 1890-91, plusieurs cas de péripneumonie contagieuse ont été observés sur des chèvres de l'Inde ; mais aucun fait de contagion de la chèvre au bœuf n'a été recueilli.

Symptômes. — Tristesse, diminution de l'appétit, rumination imparfaite, d'où météorisation de temps à autre ; mufle sec, mouvements respiratoires fréquents et irréguliers ; élévation de la température (40°, 41°, 41°,5).

Hyperesthésie de la colonne dorso-lombaire, démarche lente, raideur des membres, etc.

Chez les femelles, le premier signe qui attire l'attention et qui annonce que la bête est atteinte ou *prise*, c'est la diminution de la sécrétion lactée.

La percussion et l'auscultation peuvent fournir des renseignements : matité, absence du murmure respiratoire dans les parties qui ne résonnent pas, souffle tubaire, râle crépitant humide.

Toux sèche et profonde, décubitus rare, parfois jetage, puis peu à peu maigreur.

Complications. — Arthrites, synovites, avortement, septicémie.

Anatomie pathologique. — C'est dans la cavité thoracique que l'on trouve les principales lésions : présence d'une certaine quantité de liquide roussâtre, ambré, limpide ou trouble, dans lequel nagent des flocons albumineux, blanchâtres ou jaunâtres ; fausses membranes sur la plèvre viscérale et, parfois, sur la plèvre costale ; hépatisation, d'où compacité et poids élevé d'un seul lobe ou des deux lobes pulmonaires.

En pratiquant des coupes dans les parties hépatisées, on constate que les surfaces de section présentent un aspect comparable à celui d'un marbre rouge, d'une

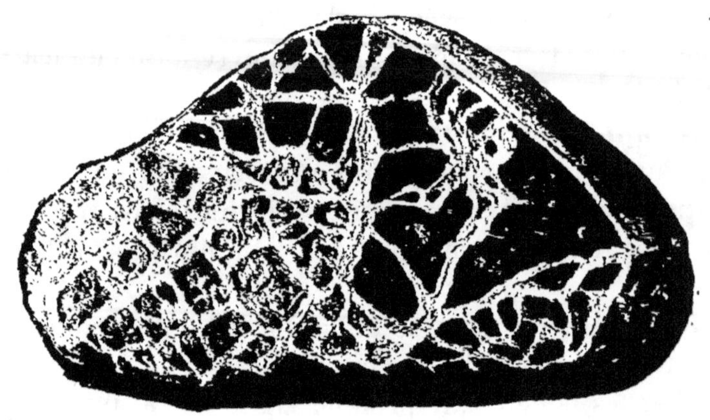

Fig. 70. — Coupe d'un morceau de poumon péripneumonique.

mosaïque, d'un damier ou d'un fromage de tête de cochon. Les lobules pulmonaires se montrent diversement colorés : les uns sont roses, les autres, rouges et même bruns. Ces lobules sont circonscrits par d'épaisses bandes blanchâtres ou jaunâtres, lesquelles, d'après Pierret et Renaut, professeurs à la Faculté de médecine de Lyon, ne sont point constituées par du tissu conjonctif, mais par des sacs lymphatiques, semi-cloisonnés, communicants et remplis de sérosité.

Dans la péripneumonie ancienne, les lobules ont une teinte jaune grisâtre et tendent à se scléroser, ainsi que les cloisons interlobulaires; parfois, on rencontre des séquestres.

Rappelons enfin que Nocard vient de découvrir le microbe spécifique de la péripneumonie contagieuse.

Inspection. — L'article 43 de la loi du 21 juin 1898 laisse à l'inspecteur le soin de décider si les chairs provenant d'animaux péripneumoniques sont bonnes ou non pour la consommation.

Règle générale, ces viandes n'offrant nullement les caractères des viandes fiévreuses, on doit en permettre l'utilisation. En tout cas, les poumons seront détruits ou enfouis.

Mais s'il y a à la fois péripneumonie et maigreur ou septicémie, la saisie s'impose.

FIÈVRE APHTEUSE.

La fièvre aphteuse est une maladie virulente, contagieuse et inoculable, caractérisée par un mouvement fébrile suivi d'une éruption phlycténoïde sur les téguments (Nocard et Leclainche, *Encyclopédie d'hygiène*).

Synonymie. — Cocotte, surlangue, claudication, stomatite aphteuse, etc.

Réceptivité. — 1° Grands et petits ruminants (bœuf, mouton, chèvre); en seconde ligne, vient le porc qui est très apte à contracter la maladie.

Les herbivores sauvages ou domestiques, tels que buffle, chameau, girafe, antilope, chevreuil, lama, etc., possèdent également la réceptivité vis-à-vis de la fièvre aphteuse. D'après notre confrère Horne, beaucoup de rennes de la Suède septentrionale ont, en 1899, succombé à la fièvre aphteuse. Enfin, celle-ci est transmissible à l'homme, et peut-être au cheval, au chien, au chat et aux oiseaux.

Caractères de la maladie. — 1° *Période d'incubation* (3 à 8 jours). — Notre législation sanitaire en fixe la durée maxima à 15 jours (art. 32 du décret du 22 juin 1882).

2° *Période d'invasion*, annoncée par des symptômes généraux : fièvre plus ou moins manifeste, tristesse, inappétence, diminution de la sécrétion lactée, suppression de la rumination.

3° *Période d'éruption :* arrive deux ou trois jours plus tard. Les lieux d'élection de cette éruption vésiculeuse sont la bouche, la mamelle et la région podale (espace interdigité). On constate tout d'abord un état congestionnel et une hyperesthésie des parties sur lesquelles vont se développer les vésicules ou aphtes.

Les phlyctènes, vésicules ou ampoules, une fois formées, ne tardent pas à se rupturer, surtout celles de la bouche. Il en résulte des plaies plus ou moins ulcéreuses, recouvertes d'un enduit pultacé.

On appelle indistinctement *aphtes* les vésicules et les plaies.

La localisation buccale se traduit par de la stomatite, de la glossite, de la dysphagie, d'où salivation abondante, ce qui attire l'attention. L'éruption mammaire se montre particulièrement sur les trayons et il est facile d'en étudier les caractères, la région étant peu exposée aux frottements. C'est ainsi que l'on peut voir, au début, de petites taches rouges ecchymotiques, qui se transforment rapidement en vésicules pleines d'un liquide séreux, limpide ou jaunâtre. Les vaches se laissent traire difficilement.

Enfin, l'éruption interdigitée s'annonce par la rougeur et la tuméfaction douloureuse de la peau coronaire : l'animal boite, piétine et reste longtemps couché

4° *Période de réparation ou de cicatrisation.* — Dans la bouche, les vésicules se détruisent promptement, conséquence des nombreux frottements qui s'y produisent. Il en résulte des plaies plus ou moins étendues, rouges, granuleuses, qui, après avoir sécrété un liquide séreux, se cicatrisent rapidement.

Les phlyctènes de la région podale ne tardent pas non plus à se rupturer, d'où un suintement de matière épaisse, parfois fétide, quand les soins de propreté font défaut. Il s'ensuit que les plaies suppurent et se cicatrisent plus difficilement.

Chez le mouton, les lésions siègent surtout aux pattes, à la partie interne et médiane des onglons. On peut observer des décollements aux quartiers externes et, parfois, des aphtes buccaux plus ou moins rupturés.

Chez le porc, la maladie se localise souvent à la région podale.

Chez l'homme, l'éruption buccale, avec glossocèle, est fréquente. Elle est précédée de fièvre. Les vésicules, une fois formées, se rupturent vite et laissent des ulcérations douloureuses. Le développement d'aphtes sur la muqueuse pharyngienne peut causer la mort par asphyxie. Enfin l'apparition de vésicules aux mains, aux doigts et aux orteils, n'est pas rare.

La fièvre aphteuse peut se transmettre à l'homme par l'usage du lait non bouilli, comme le prouvent les expériences des vétérinaires allemands Hertwig, Mann et Villain sur eux-mêmes (1834), ainsi qu'une observation récente de Virchow, à Berlin (1894). Ce fait a été confirmé, en France, par Viseur, Boulay (d'Avesnes), Chauveau et le Dr Ollivier.

Voilà pourquoi nous recommandons toujours, lorsque cette maladie est constatée, de traire à part les vaches atteintes et de soumettre à l'ébullition leur lait avant de le livrer à la consommation publique. En cela, nous avons devancé l'Instruction adressée aux maires, en 1899, par le ministère de l'Agriculture.

Complications. — Développement d'aphtes sur les muqueuses conjonctive, pituitaire, pharyngienne, œsophagienne et gastro-intestinale. Cette dernière complication se montre particulièrement sur les veaux qui sont encore à la mamelle : une diarrhée abondante se déclare et la mort arrive au bout de cinq ou six jours au plus.

Décollements des onglons, carie osseuse, nécrose, arthrite, mammite, abcès intra-musculaires (Zundel, Bidaud), abcès multiples en des régions très différentes de la surface du corps (Cagny), paralysie du pharynx (H. Bouley) et du larynx (Prodhomme et Thirion), bronchite et pneumonie lobulaire, avortement.

L'épizootie de 1898-99 s'est présentée avec des caractères particulièrement graves. Elle a causé une grande mortalité, surtout dans le Charolais où elle a revêtu la forme septicémique (Nocard), ce qui a pu faire croire tout d'abord à la coexistence du charbon bactéridien. La veille, au soir, les animaux paraissaient peu malades, et, le lendemain matin, certains d'entre eux étaient trouvés morts.

Inspection. — Le décret du 22 juin 1882, dans ses articles 30 et 85, autorise la vente des animaux malades pour la boucherie ; car, bien que la fièvre aphteuse puisse se communiquer à l'homme, soit par inoculation directe, soit par l'ingestion de lait cru, l'innocuité des chairs paraît suffisamment démontrée.

Par conséquent, la viande provenant d'animaux aphteux pourra et devra être livrée à la consommation, toutes les fois que la fièvre n'aura pas été intense.

A ce sujet, nous devons dire que le service sanitaire du marché de La Villette a eu fréquemment l'occasion de constater la cocotte sur les espèces bovine et porcine. Les propriétaires ayant préféré faire sacrifier à l'abattoir le plus voisin leurs animaux malades plutôt que de les séquestrer jusqu'à complète guérison, nous avons pu ainsi examiner de près l'état des chairs. Celles-ci étaient belles et ont été constamment livrées à la consommation.

Il est pourtant des cas où la viande *tombe moins clair* (selon la juste expression des bouchers), ce qui nuit beaucoup à sa vente.

Les pieds et la langue seront ou saisis ou ébouillantés.

Quant à la nature du contage, elle reste encore à déterminer d'une manière précise. Toutefois, Klein, en Angleterre, a découvert un streptocoque cultivable sur le sérum gélatinisé ; Nosotti (de Pavie) a vu, dans la sérosité des vésicules récentes, de nombreux micrococques, très mobiles, isolés ou réunis par deux, trois, quatre, cinq et plus, mais ne formant, en général, que de courtes chaînettes. Enfin, Piano et Fiorentini ont signalé des corpuscules nucléés.

CLAVELÉE.

La clavelée est une maladie éruptive, contagieuse, inoculable, propre au mouton, comparable, sous le rapport des symptômes et de la marche, à la variole de l'homme.

Synonymie. — Picotte, rougeole, claviau, claviot, cloubiau, variole ovine.

Réceptivité animale. — La clavelée ovine et la clavelée caprine sont deux entités morbides (Jousseaume, Miquet et Brémond), puisque l'inoculation des pustules de la chèvre ne donne aucun résultat sur le mouton et *vice versa*. En tout cas, la loi du 21 juin 1898, dans son article 29, vise la clavelée chez ces deux espèces animales.

D'après Villain, la clavelée ovine serait transmissible à l'homme.

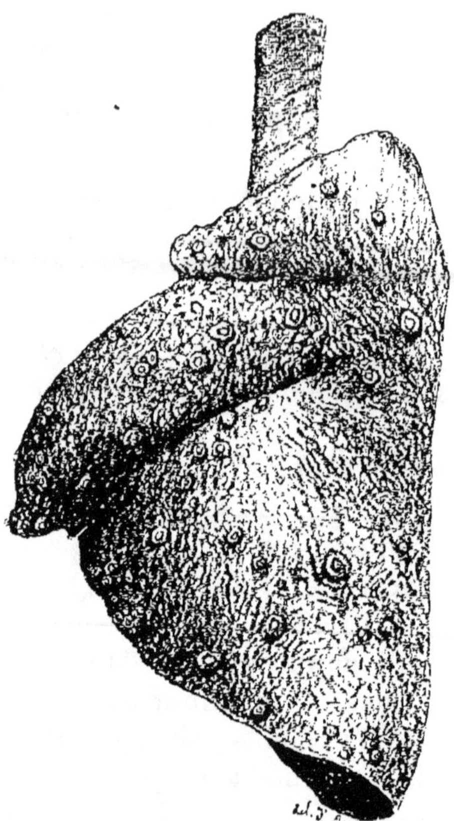

Fig. 71. — Clavelée. Lésions pulmonaires.

Symptômes. — Évolution de la maladie sur un mouton.

1° *Période d'incubation* : 4 à 6 jours en moyenne.

2° *Période d'invasion*, caractérisée par de la fièvre, une élévation de température (41°, 42°), en un mot, par des symptômes généraux.

3° *Période d'éruption*. — On voit des points, des taches rouges, des ecchymoses dans les régions dépour-

vues de laine (ars, aine, dessous de la queue, etc.). Ces
taches, de l'étendue d'une lentille à celle d'une pièce
de cinquante centimes, ne tardent pas à devenir dures,
résistantes et donnent, sous le doigt, la sensation d'une
nodosité.

Peu à peu, le rouge s'atténue.

4° *Période de sécrétion*. — Le mouvement d'exsuda-
tion se produit. Des pustules se forment, parfois des
vésico-pustules ; elles contiennent une sérosité limpide,
claire, transparente, qui devient trouble dans la suite.

5° *Période de desquamation, de dessiccation ou de
réparation*. — L'éruption peut se faire aussi sur les
muqueuses conjonctive, buccale, etc. Aux points rouges
succèdent rapidement de petites vésicules ou ampoules,
qui se rupturent vite. On voit fréquemment des cicatrices de clavelée guérie sur la face des moutons africains.

Inspection. — Le décret du 22 juin 1882, dans son
article 34, interdit de vendre les animaux claveleux ;
mais l'article 86 du même décret autorise leur transfert
à l'abattoir et, par suite, donne au propriétaire le droit
de les livrer à la boucherie.

Par conséquent, si la viande n'est ni fiévreuse, ni
septicémique, ni cachectique, on doit en permettre
l'utilisation.

De 1891 à 1900, le service sanitaire du marché aux
bestiaux de La Villette a constaté de nombreux cas de
clavelée sur les moutons africains. La maladie (souvent
grave et mortelle en France) était tellement bénigne
qu'elle passait presque inaperçue. Ce qui attirait notre
attention et nous mettait sur la voie des recherches,
c'était, en certains points de la tête, l'aspect hérissé de
quelques poils qui, reposant sur une partie saillante

(pustule, croûte pustuleuse), dépassaient le niveau des autres. Les moutons atteints ne paraissaient pas souffrir ; et cependant, il y avait des sujets qui présentaient des pustules ou vésicules, non seulement à l'ars et à l'aine, mais encore sur la muqueuse buccale et même sur le poumon. Enfin la viande, quoique jugée bonne pour la consommation, n'avait pas toujours un aspect bien engageant ; car l'on voyait parfois des taches rouges ou ecchymoses dans le tissu conjonctif sous-cutané et à la surface des muscles. Une fois même, on dut pratiquer la saisie totale d'un mouton claveleux, non pour fièvre, mais pour altérations musculaires généralisées.

GALE.

Bien que la gale soit une maladie parasitaire non microbienne, nous l'étudions ici, parce que sa constatation donne lieu à l'application de certaines mesures sanitaires. Mais la loi du 21 juin 1898 ne vise, dans son article 29, que les gales du mouton et de la chèvre.

Chez le mouton, on peut rencontrer deux sortes de gale : 1° la gale sarcoptique, encore appelée noir-museau ou becqueriot ; 2° la gale psoroptique ou gale commune. La première est causée par le *Sarcoptes scabiei*, variété *ovis* ; elle affecte la tête, les oreilles et les pattes ; parfois même, mais très rarement, elle se généralise et s'étend jusque sur le dos, comme l'a observé Railliet.

La seconde est produite par le *Psoroptes communis*, variété *ovis*, et siège, au contraire, sur les parties du corps couvertes de laine.

Le noir-museau a été signalé pour la première fois en 1858 par Delafond, qui a, en outre, observé un cas de contagion à l'homme. En 1877, Gerlach l'a transmis expérimentalement à un élève.

La gale de la chèvre est déterminée par le *Sarcoptes scabiei*, variété *capræ*; elle débute autour des lèvres, puis envahit peu à peu les joues, le chanfrein, les oreilles, le tronc et les membres.

D'après Wallraff (1851-54), elle est transmissible au

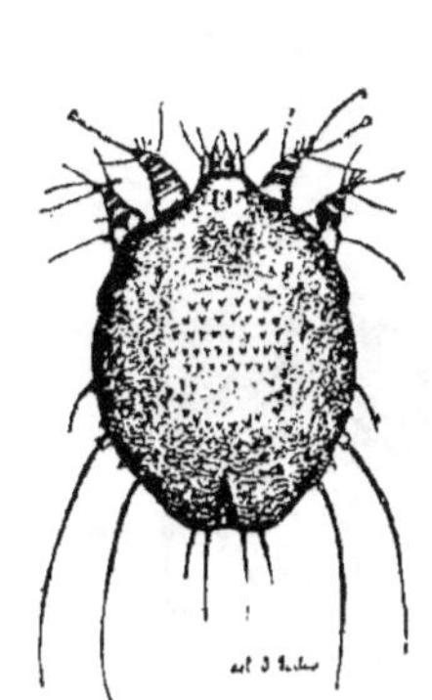

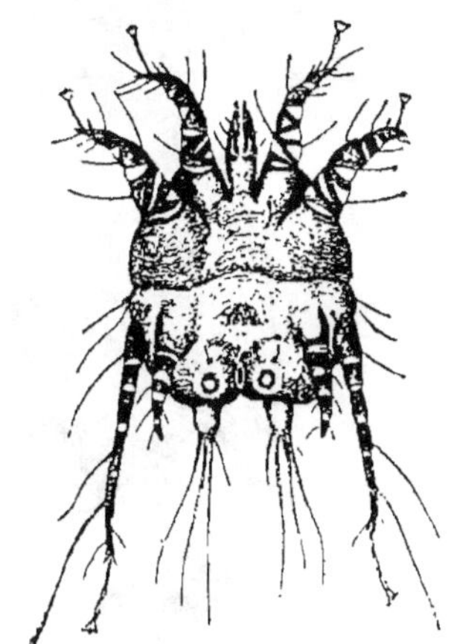

Fig. 72. — Sarcoptes scabiei.   Fig. 73. — Psoroptes communis.

mouton, au cheval, au bœuf, au porc et à l'homme. Chez celui-ci, elle prend un caractère grave.

A Londres, Henderson a vu, en 1851, la gale de la chèvre se communiquer au cheval, puis du cheval à l'homme. Müller, Roloff et Krait ont observé des faits de contagion de la chèvre à l'homme.

Inspection. — L'article 40 du décret du 22 juin 1882 interdit de se dessaisir des animaux atteints de la gale, pour quelque destination que ce soit; mais l'article 86 du même décret autorise leur transfert à l'abattoir, et, par suite, donne au propriétaire le droit de les livrer à la boucherie. Il est vrai qu'il s'agit, dans ce cas, d'animaux claveleux ou galeux, trouvés sur un champ de foire ou sur un marché.

L'auteur de l'article 86 n'a certainement voulu en-

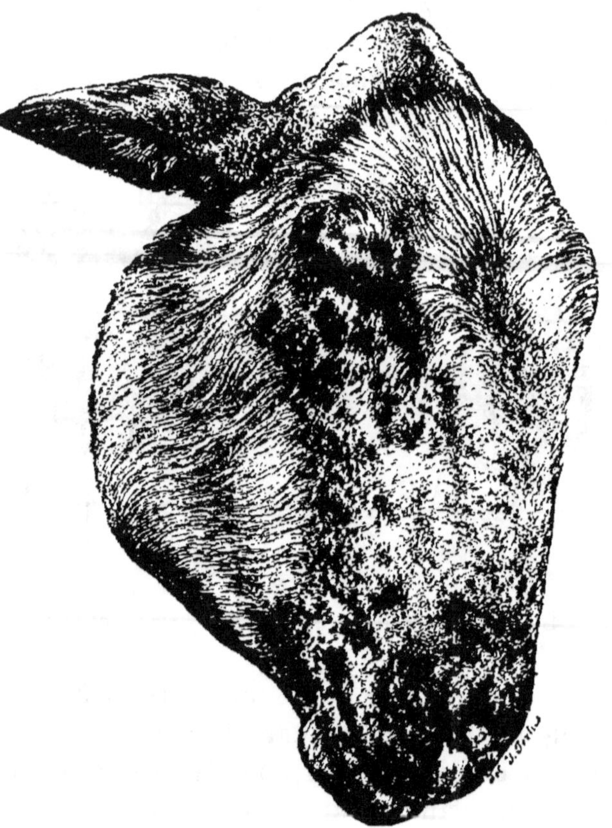

Fig. 74. — Mouton atteint de noir-museau.

voyer à l'atelier d'équarrissage que les animaux impropres à la consommation, c'est-à-dire à la fois claveleux ou galeux, maigres, cachectiques ou fiévreux (1).

(1) C'est ainsi qu'en Suisse, la vente pour la boucherie des moutons claveleux ou galeux est autorisée, à la condition que les animaux soient conduits à l'abattoir dans des voitures.

Le Service sanitaire du marché aux bestiaux de La Villette a observé maintes et maintes fois les deux formes de gale que nous venons de rappeler. Nous avons constaté notamment de très nombreux cas de noir-museau sur les moutons lorrains et auvergnats-limousins. Les papules étaient rares ; mais l'on pouvait voir, par contre, des croûtes abondantes, avec dépilation et épaississement de la peau des joues, du chanfrein et des oreilles.

Quant à la gale commune, qui est beaucoup plus grave et plus préjudiciable, nous l'avons vue, à diverses reprises, sur les moutons français, russes et américains.

Tous les animaux atteints de gale sarcoptique ou psoroptique ont été sacrifiés à l'abattoir de La Villette, et presque tous ont été reconnus bons pour la consommation.

AFFECTION MORVO-FARCINEUSE.

Le farcin et la morve ne sont pas cousins germains, ni même frère et sœur, comme on se plaisait à dire, il y a quelque trente ans : ils sont encore plus proches parents, car ils ne constituent, à eux deux, qu'une seule entité morbide.

Le farcin n'est autre chose que la morve cutanée.

Réceptivité animale. — La morve ne s'observe guère, dans les conditions naturelles, que sur le cheval, l'âne et le mulet ; mais l'homme, le mouton, la chèvre, le porc débilité (Cadéac et Malet), le lapin, le cobaye, les carnassiers domestiques et sauvages peuvent la contracter aussi, accidentellement ou expérimentalement. Ainsi, Saint-Yves Ménard a constaté la morve chez les chiens du Jardin zoologique d'acclimatation nourris avec la viande crue de cheval provenant d'un clos d'équarrissage. Benjamin et Trasbot ont vu succomber à cette maladie des lions et des tigres du Cirque d'hiver alimentés de la même façon.

Symptômes ou caractères de la maladie. — Pour la commodité de la description, on reconnaît : une morve aiguë et une morve chronique, un farcin aigu et un farcin chronique.

La morve chronique est caractérisée par un jetage souvent unilatéral, grisâtre ou jaune verdâtre, mal lié, visqueux et adhérent au pourtour des naseaux ; par la tuméfaction des ganglions sous-glossiens ou de l'auge et enfin — symptôme qui a le plus de valeur au point de vue du diagnostic — par l'hypertrophie des follicules de la muqueuse pituitaire et par des taches ecchymotiques suivies de petites productions tuberculiformes qui, en se rupturant, donnent naissance à des plaies (chancres) dont les bords sont saillants, indurés et dont le fond, granuleux, rose pâle, pointillé de rouge, sécrète un liquide purulent, grisâtre, parfois strié de sang.

Le farcin chronique se traduit par des boutons, des cordes et des tuméfactions ganglionnaires, qui siègent le plus souvent à la face interne des membres, sur les côtés de l'encolure, de la poitrine, à l'aine, etc. Les boutons et les cordes (celles-ci résultent de l'inflammation des vaisseaux lymphatiques) s'ulcèrent : les plaies ou chancres farcineux laissent écouler un liquide filant, visqueux, jaunâtre (huile de farcin) ou strié de sang, qui se concrète à l'air et adhère à la peau sous forme de croûtes jaunâtres.

Dans la morve et le farcin aigus, l'évolution est plus rapide ; il y a de la fièvre, des tremblements, etc.

Chez l'âne et le mulet, c'est toujours la forme aiguë que l'on observe.

Chez l'homme, la morve est ordinairement aiguë ; au contraire, le farcin est plus souvent chronique.

Les symptômes de la morve aiguë (l'incubation varie de deux à huit jours) sont locaux et généraux ; lymphangite, adénite, phlegmon diffus, frisson, fièvre, céphalalgie, vomissements, arthrites, plaques érythémateuses, éruption pustuleuse, ulcérations nasales et jetage.

Le farcin chronique est une affection tantôt locale, tantôt générale. Dans ce dernier cas, il est caractérisé par des abcès, de la fièvre et de la diarrhée qui amènent la mort.

Le diagnostic de la morve n'est pas toujours facile à établir ; car l'un des trois signes cliniques peut faire défaut. Parfois deux symptômes classiques sont absents et même les trois (*morve larvée, latente ou fruste*). Dans ce dernier cas, il s'agit de la morve d'Abadie ou morve laryngo-trachéale et de la morve pulmonaire.

En vue de dissiper les doutes, on aura recours à l'inoculation expérimentale : l'âne (Saint-Cyr), le chien (Galtier, puis Reul) et le cobaye mâle (Straus) sont les meilleurs réactifs.

Trois autres moyens permettent encore d'assurer le diagnostic : 1° la recherche, dans les lésions aiguës de l'âne et du chien, du bacille morveux de Löffler et Schütz, de Bouchard, Capitan et Charrin ; 2° la culture du bacille sur pomme de terre. Les colonies revêtent après quelques jours une couleur jaune fauve caractéristique (Nocard) ou non (Cadéac et Roy) ; 3° l'emploi de la « malléine », laquelle est à la morve ce que la tuberculine de Koch est à la tuberculose.

Seule la constatation de tubercules ou (qu'on nous passe l'expression) de *petites grosseurs* dans le parenchyme pulmonaire ne permet pas toujours d'affirmer l'existence de la morve. Leurs caractères, en effet, laissent parfois subsister le doute.

Les tubercules pulmonaires sont très récents, récents ou anciens. Très récents, ils se décèlent à l'œil nu par une tache ecchymotique ; récents, ils sont gros comme un grain de mil, un pois ou un œuf de moineau et présentent, incisés, trois zones plus ou moins distinctes :

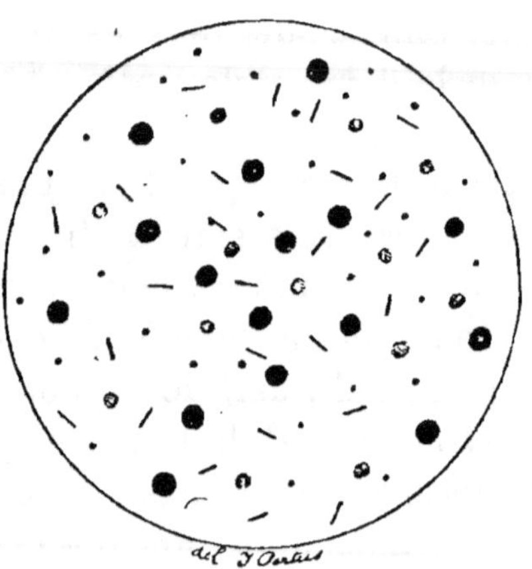

Fig. 75. — Bacilles de la morve.

une zone centrale caséeuse, jaunâtre ; une zone moyenne grisâtre et une zone périphérique rougeâtre. Anciens, ils atteignent assez souvent le volume d'un œuf de pigeon : les zones centrale et moyenne sont caséifiées, la zone périphérique est formée de tissu conjonctif, cicatriciel ou sclérosé plus ou moins épais.

Dans un poumon morveux, on peut trouver des tubercules à tous les âges, voire des abcès et des noyaux de pneumonie lobulaire ; mais parfois, nous le répétons, les lésions ne sont pas caractéristiques. En pareil cas, il importe d'examiner les ganglions bronchiques, qui se montrent alors hypertrophiés, durs, infiltrés de matière néoplasique. Il importe encore de rechercher si des ulcérations n'existent pas sur les muqueuses nasale, laryngienne et trachéale.

Par ses expériences, Nocard a montré :

1° Que la morve se propage aisément par les voies digestives ;

2° Que le tubercule d'une teinte jaune clair et translucide (sans auréole inflammatoire, sans centre caséeux) est bien une lésion morveuse et constitue le premier stade de l'évolution du tubercule classique ;

3° Que les tubercules translucides sont beaucoup moins riches en microbes que les tubercules caséeux et que les microbes qu'ils renferment sont rapidement détruits par les cellules.

Ces tubercules, du volume d'un grain de mil, en général, sont des pseudo-tubercules lymphoïdes. Pour Leblanc, ils ne seraient pas de nature morveuse.

Lorsqu'on promène les doigts à la surface d'un poumon morveux, on éprouve la sensation de grains de plomb plus ou moins gros, voire de petites balles, logés dans le parenchyme. Il arrive parfois que les tubercules forment saillie, de sorte qu'un simple coup d'œil sur l'organe permet de soupçonner la nature de la maladie. En tout cas, il sera utile de pratiquer des incisions.

La rate, le foie, le rein (Nocard), les muscles striés (Rabe) peuvent aussi, mais plus rarement que le poumon, présenter des tubercules aigus ou chroniques.

Enfin, il n'est pas rare de rencontrer dans le poumon des vieux chevaux sacrifiés pour la boucherie des tubercules petits et durs, produits par l'inhalation d'un air graveleux : leur incision permet aisément de ne pas les confondre avec les tubercules morveux.

Inspection. — L'article 42 de la loi du 21 juin 1898 prohibe la consommation des viandes provenant d'animaux morveux. Ces viandes sont, en effet, dangereuses par leur manipulation et même par leur consommation ; car les lymphatiques, les ganglions, la moelle osseuse, et même le sang peuvent contenir le bacille spécifique. Donc, saisie totale.

CHARBON BACTÉRIDIEN OU FIÈVRE CHARBONNEUSE.

Le charbon bactéridien est une maladie générale, contagieuse, inoculable, commune à nos animaux domestiques et à l'homme, caractérisée par de la fièvre et d'autres modifications fonctionnelles, et due à la multiplication dans l'organisme de la bactéridie de Davaine et de Rayer.

Réceptivité animale. — Règle générale, les herbivores, omnivores et carnivores sont — et dans cet ordre — susceptibles de contracter le charbon bactéridien. Le mouton, la chèvre, le bœuf et le cheval sont les plus exposés à la contagion ; le lapin, le cobaye et la souris jouissent aussi d'une grande réceptivité.

Adultes, le porc, le chien et le chat se montrent réfractaires ; jeunes, ils sont plus sensibles et succombent aux suites des inoculations massives et répétées. C'est ainsi que Cornevin et Peuch, en France, Crookshank, en Angleterre, ont pu développer un charbon mortel sur le porcelet. En dehors de toute condition expérimentale, Gilbert a vu succomber au charbon deux ours et un loup, Cornevin, cinq chiens, Trasbot, des lions, Leblanc et Peuch, des chiens : tous ces animaux s'étaient infectés en mangeant la viande crue de bœufs, vaches ou moutons charbonneux.

En 1885, Villain a recueilli et publié une observation qui prouve que le porc peut contracter accidentellement le charbon, c'est-à-dire dans les conditions naturelles de la vie ; mais la note qu'il a, à ce sujet, présentée à la Société centrale de médecine vétérinaire est muette, chose regrettable, sur la question de l'âge.

Les oiseaux très jeunes ne résistent pas toujours non plus à l'inoculation charbonneuse (Colin). Enfin, il suffit d'abaisser la température des poules, en les plongeant durant douze à quinze heures dans l'eau courante, pour les rendre aptes à contracter la maladie (Pasteur).

Fait curieux, le mouton africain ou barbarin possède une immunité naturelle contre le charbon (Chauveau).

Caractères de la maladie. — 1° *Mouton.* — Les moutons de la Beauce, de la Brie, de la Bourgogne, de la Provence, etc., payent un fort tribut au charbon, qui prend chez eux les noms de *sang de rate* et de *pissement de sang.* La maladie apparaît brusquement : l'animal cesse de manger, piétine sur place, tourne en cercle, rejette un peu de sang par les naseaux, tombe et meurt dans quelques convulsions. Cette forme, en quelque sorte foudroyante, est la plus fréquente à observer.

La mort arrive dans un intervalle de temps si court que le berger est presque toujours surpris de trouver un ou plusieurs cadavres soit à la bergerie, soit au pâturage. Ce qui attire parfois l'attention du gardien, c'est que le mouton malade ne peut suivre ses compagnons et reste, à chaque instant, en arrière du troupeau, par suite de la gêne des fonctions respiratoire et circulatoire. Si l'on vient alors à saisir ce mouton et à lui comprimer le museau, de façon à obturer les ouvertures nasale et buccale, on provoque l'expulsion d'une urine roussâtre, sanguinolente.

Dans les campagnes, on attribue à « un coup de sang » la mort extrêmement rapide des animaux. Ce coup de sang n'est autre que le charbon, bactéridien ou symptomatique.

2° *Bœuf*. — La marche de la maladie est, en général, très rapide : sa durée varie entre deux et dix-huit heures.

Symptômes alarmants : tristesse, inappétence, arrêt de la rumination, frissons, coliques, teinte violacée des muqueuses, adynamie, dyspnée, battements du cœur tantôt forts et tumultueux, tantôt petits et faibles, fluidité des matières excrémentitielles qui se montrent souvent striées de sang, sueurs à l'ars, à l'aine, à la base des oreilles, etc.

3° *Cheval*. — Abattement, coliques, faiblesse, frissons, accès de fureur chez les chevaux nerveux, accélération de la respiration et de la circulation, élévation de la température, teinte bleuâtre, violacée, des muqueuses, sueurs, parfois entérorragie. Ce dernier symptôme annonce une mort prochaine.

La durée de la maladie ne dépasse pas vingt-quatre heures

Enfin, on peut observer, durant le cours de la fièvre charbonneuse, des tuméfactions ganglionnaires, et, à la surface du corps, des tumeurs non crépitantes, caractère qui les différencie de celles du charbon symptomatique. Ces tumeurs, à coupe noirâtre, sont dues à des contusions.

Chez l'homme, la pustule maligne, l'anthrax malin, l'œdème malin sont des manifestations du charbon bactéridien. Règle générale, c'est une éraillure ou plaie de la peau qui sert de porte d'entrée au virus. Aussi recommande-t-on aux porteurs de viandes l'usage du couvre-nuque.

L'accident local, ou pustule maligne, apparaît ordinairement le premier et précède les symptômes généraux.
L'incubation a une durée qui varie de quelques heures à
six jours.

Quant au charbon *interne* ou *intestinal,* sa symptomatologie ressemble à celle du choléra : vomissements,
diarrhée, cyanose, crampes, asphyxie.

Lésions. — A en juger par les symptômes, il semble
que le tableau anatomo-pathologique doive être particulièrement chargé... de carmin. Et de fait, il y a du
rouge un peu partout : ecchymoses, points ou taches
hémorragiques, etc. La muqueuse digestive surtout présente des lésions congestives et inflammatoires très
manifestes. Les ganglions sous-glossiens, pharyngiens,
pré-pectoraux, mésentériques, etc., sont tuméfiés, gon-
flés, hyperhémiés, infiltrés.

La rate est le plus souvent hypertrophiée et bosselée ;
elle a doublé, triplé, quadruplé de volume et sa pulpe,
très friable, se réduit facilement en bouillie. Le foie a
une teinte jaune terreux et paraît comme cuit ; sa consistance a diminué. Les reins se montrent congestionnés
à leur surface et la vessie contient une urine roussâtre,
sanguinolente.

Malheureusement, tous ces signes, toutes ces altérations ne sont d'aucune utilité lorsqu'il s'agit, on le
devine, de viandes foraines, dépourvues de viscères.
Ce qui peut alors éveiller l'attention de l'inspecteur,
c'est l'aspect plus ou moins fiévreux des chairs : graisse
intérieure et extérieure rougeâtre, injectée ; taches
ecchymotiques sur les plèvres et le péritoine, ainsi que
sur les coupes musculaires. Il s'agit, en un mot, de
viandes saigneuses et molles.

On est ainsi conduit à rechercher et à déterminer, si

possible, le degré de fièvre et la nature de la maladie. A cet effet, on fait lever une épaule et couper une cuisse, suivant la méthode adoptée par la boucherie de la localité ; et l'on constate, en cas de charbon, que les surfaces de section des muscles grand dentelé, pectoraux, angulaire de l'omoplate et cruraux internes sont plus ou

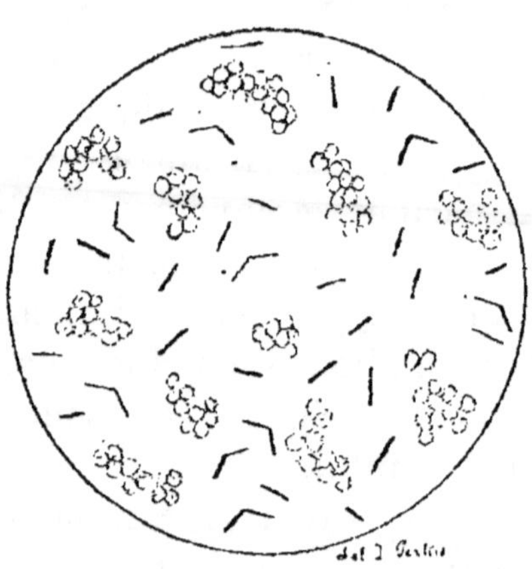

Fig. 76. — Bactéridies charbonneuses (sang).

moins décolorées et d'un rouge jaunâtre ou saumoné. Le sang qui s'échappe des veines sous-scapulaire et fémorale est noirâtre, poisseux, incoagulé ; les ganglions voisins se montrent injectés.

Enfin l'examen microscopique du sang lèvera tous les doutes, s'il fait voir, entre les globules rouges frangés et agglutinés, les bactéridies caractéristiques du charbon.

Propriétés physiologiques de la bactéridie (*Bacillus anthracis* Cohn). — La bactéridie (dont l'existence dans le sang des animaux charbonneux a été signalée dès 1852 par Davaine) est un microbe immobile, aérobie. qui vit, par conséquent, en présence de l'air, enlève l'oxygène à l'hémoglobine et empoisonne l'organisme par les produits toxiques, ptomaïnes ou toxines (Toussaint, Hofa, Chauveau, Gamaleïa), que sa multiplication engendre. Elle désoxygène le sang, qui prend alors une coloration brunâtre et donne aux tissus une teinte foncée asphyxique. D'où le nom de charbon.

Elle offre les deux modes de reproduction : par scissiparité et par sporulation ou endogenèse, suivant les conditions de milieu.

Le *Bacillus anthracis* se multiplie par scissiparité pendant la vie de l'animal. Au contraire, la reproduction par spores, entrevue par Delafond, vers 1860, établie et affirmée par Koch, en 1876, se fait chez l'animal mort, ou dans un bouillon de culture, au contact de l'air humide et à une température de 16 à 40 degrés.

Au-dessous de 12° et au-dessus de 45°, les bactéridies ne se multiplient pas.

Les spores sont très résistantes, elles conservent pendant trois, quatre, dix, et même douze années leurs propriétés infectantes. Les vers de terre les ramènent sans cesse à la surface du sol. De là, le danger de l'enfouissement des cadavres charbonneux et la persistance de la maladie dans les « champs maudits ».

En 1880, Toussaint a démontré que l'inoculation du sang charbonneux, défibriné par le battage et chauffé à 55° pendant dix minutes, peut conférer l'immunité.

Pasteur et Chauveau ont ensuite réussi à atténuer le virus charbonneux, en suivant une voie différente de celle de Toussaint.

Ainsi le premier a employé à la fois l'action continue de la chaleur et de l'air. A 42°-43°, la bactéridie donne seulement du mycelium dont la virulence s'atténue de jour en jour et même d'heure en heure ; à 30 ou 35°, cette bactéridie-filament produit des spores qui fixent et conservent la virulence d'origine.

Le second a d'abord cherché à perfectionner le procédé Toussaint ; puis il a eu recours à l'air ou à l'oxygène comprimé.

Chamberland et Roux se sont adressés aux antiseptiques (acide phénique, bichromate de potasse, etc.) dont l'action avait déjà été étudiée par Toussaint.

Arloing et Duclaux ont démontré que la lumière solaire peut atténuer la virulence des cultures du *Bacillus anthracis* et les transformer en vaccins.

Enfin, Apostoli et Laquerrière ont constaté que l'action du courant galvanique peut, suivant son intensité, tuer la bactéridie ou lui faire perdre simplement une partie de sa puissance virulente.

CHARBON SYMPTOMATIQUE OU BACTÉRIEN.

L'histoire du charbon symptomatique appartient tout entière à Arloing, Cornevin et Thomas.

Réceptivité animale. — 1° Les bovidés de six mois à quatre ans, de préférence, et (Biro) les buffles jeunes ; 2° le mouton, puis expérimentalement le cobaye ou cochon d'Inde et la chèvre.

Le poulain est peut-être apte à contracter la maladie. Ainsi, notre confrère Mensire (de Doudeville — Seine-Inférieure) en a signalé un cas sur un poulain de huit mois.

On n'a pas encore constaté la transmission du charbon symptomatique à l'homme par l'usage de la viande ou les manipulations de boucherie et d'équarrissage.

Symptômes et lésions — L'apparition d'une tumeur

(celle-ci n'est pas toujours visible) sur les parties supérieures de l'un ou de l'autre membre, une boiterie, de la fièvre et ses conséquences, voilà ce qui caractérise, en général, le charbon symptomatique.

Cette tumeur est irrégulière, mal circonscrite; elle s'accroît rapidement et devient peu à peu insensible, après s'être montrée très douloureuse au début. Crépitante et sonore, elle est noire au centre, puis rouge foncé, rouge, rose et même jaune au fur et à mesure que l'on considère une portion plus périphérique. Les tissus qui la forment sont friables, faciles à écraser.

Dans les parties centrales de la tumeur, les gaz ont disséqué les muscles ou dissocié les fibres musculaires. Quand l'infiltration gazeuse est notable, on peut observer de véritables poches intermusculaires. Il n'est pas rare non plus de constater, autour de la tumeur, l'existence d'un œdème à sérosité légèrement citrine ou roussâtre.

Le système musculaire peut recéler une ou plusieurs tumeurs.

Si l'on examine au microscope le suc du muscle malade, suc au préalable coloré par le bleu Löffler, on y verra les différentes formes de l'agent pathogène (*Bacterium Chauvæi*), lequel est anaérobie et mobile: bacilles ovoïdes, bacilles en massue, en battant de cloche ou en raquette et bacilles en fuseau.

En France, le charbon symptomatique est une affection généralement et promptement mortelle; il est exceptionnel, en effet, que sa durée dépasse trois jours. Heureusement qu'Arloing, Cornevin et Thomas ont réussi à obtenir des virus-vaccins par la méthode du chauffage.

Bien que le charbon symptomatique attaque de préférence les bovidés de six mois à quatre ans, on peut l'observer cependant sur des sujets moins âgés. Ainsi, nos confrères Guillot et Simon ont rapporté plusieurs cas de charbon symptomatique, suivis de mort, chez des veaux de quatre mois ; Detroye a constaté neuf fois cette maladie sur des veaux de deux à quatre mois ;

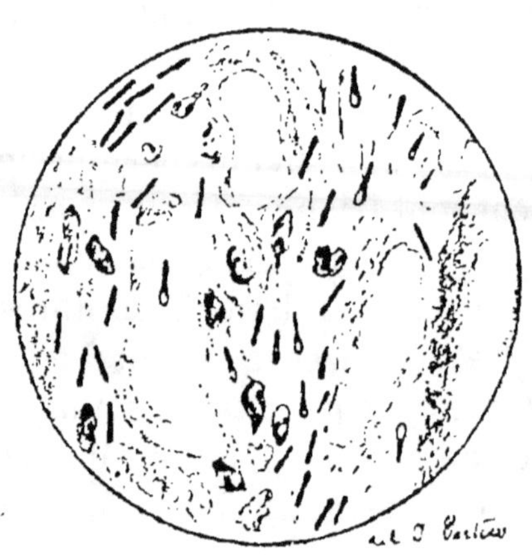

Fig. 77. — Microbes du charbon symptomatique. (Sérosité intermusculaire.)

Moulé l'a signalée à quatorze reprises (de 1886 à 1892) sur des veaux de deux mois dont la viande exhalait une odeur de beurre rance. En cherchant, on trouvait une tumeur dans l'intérieur de la cuisse, de l'épaule, des lombes, etc.

Enfin, durant les années 1895, 96, 97 et 98, sept veaux ont été saisis aux Halles centrales pour cause de charbon symptomatique (H. Duprez).

Inspection. — Les viandes provenant d'animaux atteints de charbon, bactéridien ou symptomatique, seront saisies, en vertu de l'article 42 de la loi du 21 juin 1898.

RAGE.

A propos de la rage, il serait sûrement utile et intéressant de rappeler les admirables travaux de Galtier, Pasteur, Nocard et Roux. Malheureusement nous sommes obligé de nous restreindre.

Inspection. — L'article 38 de la loi du 21 juin 1898 stipule que la rage, lorsqu'elle est constatée chez les animaux de quelque espèce qu'ils soient, entraîne l'abatage immédiat, et l'article 42 de la même loi ajoute que la chair des animaux abattus comme atteints de la rage, ne peut être livrée à la consommation.

Ces prescriptions sont sans conteste justifiées ; mais la mesure qu'édicte l'article 55 du décret du 22 juin 1882 nous semble réellement par trop excessive. Il est certain, en effet, que l'on peut consommer, sans danger, les viandes provenant de bœufs, chèvres ou moutons qui viennent d'être mordus par un animal enragé ou même qui ont été mordus depuis un jour ou deux. Du reste, l'Italie et l'Allemagne ont adopté cette ligne de conduite ; seule, la région mordue est éliminée et détruite.

Quoi qu'il en soit, l'inspecteur des viandes devra jusqu'à nouvel ordre, appliquer strictement l'article 55,

TUBERCULOSE.

Synonymie. — Phtisie tuberculeuse, pommelière, gravelle (terme de boucherie).

Réceptivité animale. — 1° Bœuf (la tuberculose est fréquente chez les races charolaise-nivernaise, normande et flamande ; rare chez les races salers, limousine et

bretonne); 2° porc, cheval, chien (depuis 1891, Cadiot
a recueilli plus de 40 observations chez le chien), chat,
lapin, cobaye, oiseaux de basse-cour. Mais notre législation sanitaire (loi du 21 juin 1898, art. 29) ne vise la
tuberculose que dans l'espèce bovine.

Les porcs, chiens, chats et poules s'infectent facile-

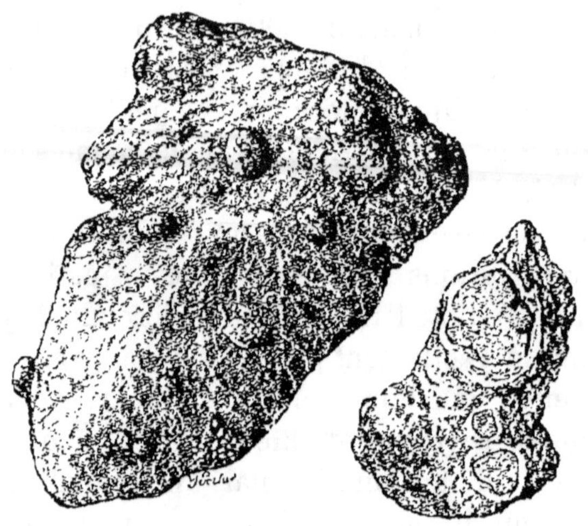

Fig. 78. — Tuberculose du poumon.   Fig. 79. — Séquestres.

ment par l'ingestion de produits tuberculeux (Veyssière,
Ostertag, Viseur, Nocard, etc.).

Le mouton et la chèvre ne contractent guère la
tuberculose que dans des conditions expérimentales.
Voilà pourquoi et comment Bertin et Picq (de Nantes)
ont été amenés à injecter du sang de chèvre dans les
muscles de l'homme phtisique.

Il y a pourtant un certain danger à transfuser le
sang et à ingérer le lait cru de la chèvre.

En effet, Thomassen, Lydtin, Gerlach, Nocard et Colin
ont signalé la tuberculose chez les animaux de cette

espèce. Siegen (de Luxembourg) en a observé une dizaine de cas dans les abattoirs. Weber et Moulé, Mathis et Leblanc, Leclerc, Deruelle et Rabieaux, l'ont

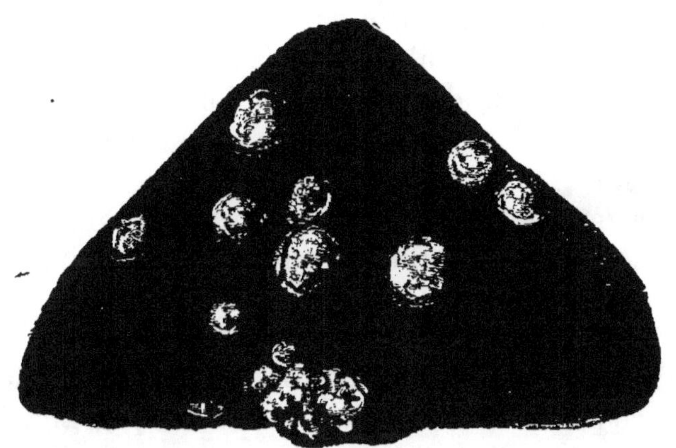

Fig. 80. — Tuberculose du foie.

également constatée. Enfin Cadiot, Gilbert et Roger l'ont expérimentalement transmise trois fois par injections intra-péritonéales et sous-cutanées.

En 1870, Chauveau a démontré l'identité de la tuberculose bovine et de la tuberculose humaine.

Caractères de la maladie. Contrairement à notre habitude, nous ne décrirons pas les symptômes de la tuberculose, par l'excellente raison que, quoi qu'on dise et quoi qu'on fasse, le diagnostic de cette affection est encore un mythe, du moins en médecine vétérinaire.

On s'est bien efforcé en ces derniers temps de projeter un peu de lumière sur ce point. Mais hâtons-nous de dire que, lorsqu'il s'agit de reconnaître les animaux malades sur un marché, les indications de Lydtin, Grisonnanche et Cagny deviennent insuffisantes, en même temps que les procédés de Peuch (1), Mandereau (2) et Nocard (3) se montrent inapplicables.

A notre avis, les deux signes qui ont le plus de valeur diagnostique sont: 1° la nature de la toux ; 2° l'essouffle-ment ou l'irrégularité de la respiration.

D'après P. Godbille, la palpation des ganglions rétro-pharyngiens constituerait un excellent moyen de dia-gnostic.

Quant à la percussion et à l'auscultation, elles ne renseignent pas suffisamment. Enfin, peu importe que les bovidés soient très gras ou très maigres.

Mais dans une ferme ou chez un laitier-nourrisseur, la tuberculine peut et doit même être conseillée. Elle provoque souvent des réactions thermiques inversement proportionnelles à l'étendue des lésions. D'où l'indi-cation de pratiquer avec soin les autopsies, d'examiner les ganglions pharyngiens, pré-pectoraux, bronchiques, mésentériques, etc.

L'emploi de la tuberculine a été vivement recom-mandé par Nocard, Degive, Siegen, etc.

D'après Trasbot, elle provoquerait encore une réaction dans les cas de carcinose.

Nous avons dit plus haut que le diagnostic de la tuberculose est encore un mythe. A ce sujet, nous ferons observer qu'il y a cependant des cas — malheu-reusement rares — où la constatation de la maladie n'offre aucune difficulté : c'est lorsqu'il existe sous la

(1) Inoculation du pus du séton mis à l'animal suspect, pus qu se montre virulent à partir du 8e jour.

(2) Examen et inoculation de l'humeur aqueuse de l'œil; mais Leclainche et Greffier n'ont jamais trouvé le bacille de Koch dans l'humeur aqueuse de l'œil d'animaux même tuberculeux à l'excès.

(3) Emploi de la tuberculine.

peau, à la surface des muscles ou dans la profondeur de ceux-ci, des tumeurs dures, indolentes, de la grosseur d'une noix à celle d'une petite pomme et disséminées un peu partout, mais principalement le long de la queue, de la cuisse, de la jambe, de l'encolure, etc. Deux fois, en effet, sur deux bovidés, dont l'un était gras, très gras même, nous avons vu ces tumeurs coexister avec la tuberculose pulmonaire et hépatique.

Inspection. — L'article 11 de l'arrêté ministériel du 28 juillet 1888 aura eu cette conséquence heureuse d'avoir fait disparaître le défaut d'uniformité qui, en matière d'inspection des viandes, existait auparavant. On n'a pas oublié, sans doute, que les inspecteurs de Paris et de Bordeaux, par exemple, se montraient beaucoup plus tolérants que ceux de Lyon, de Besançon et de Dijon.

Puis, cet article 11, jugé trop sévère, a été remplacé par l'article 1er de l'arrêté ministériel du 28 septembre 1896.

La simple vue des organes viscéraux et des séreuses splanchniques permettra généralement de reconnaître la tuberculose.

Toutefois on peut rencontrer dans le poumon des lésions, notamment des abcès, qui n'ont rien de caractéristique. Pour lever le doute, il faut examiner les ganglions bronchiques qui se montrent hypertrophiés, durs, infiltrés de matière néoplasique, lorsqu'il s'agit de lésions de nature tuberculeuse.

D'après Winter, les lésions tuberculeuses de la région amygdalienne sont souvent constatées chez les bovidés. Les amygdales renferment de petits amas friables, caséeux ou calcaires ; les ganglions rétro-pharyngiens et parfois sous-glossiens sont également envahis.

Nocard et P. Godbille ont signalé des cas de tuberculose de la langue.

Enfin la tuberculose peut coexister avec la péripneumonie contagieuse.

Il n'est pas rare d'observer aux abattoirs des cas de tuberculose généralisée sur le porc (ganglions du cou, poumon, foie, etc.). A ce propos, nous ferons remarquer que :

1° La constatation de cette maladie chez les suidés n'entraîne l'application d'aucune mesure sanitaire. Il n'y a ni déclaration à faire, ni rapport à adresser, ni arrêté à provoquer;

2° La saisie de l'animal doit être opérée non en vertu de l'arrêté ministériel du 28 septembre 1896 (art. 1er), mais *par analogie*. L'inspecteur a une délégation de l'autorité municipale : il est donc fondé, même à défaut de règlement spécial, à retirer de la consommation tous comestibles jugés par lui insalubres.

3° Il y aurait peut-être lieu de se montrer relativement sévère à l'endroit des viandes de porc, celles-ci étant souvent consommées à l'état cru.

PASTEURELLOSE BOVINE.

A plusieurs reprises, nous avons constaté sur des bœufs américains sacrifiés aux abattoirs de La Villette certaines lésions pulmonaires de la maladie que Lignières a fort bien étudiée dans la République Argentine et à laquelle il a donné le nom de pasteurellose.

Pour lui, les deux affections connues là-bas sous les noms de *Diarrhée* et d'*Entéqué* ne constituent qu'une seule entité morbide, déterminée par une bactérie du genre Pasteurella. Nous empruntons à son savant travail (1) la description qui suit:

Lorsqu'on retire les poumons de la cavité thoracique, on voit que le tissu ne s'affaisse pas partout; si l'on porte la main sur ces points en saillie, on a la sensation d'une tumeur dure, qui donne, à la pression, une crépitation spéciale. De fait, il s'agit d'une véritable ossification du poumon, apparaissant sur la coupe sous l'aspect d'un tissu osseux spongieux. Les alvéoles de ce tissu spongieux ont un volume variable, depuis celui d'une tête d'épingle jusqu'à celui d'une noix. Autour de ces lésions, le tissu pulmonaire paraît sain, mais il n'est pas rare de constater de l'emphysème. Souvent, ces lésions sont peu prononcées; on les rencontre seulement en explorant les poumons avec les doigts, surtout sur les bords. On a alors la sensation de fines bronches ossifiées; en réalité, sur la coupe, on trouve de petits foyers spongieux, calcaires et friables, dont les alvéoles sont d'une finesse extrême.

Lignières a toujours vu, en même temps que des lésions pulmonaires, de l'artérite chronique; par contre, la lésion macroscopique du poumon peut manquer, alors que les artères sont malades. Il a parfois constaté la coexistence de la tuberculose et de l'entéqué.

Aux abattoirs de La Villette, nous avons observé seulement des lésions d'entéqué et, pour ce motif, saisi les poumons.

Lignières et Moussu rapprochent la pasteurellose des bœufs argentins d'une entérite chronique connue dans certaines régions de notre pays sous le nom de « boyau tendre ».

(1) Lignières, *Contribution à l'étude des pasteurelloses bovine, ovine, équine.*

Inspection. — Dans certains cas, les poumons seuls seront détruits. Mais s'il y a à la fois entéqué et maigreur, pâleur et atrophie des muscles (ce qui n'est pas rare), entéqué et fièvre, la saisie totale s'impose.

PASTEURELLOSE OVINE.

C'est le nom que donne Lignières à une maladie appelée *Lombriz*, en Amérique, et commune sur les moutons argentins. Voici les conclusions de son étude :

La pasteurellose ovine est une affection microbienne déjà décrite sous le nom de pneumo-entérite (Galtier, qui l'a observée dans les Basses-Alpes, puis à Lyon et, enfin, sur des moutons algériens), de pneumonie enzootique (Liénaux, dans le Limbourg), de septicémie hémorragique (Conte, Besnoit et Cuillé), causée par un coccobacille dont Lignières a déterminé les caractères morphologiques et biologiques, et qui, jusqu'alors, avait échappé à toutes les recherches.

Elle sévit sous forme aiguë, sub-aiguë ou chronique (Galtier, Liénaux, Conte, Besnoit et Cuillé, Lignières).

Elle coexiste souvent avec une affection vermineuse, strongylose, distomatose (Lignières, Besnoit et Cuillé). Ainsi, Lignières a observé la pasteurellose sur des moutons provenant de l'Allier, que l'on considérait comme atteints de distomatose et chez lesquels on trouvait, à l'autopsie, les lésions classiques de la distomatose sans localisations.

Elle peut donc évoluer lentement chez les malades, les cachectiser et déterminer la mort sans localisations appréciables (Lignières).

Dans ce cas, la présence fréquente de vers en quantité

considérable tend à faire admettre l'existence d'une phtisie vermineuse.

Inspection. — Les poumons, foies et rates seront détruits. S'il y a à la fois pasteurellose et cachexie ou fièvre, la saisie totale s'impose.

PASTEURELLOSE ÉQUINE.
(*Fièvre typhoïde, Pneumonie*, etc.)

Sous le nom de pasteurellose équine, Lignières comprend tous les types de l'affection typhoïde déterminés par le cocco-bacille, dont il a donné la description en juillet 1897 et qu'il a retrouvé en Argentine sur les chevaux atteints de la forme typhoïde.

Inspection. — Les viandes typhiques doivent être impitoyablement saisies, car elles sont à la fois fiévreuses et microbiennes.

DES MALADIES ROUGES DU PORC.
1° *Rouget* ou *mal rouge*.

Réceptivité animale. — 1° Porc adulte et vieux porc; 2° pigeon, lapin, souris et rat blanc.

La durée de la période d'incubation varie entre un et cinq jours.

Symptômes et lésions. — Fièvre, abattement, inappétence, constipation, puis diarrhée, apparition de taches rougeâtres, bleuâtres ou violacées, à la base des oreilles, aux ars, sous le ventre, aux aines, etc.

En général, dans les cas graves, la mort arrive dans les quarante-huit heures. Toutefois la durée de la maladie peut être plus courte ou plus longue. Cornevin a même signalé un rouget chronique : le porc maigrit, reste souffreteux, a de la diarrhée et s'essouffle vite.

A l'autopsie, on constate la rougeur et l'infiltration de la peau, la rougeur et la mollesse du lard, l'hypertrophie et la congestion des ganglions lymphatiques, la teinte foncée de la rate qui se montre, en outre, volumineuse, noirâtre, bosselée et diffluente, etc.

Le microbe du rouget a été découvert en 1882 par

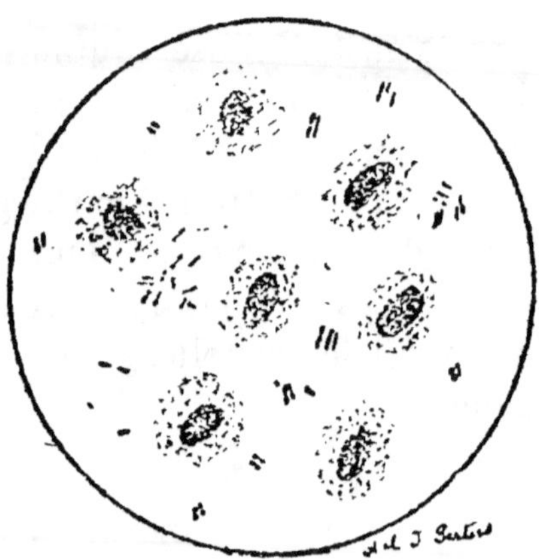

Fig. 81. — Bacilles du rouget dans le sang du pigeon.

Pasteur et Thuillier, en France, et Detmers, en Amérique. Thuillier le décrivit notamment comme ayant la forme d'un très petit huit de chiffre.

En réalité, ce microbe est — comme celui de la septicémie des souris — un très fin bacille ou bâtonnet (Roux, Löffler et Schütz), qui existe en abondance dans la rate, les ganglions, la moelle des os et les déjections des animaux malades. On le trouve aussi dans le sang.

Inoculé du porc au lapin, puis de lapin à lapin, le virus du rouget augmente de virulence pour ce rongeur, mais s'affaiblit pour le porc ; de telle sorte qu'après un certain nombre de passages sur le lapin, il est transformé en vaccin. C'est là, du reste, le procédé d'atténuation qu'ont fait connaître, en 1883, Pasteur et Thuillier.

Inspection. — L'article 42 de la loi du 21 juin 1898 prohibe la consommation des viandes provenant d'animaux atteints du rouget. Donc, saisie totale dans tous les cas.

La rigueur de cette prescription nouvelle — car l'article 16 de l'arrêté ministériel du 28 juillet 1888 donnait toute latitude à l'inspecteur — trouve peut-être son explication dans le fait suivant :

Generali aurait observé, il y a quelques années, des accidents de gastro-entérite grave chez plusieurs personnes ayant consommé de la viande insuffisamment cuite provenant d'un porc atteint du rouget.

PNEUMO-ENTÉRITE INFECTIEUSE.

La pneumo-entérite infectieuse (*swine-fever* ou *infectious pneumo-enteritis* des Anglais, *entérite diphtéritique* des Danois et des Suédois, *hog-cholera* des Américains) est une affection qui n'a été différenciée du rouget que dans ces derniers temps.

Et cependant, elle a été signalée, dès l'année 1877, par le docteur Klein, qui lui donna son nom actuel. Mais la description que le savant anglais fit de cette maladie, autorisa à considérer le rouget et la pneumo-entérite comme ne formant qu'une seule entité morbide.

En 1884, le docteur Klein revint à la charge et attaqua sans aucun ménagement les conclusions formulées par Pasteur et Thuillier. A l'en croire, le microbe du rouget ne ressemblait pas à un huit de chiffre : c'était un bâtonnet, arrondi à ses extrémités, isolé ou réuni par deux ou par quatre. De plus, ce microbe n'était pas transmissible au pigeon, etc.

En réalité, tous ces savants avaient raison, puisqu'il est parfaitement démontré aujourd'hui (après les travaux de Cornil et Chantemesse, Nocard, Galtier, en France ; Salmon, en Amérique ; Bang et Selander, en Danemark) que le rouget et la pneumo-entérite infectieuse sont deux affections distinctes.

Réceptivité animale. — La pneumo-entérite sévit, de préférence, sur les porcs jeunes, dans les conditions naturelles ; mais elle est inoculable au lapin et au cobaye. Pour tuer le pigeon, il faut lui injecter une *forte dose* de liquide virulent.

Enfin, d'après Galtier, elle peut être transmise expérimentalement au mouton, à la chèvre, au veau, au bœuf africain, au chien, au chat, au pigeon, à la poule et aux équidés. Elle cause le *bou-frida* de la chèvre, l'avortement épizootique des vaches, la diarrhée des veaux et certaines formes de l'affection typhoïde du cheval.

Symptômes et lésions. — Le début de la maladie est très insidieux : un peu de faiblesse et de fièvre, diminution de l'appétit, toux, gêne respiratoire, décubitus muqueuses blanchâtres.

Après un temps variable, il survient une diarrhée fétide d'autant plus abondante que les lésions intestinales sont plus étendues. Si, au contraire, les lésions pulmonaires prédominent, on observe principalement les symptômes propres aux affections de poitrine : accélération de la respiration, toux profonde, quinteuse et douloureuse, jetage muqueux assez abondant, quelques rougeurs cutanées.

La pneumo-entérite est presque toujours mortelle. S

marche est moins rapide que celle du rouget : ainsi sa durée oscille entre huit et quarante jours.

En résumé, on observe une forme thoracique et une forme abdominale plus ou moins associées. Rappelons que l'étude clinique a été fort bien faite par notre confrère Fouque (de Marseille).

Le service sanitaire du marché de La Villette a constaté plusieurs fois la pneumo-entérite sur des porcs venant de Gentilly et d'Ivry, qui sont, comme on sait, deux pays classiques de la maladie. Ce qui attirait notre attention, c'était l'aspect souffreteux des animaux atteints, leur maigreur, la teinte en quelque sorte jaunâtre de la peau chez les sujets blancs, et surtout leur essoufflement et le battement du flanc. Mais nous n'avons jamais observé de taches rouges à la base des oreilles, sous le ventre, à l'ars, à l'aine, etc.

A l'autopsie, l'intestin se montrait congestionné ; on y voyait, en outre, des fausses membranes un peu jaunâtres, difficiles à détacher et, parfois, de véritables ulcérations ayant pour siège les follicules clos et les plaques de Peyer de l'iléon et du cæcum. Ajoutons que les lésions les plus caractéristiques se trouvaient à proximité de la valvule iléo-cæcale.

Quant au poumon, il présentait des noyaux disséminés de pneumonie lobulaire ou de broncho-pneumonie, voire d'hépatisation avec infiltration et épaississement du tissu conjonctif interlobulaire. Les ganglions mésentériques et bronchiques offraient, ainsi que la rate, le foie et les reins, des traces évidentes de congestion. Enfin, on constatait parfois des lésions manifestes de péritonite.

Pour assurer le diagnostic, deux moyens sont indiqués : 1° l'examen microscopique ; 2° l'inoculation.

15.

1° Le microbe du rouget est un fin bâtonnet ; celui de la pneumo-entérite, que l'on trouve en grande quantité dans le produit de raclage des lésions intestinales, pulmonaires, de la pulpe de rate, de ganglions, etc., est, d'après Salmon, une bactérie ovoïde et mobile.

2° Le cobaye est réfractaire au rouget, mais non à la pneumo-entérite infectieuse.

Inspection. — L'article 43 de la loi du 21 juin 1898 laisse à l'inspecteur le soin de décider si les chairs provenant d'animaux atteints de pneumo-entérite infectieuse sont bonnes on non pour la consommation. Maigres ou fiévreuses, elles seront saisies ; dans le cas contraire, la vente en sera permise. Mais les poumons, estomac, intestins, foie, rate et reins, devront être toujours détruits ou enfouis.

PLEURO-PNEUMONIE SEPTIQUE OU PNEUMO- ENTÉRITE SEPTIQUE DES VEAUX.

Cette maladie, plus connue sous le nom de *Mal de la Courade*, a été bien étudiée par Galtier. Elle sévit principalement dans les départements suivants : Haute-Loire, Loire, Ardèche, Cantal, Puy-de-Dôme, Corrèze, Creuse et Allier. Elle a été observée en Belgique, en Hollande, en Danemark, en Allemagne et en Russie.

Réceptivité animale. — Veau, agneau, chevreau, porcelet. Chez les adultes, la maladie est rare et souvent bénigne.

Symptômes et lésions. — Dans la forme grave, on observe les symptômes ci-après : inappétence, accélération de la respiration et de la circulation, élévation de la température, fièvre intense. Muqueuses congestionnées. Mort parfois foudroyante.

Dans d'autres cas, on constate de la broncho-pneumonie (matité, râles, souffle tubaire) et de l'entérite (diarrhée fétide) qui rendent le pronostic presque fatal (un à trois jours, rarement quatre à huit jours).

Toutes les lésions et tous les produits morbides (liquides épanchés, exsudats des séreuses, poumon, foie, reins, rate et ganglions congestionnés, sang) sont virulents. Le microbe est aérobie et anaérobie; il se reproduit par scissiparité et par sporogenèse. Sur le veau, il se présente sous trois formes : une forme arrondie, une forme ovoïde et une forme allongée. Galtier lui a donné le nom de *Pneumo-bacillus septicus*.

Cœur et muscles décolorés, comme cuits, friables.

Inspection. — La saisie totale s'impose.

VIANDES SEPTICÉMIQUES.

C'est à Pasteur que l'on doit la découverte du vibrion septique (1876), être anaérobie qui ne peut vivre et se multiplier que dans les milieux privés d'oxygène libre.

Ce micro-organisme existe en abondance dans la terre, surtout dans la couche arable, et, par suite, dans les poussières atmosphériques ; on le trouve aussi, mais moins fréquemment, dans les eaux communes (Koch, Gaffky, Cornevin).

En 1884, Chauveau et Arloing ont publié, sous la dénomination générique de *septicémie gangreneuse*, une très remarquable étude sur la nature de la complication redoutable qui survient parfois à la suite de plaies accidentelles ou chirurgicales (*gangrène foudroyante, gangrène gazeuse, gangrène diffuse* ou *envahissante, gangrène traumatique* de Renault, d'Alfort, 1840). Chau-

veau et Arloing, d'une part, et Cornevin, d'autre part
ont démontré :

1° *L'identité du microbe* (Bacillus septicus gangrenæ
de la gangrène foudroyante et du vibrion septique;

2° *La réceptivité de tous nos animaux domestiques
sauf le bœuf, pour la gangrène foudroyante.* Le cobaye
l'âne, le cheval, le mouton, le pigeon, le lapin, etc
sont, par ordre décroissant, très sensibles à son action

Le vibrion septique s'introduit avec les aliments e
les boissons dans le tube digestif des animaux; ceux-c
morts, il passe dans le sang des veines mésentériques ou
mésaraïques pour gagner de proche en proche tout l'ap
pareil veineux interne. Son passage dans le sang es
d'autant plus rapide que la température est plus élevée

Il n'est donc point surprenant qu'au bout d'un cer
tain temps, des viandes de bœuf et de mouton primitive
ment saines, mais surtout lorsqu'elles sont déjà altérée
par la maladie (métrite, non-délivrance, charbon, etc.)
soient devenues septicémiques.

Caractères des viandes septicémiques. — Le
viandes septicémiques ont un aspect sale, répugnant
la vue; la graisse est molle, gris terne ou jaune rougeâ
tre; les séreuses et les aponévroses revêtent des ton
livides ou plombés; les muscles sont friables, sans con
sistance et laissent voir, sur une coupe, des teinte
rouge pâle ou grisâtre; le tissu conjonctif se montr
ecchymosé et infiltré d'une sérosité sanieuse; le san
est noir et incoagulé; enfin les tissus sont distendus pa
des gaz fétides.

Pour établir sûrement le diagnostic, on emploi
comme réactif le cobaye ou cochon d'Inde : un œdèm
sanieux se développe au point d'inoculation et la mo
survient en douze ou quinze heures. En examinant a

microscope la sérosité péritonéale ou celle de l'œdème, on y voit de longs et nombreux filaments droits ou flexueux et mobiles : ce sont autant de vibrions septiques (microbes anaérobies). Pour cela faire, il suffit, dans le premier cas, d'appliquer une lamelle sur la surface du foie et de la porter sous le champ du microscope.

Chose curieuse, le sang de l'animal qui a succombé aux suites de la septicémie expérimentale, ne renferme pas le vibrion, lorsque l'examen a lieu aussitôt ou très peu de temps après la mort.

Quand le temps est chaud et orageux, la septicémie succède à la fièvre charbonneuse.

Inspection. — Les viandes septicémiques doivent être impitoyablement saisies, car elles sont doublement dangereuses, et par le microbe et par le poison septique qu'elles contiennent.

Leur manipulation peut produire, chez l'homme, l'œdème malin de Pirogow, de Koch et de Gaffky (piqûre anatomique) et leur ingestion, des coliques, de la diarrhée, de la dysenterie, des vomissements et parfois de véritables empoisonnements.

CHOLÉRA DES POULES.

Réceptivité animale. — Tous les oiseaux de basse-cour (poule, pigeon, dinde, pintade, oie, canard, faisan) sont aptes à contracter le choléra dit des poules, lequel est, en outre, très meurtrier pour le lapin.

Cornil et Toupet ont observé chez le canard un choléra spécial, qui ne se transmet ni à la poule ni au pigeon et ne cause la mort du lapin qu'à très forte dose.

Le cobaye adulte est réfractaire au choléra des poules.

Symptômes et lésions. — Tristesse et affaiblissement de l'oiseau qui se roule en boule, démarche traînante, chancelante; plumes hérissées, coma ou somnolence, teinte rouge bleuâtre, violacée, de la crête, cyanoses sur la peau, jetage buccal et nasal, coliques,

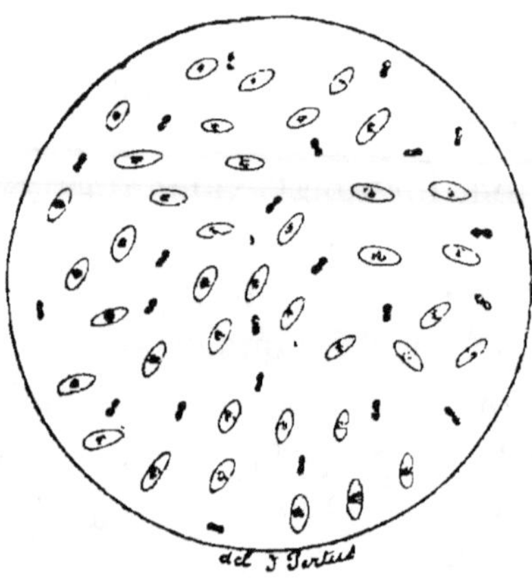

Fig. 82. — Microbes du choléra des poules.

diarrhée séro-muqueuse, dysenterie, refroidissement du corps, etc.

On observe une forme foudroyante, une forme aiguë et une forme chronique.

En général, la mort survient en huit ou douze heures. Les cas de guérison sont rares.

Si la peau présente par places des taches noires ou violacées, il est indiqué de procéder à l'examen microscopique du sang : on voit alors entre les globules ovoïdes le microbe (*diplococcus*) de la maladie.

Ce microbe, aérobie, qu'avaient entrevu Moritz (1869), Perroncito (1878) et Toussaint (1879), a été isolé et le premier atténué par Pasteur (1880).

Inspection. — On doit, bien entendu, saisir les

volailles qui offrent les altérations du choléra des poules.

CORN-STALK DISEASE
(Maladie du chaume de blé)

ou

CORN-FODDER DISEASE
(Maladie du maïs-fourrage).

Pendant les années 1890 et 1891, l'Amérique a expédié, à destination du marché de La Villette, un grand nombre de bœufs : les uns provenant des États-Unis (Indiana, Illinois, etc.) étaient rouge-pie ou pie-rouge,

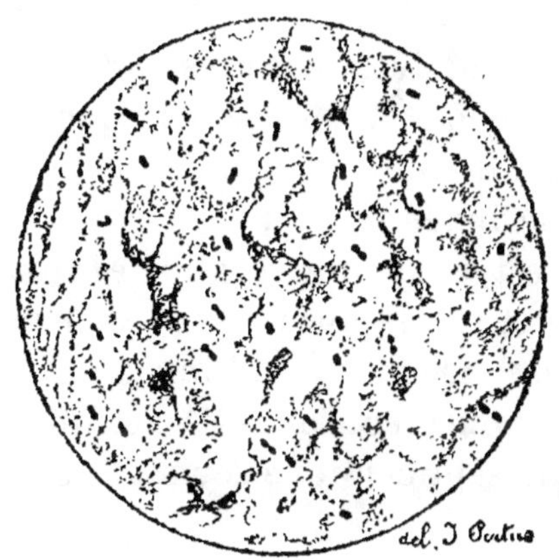

Fig. 83. — Microbes de la maladie américaine.

en général, et courtes-cornes ou même privés de ces deux appendices ; les autres, originaires de la Plata, portaient une robe à peu près blanche ou aubère (fleur de pêcher) ou pie-noir, etc., avec des cornes longues et volumineuses.

Or, à trois reprises différentes, Blier, Godbille et Redon ont observé, sur plusieurs animaux du pre-

mier type, une maladie analogue, au point de vue
symptomatologique et anatomo-pathologique, sauf la
pleurésie qui manque, à la péripneumonie contagieuse.

Nocard, à qui des poumons de bœufs malades furen
remis, a bien étudié l'affection qui nous occupe. Il a
constaté notamment que le muco-pus des bronches
« renferme en abondance une bactérie courte, ovoïde
mobile, à espace clair central, qui semble y exister
seule à l'exclusion de tout autre microbe » et qui se
retrouve également dans le tissu hépatisé et surtout dan
la sérosité des cloisons périlobulaires.

Le savant professeur d'Alfort a, de plus, cultivé cett
bactérie et inoculé à divers animaux un produit viru
lent quelconque (muco-pus bronchique, sérosité de
cloisons conjonctives, cultures, etc.); et de l'ensembl
de ses expériences, il en a conclu que :

1° La maladie observée sur les bœufs américains di
fère de la péripneumonie ;

2° Elle n'est, en définitive, qu'une broncho-pneumon
infectieuse et se rapporte assez exactement à la *Cor*
stalk disease, décrite par Billings;

3° Elle est considérée dans l'Amérique du Nord comm
une maladie septicémique sévissant sur le cheval et l
bovidés.

Inspection. — Les viandes provenant des animau
atteints de *the corn-stalk disease* n'offrant pas, du moi
d'après ce que nous avons vu, les caractères d
viandes fiévreuses, nous avons cru devoir en permett
l'utilisation.

TÉTANOS.

Synonymie. — Mal de cerf, spasme.

Réceptivité animale. — Mulet, âne, cheval, bœu

chèvre, mouton, porc, chien, etc. L'homme y est sujet.

Il y a quelque vingt ans, on distinguait un tétanos essentiel, *a frigore*, et un tétanos traumatique, consécutif à des blessures ou opérations chirurgicales, plaies du tégument externe ou des muqueuses.

Depuis lors, la notion de la contagiosité du tétanos a montré le peu de valeur de cette distinction.

Dès 1870, Arloing et Tripier croyaient à sa transmissibilité, sans pouvoir l'établir. C'est ainsi qu'ils inoculèrent infructueusement à des chevaux sains du sang et du pūs de tétaniques. Plus tard, Nocard ne fut pas plus heureux en injectant du liquide céphalo-rachidien et même de la substance nerveuse.

Les premiers faits positifs d'inoculation sont dus à Carle et Rattone (de Turin — 1884), puis à Giordano et Beumer, à Nocard.

En 1885, Nicolaïer découvre le bacille du tétanos. .

En 1887, Verneuil s'efforce de prouver l'origine équine du tétanos. D'autres croient à une origine tellurique : pour eux, le bacille tétanique abonde dans le sol, dans les poussières ; il se trouve mélangé aux aliments, litières, fumiers, etc. La terre serait tétanifère.

Symptômes. — Raideur de l'encolure, des oreilles, de la queue (qui est un peu soulevée) et des membres ; naseaux dilatés, globes oculaires fixes, trismus. La rigidité musculaire est plus ou moins générale, plus ou moins manifeste. Marche très difficile, parfois impossible ; il en est de même de la préhension des aliments. Salivation, respiration courte et fréquente. Dans les cas très graves, à dénouement fatal, le pouls est très accéléré, la température s'élève à 40°, 41°, 42° et même 44° ; dans les cas ordinaires, le pouls et la température varient peu.

Quoiqu'il détermine des troubles généraux souvent mortels, le tétanos est, en réalité, une maladie locale. Toutefois, Sanchez-Toledo et Veillon paraissent avoir démontré le passage du bacille dans la circulation générale, quelques heures avant la mort.

Vaillard et Vincent (du Val-de-Grâce) ont montré que les animaux succombent, non à la pullulation du bacille pathogène, mais à l'intoxication produite par l'absorption du poison que l'agent a élaboré au niveau de la plaie d'inoculation.

La toxine tétanique est des plus nocives : elle a sur les centres nerveux une action semblable à celle de la strychnine ou de la brucine.

Inspection. — Le tétanos étant une maladie infectieuse, microbienne, transmissible à l'homme, la saisie totale s'impose. C'est, du reste, l'avis des professeurs allemands Bollinger et Ostertag.

Dans la forme aiguë, les lésions observées sont celles de la fièvre. Leblanc, Gellé et Bourrier ont notamment signalé la décoloration musculaire ; Bollinger et Ostertag, la dégénérescence parenchymateuse des muscles et du cœur.

Mais il est de nombreux cas où les viandes et abats provenant d'animaux tétaniques présentent leurs caractères normaux. Conclusion : la visite des bêtes sur pied, *avant l'abatage*, est absolument nécessaire.

Du moment que l'inspecteur aura constaté les symptômes de la maladie, il n'aura plus qu'à attendre l'abatage de l'animal pour en opérer la saisie, sans se préoccuper de l'état des chairs.

Aujourd'hui il est démontré que le tétanos des animaux et celui de l'homme sont identiques. D'où il suit que les viandes provenant d'animaux tétaniques sont à la fois dangereuses et par leur ingestion et par leur manipulation.

En 1861, dans les *Annales de médecine italienne*, un médecin du Brésil, Betoli, a rapporté un cas de contagion de l'animal à l'homme. On avait enfoui un taureau mort du tétanos. Deux nègres le déterrèrent pour manger les bons morceaux. Peu de temps après, ils furent pris de tétanos et l'un en mourut.

Plus récemment, dans une localité de l'Amérique du Nord, dix personnes sont tombées malades et sont mortes après avoir mangé de la viande tétanique.

CHAPITRE IX

ACTINOMYCOSE. — PHOSPHORESCENCE DE LA VIANDE. —
ALTÉRATIONS DIVERSES DES TISSUS OSSEUX, MUSCULAIRE
ET CELLULAIRE. — ALTÉRATIONS DES ABATS. — LEUCO
CYTHÉMIE.

ACTINOMYCOSE.

L'actinomycose est une maladie commune à l'homme
et à la plupart des animaux domestiques, et due à la
prolifération dans les tissus d'un parasite appartenant
au genre *Streptothrix* de Cohn, *Oospora* de Sauvageau
et Radais.

Une pareille définition fait voir immédiatement
que nous avons tort d'étudier ici, plutôt qu'au chapi
tre VIII, l'actinomycose. Mais en raison de l'importance
— à coup sûr exagérée — que l'on attache aujourd'hui
à cette affection, il nous a paru bon de lui assigner une
place à part, en vue d'appeler plus spécialement l'atten
tion sur elle.

Historique. — Jusqu'en ces derniers temps, on dési
gnait l'actinomycose sous les noms d'ostéosarcome
maxillaire, de farcin ou cancer des os, de spina-ven
tosa, etc. Sa véritable nature n'est connue que depuis peu

En 1875, Rivolta et Perroncito font connaître la dis
position rayonnée qu'affecte le champignon.

En 1877, Bollinger démontre que le champignon si

gnalé par les deux vétérinaires italiens existe constamment dans les tumeurs de la mâchoire du bœuf. Le botaniste Harz examine ce parasite et le nomme *Actinomyces bovis*, en raison de son aspect radié et de sa fréquence chez le bœuf : c'est, à l'heure actuelle, le *Streptothrix bovis*.

Ponfick soupçonne ensuite que l'actinomycose de l'homme et celle du bœuf sont une seule et même maladie.

En 1887, Crookshank en montre la véritable nature : l'Actinomyces est un parasite végétal.

Enfin, les travaux et les observations de Nocard, Dr Jeandin, Moulé, Lucet, Leclerc, Mandereau, Godbille frères, etc., dissipent les obscurités.

Réceptivité animale. — Bœuf surtout, puis le porc, le mouton, la chèvre, le chien, le lapin, le cheval et l'homme.

Des enzooties d'actinomycose ont été observées en Danemark, en Allemagne, en Russie, en Italie, en Angleterre et dans l'Amérique du Nord.

En France, le premier cas d'actinomycose de l'homme a été constaté sur un bouvier par notre savant confrère A. Lucet (1888).

Symptômes et lésions. — Chez le bœuf, c'est l'ostéosarcome de la mâchoire inférieure qu'on observe le plus communément. On dit vulgairement, dans beaucoup de localités, que l'animal a l'*orme*.

Au début, la région malade se montre douloureuse ; elle devient, dans la suite, insensible ou à peu près. Le volume de la tumeur ou *actinomycome* est parfois considérable ; celle-ci, d'abord uniformément dure, présente, après un temps variable, des points de ramollissement qui ne tardent pas à s'abcéder en laissant

écouler un pus abondant, sanieux, granuleux et à
odeur *sui generis*.

Si l'on incise une pareille tumeur, on voit de nom
breux grains jaunâtres au milieu d'un tissu sclérosé

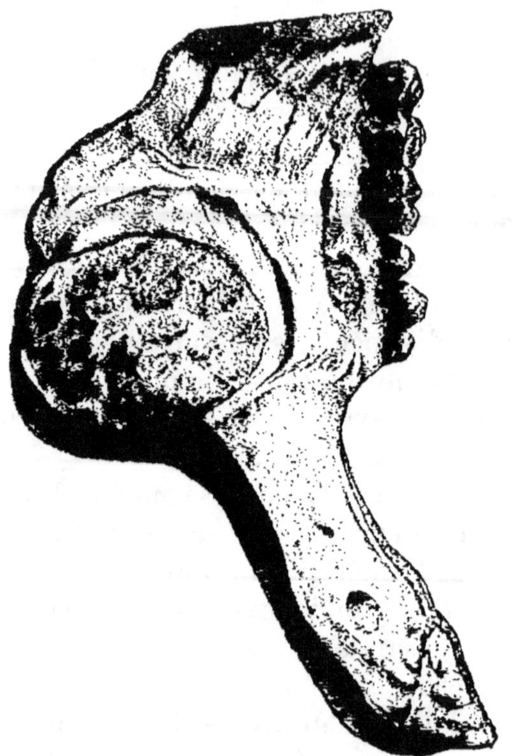

Fig. 84. — Actinomycose de la mâchoire d'un bœuf.

lardacé, plus ou moins consistant ; et, en outre, des
foyers purulents, des fistules, etc. Ces grains, appelés
Actinomycètes, de la grosseur d'une tête d'épingle à
celle d'un pois, renferment des colonies d'Actinomyces : c'est un véritable gazon touffu qui apparaît sous
le champ du microscope.

Pour mettre en évidence l'aspect radié de l'Actinomyces, il faut employer un plus fort grossissement. On
voit alors de nombreux filaments, renflés à leur extrémité, qui partent d'une sorte de disque central.

Chez les bovidés, le siège du mal est très varié.
Ainsi, il n'est pas rare de constater des cas de localisation à la langue (*Wooden tongue* des Anglais, *Hol-
zunge* des Allemands, ce qui veut dire « langue de
bois » dans les deux pays), aux parotides (Dupont), au
pharynx (*lymphome, lymphosarcome*), au larynx, à
l'œsophage, au poumon, au foie, à la rate, au rein,
voire aux os. Les estomacs et l'intestin peuvent même
présenter, sur leur muqueuse, des lésions actinomycosiques.

MM. Eugène et Paul Godbille ont eu maintes fois
l'occasion d'observer dans les herbages de l'arrondissement d'Avesnes (Nord) l'actinomycose linguale ou glossite actinomycosique chez les bovidés, tantôt à l'état
sporadique, tantôt à l'état enzootique. La langue est
hypertrophiée, dure, rigide ; les foyers d'actinomycose
sont sous-muqueux et non intra-musculaires : l'animal
bave abondamment, l'organe malade présente, par
places, des desquamations épithéliales bourgeonneuses,
des ulcérations d'apparence tuberculeuse, etc.

La langue de bois est très commune en Hollande
(Thomassen), en Bavière, en Italie (Rivolta) et en Russie.

A Berlin, on a constaté, en 1893, un cas d'actinomycose de la langue chez le cheval.

L'actinomycose du poumon a été signalée pour la
première fois, chez le veau et la vache, par Ponfick. En
France, Gillain et Moulé ont observé sur une vache le
premier cas d'actinomycose pulmonaire (1887). La tumeur était unique, plus grosse que le poing, isolée du

tissu pulmonaire sain par une sorte de coque fibreuse très épaisse et très résistante. Sur la coupe, elle se montrait formée d'un tissu de couleur gris rosé, très mou et d'une infinité de grains jaunes facilement énucléables. En aucun point, elle n'avait suppuré. L'examen microscopique fit voir les gazons d'Actinomyces caractéristiques.

En 1888, deux nouveaux cas d'actinomycose pulmonaire ont été signalés, l'un par Leclerc, à Lyon, et l'autre par Bascou, à Paris. La tumeur était toujours unique et pourvue d'une épaisse coque fibreuse ; mais celle décrite par Bascou présentait, à l'incision, une matière puriforme, semi-liquide, pleine de grains jaune soufre.

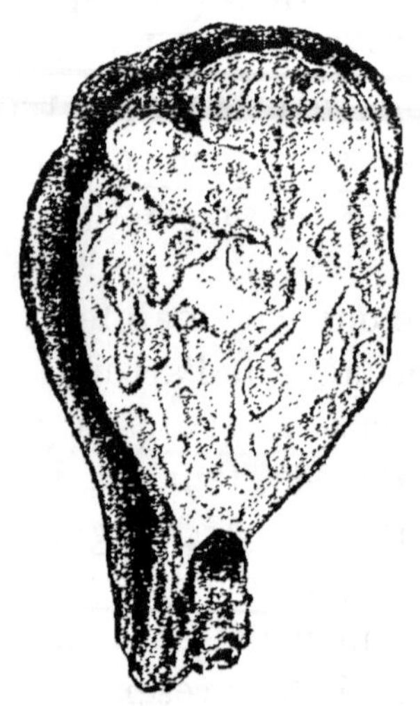

Fig. 85. — Coupe médiane
de la tumeur.

En 1890, Greffier a constaté un cas d'actinomycose pulmonaire ; mais la tumeur, au lieu d'être unique, était multiple. Puis il a observé l'actinomycose hépatique (plusieurs tumeurs également), l'actinomycose mammaire, et, chez le porc, l'actinomycose du poumon, des reins et du péritoine.

En 1889, notre confrère Poli (de Turin) avait déjà recueilli un cas d'actinomycose mammaire chez une vache.

Plus tard, nous avons eu personnellement l'occasion de constater l'actinomycose pulmonaire et nous en avons profité pour chercher à établir *de visu* les caractères différentiels entre les lésions actinomycosiques et les lésions tuberculeuses.

ACTINOMYCOSE.	TUBERCULOSE.
La tumeur pulmonaire est généralement unique.	Les foyers ou tumeurs sont ordinairement multiples.
Les ganglions annexes sont sains.	Les ganglions annexes sont le plus souvent envahis par l'élément néoplasique.
En promenant la pulpe du doigt sur la tumeur, on éprouve une sensation de douceur.	Le toucher en est rude.
La tumeur est facile à inciser.	Elle est difficile à inciser
Sur la coupe, nombreux grains jaunâtres entourés d'une coque fibreuse.	Aspect pierreux, calcaire.

Chez le mouton, les lésions siègent à la langue, au poumon et dans les muscles.

L'actinomycose du porc, fréquente en Allemagne, a pour sièges principaux : la langue, les mamelles, le poumon, le cœur et les amygdales. Mais c'est surtout dans les muscles qu'on trouve les altérations, c'est-à-dire des grains blanc sale en plus ou moins grand nombre et ressemblant à des cysticerques calcifiés.

D'après Hertwig, il y a, en moyenne, un porc affecté d'actinomycose musculaire sur 2000 animaux sacrifiés à l'abattoir de Berlin.

Chez l'homme, on n'observe qu'exceptionnellement, du moins en France, la maladie qui nous occupe. Le premier cas a été signalé, en 1888, par Lucet, vétérinaire à Courtenay (Loiret) : il s'agissait d'un abcès à la cuisse d'un bouvier, rebelle à tout traitement et que l'on croyait, pour ce motif, de nature tuberculeuse. Maintenant quel avait été, au juste, le mode de contamination ? On l'ignore.

D'autres cas d'actinomycose ont été ensuite signalés par les Drs Netter (de Paris), Poncet (de Lyon), Meunier (de Tours) et Reboul (de Nîmes). La maladie avait débuté le plus souvent par une tuméfaction de la mâchoire, prise d'abord pour un abcès dentaire.

Le traitement ioduré amena une guérison rapide.

Quoi qu'il en soit, on admet que l'homme qui donne ses soins à des animaux atteints d'actinomycose maxillaire, par exemple, peut contracter la maladie, attendu que le pus est inoculable. On admet aussi l'infection par les voies respiratoires et par les voies digestives avec les aliments.

Des expériences et observations semblent démontrer que l'actinomycose est une affection mycosique, qui se transmet par la nourriture (Ponfick). Il y aurait des céréales et des pâturages infectés (Crookshank, Nocard, Doyen).

Ce sont principalement les glumelles de l'*Hordeum murinum* (Orge queue-de-rat) et celles du blé ou froment qui recèlent les germes. Ces glumelles excorient la muqueuse buccale, d'où pénétration du parasite : aussi les lésions siègent-elles tout d'abord au maxillaire, à la langue, au pharynx, au larynx pour gagner plus tard l'estomac, l'intestin, le poumon, voire se généraliser au tissu cellulaire sous-cutané (Dr Vignardou).

Serge Ivanoff, qui a observé plus de 2 000 cas d'actinomycose à l'abattoir de Moscou, a constaté parfois la présence de petites tumeurs dans la peau du cou.

Inspection. — A Berlin, la constatation de l'actino-mycose musculaire entraîne la saisie totale des animaux. On permet seulement d'utiliser la graisse après cuisson.

A Zurich, on suit la même règle de conduite.

A Moscou, l'actinomycose, lorsqu'elle existe sur les deux poumons, fait refuser tout l'animal.

A Paris, nous n'avons eu l'occasion jusqu'ici que de confisquer les parties ou viscères envahis par la néo-plasie (mâchoires et poumons). Mais il faut décider que la saisie s'impose :

1° Quand les Actinomyces siègent dans la viande de l'animal, porc, bœuf, etc. ;

2° Quand la maigreur coexiste avec l'actinomycose, cas qui peut se présenter, attendu que les tumeurs qui se développent à la mâchoire, dans le pharynx et le larynx, gênent plus ou moins la mastication et la déglu-tition. De même, la langue de bois.

Au surplus, Wehenkel et Willems partagent cette manière de voir.

BOTRYOMYCOSE.

La botryomycose présente une grande analogie avec l'actinomycose. Nocard dit même qu'il y a parenté entre le Botryomyces et l'Actinomyces. Ce qui fortifie cette opinion, c'est que l'iodure de potassium est spéci-fique des deux affections.

La botryomycose s'observe principalement chez le cheval (d'où le nom de *Botryomyces equi* donné au pa-rasite par Bollinger). Elle est rare chez les bovidés et chez le porc.

Les lésions siègent au poumon (Bollinger, Steiner, Thomassen) et à la mamelle (Nielsen et Sand, Czokor).

Elles sont parfois généralisées au poumon, au diaphragme, au foie, à la rate et aux ovaires (Rieck). Enfin, on regarde comme de nature botryomycosique certaines altérations (champignon) consécutives à la castration.

PHOSPHORESCENCE DE LA VIANDE.

Nous ne sommes pas sûr non plus que cette place soit celle qui convienne le mieux à l'étude de ce phénomène singulier.

Cette réserve faite, disons de suite que la phosphorescence de la viande a été souvent constatée. La première observation est due à Fabrice d'Acquapendente (Padoue, 1592); mais c'est surtout dans la seconde moitié du XIXᵉ siècle qu'on a vu et cherché à expliquer ce curieux phénomène. Ainsi, Adam, Nuesch, Stubbe, Pflüg, Blanc, les inspecteurs de Paris, etc., ont signalé tour à tour l'altération dont il s'agit. Enfin, il n'est pas de marchande de poisson qui ne sache que les paniers dans lesquels on a mis celui-ci luisent parfois dans l'obscurité.

Tous les observateurs ont constaté la phosphorescence sur des viandes fraîches (le plus souvent de mouton) et la disparition du phénomène dès que la fermentation putride commençait à se produire. Ils ont remarqué aussi qu'il était possible de rendre phosphorescentes des viandes primitivement non phosphorescentes, en les mettant en contact avec des parties lumineuses.

En procédant de cette façon, on a transmis la phosphorescence à des viandes fraîches de bœuf, de veau, de mouton, de chien, de chat, de lapin, d'oiseaux et même de grenouille.

Ainsi, Moulé a pu ensemencer et rendre phosphorescentes des viandes de boucherie avec des points lumineux prélevés sur des harengs.

D'après Nuesch, tous les tissus et organes peuvent
devenir lumineux à l'obscurité, le sang seul fait exception.

D'après Blanc, « la phosphorescence siège *à la surface* des muscles ou de leur coupe, quelquefois du
tissu conjonctif, très rarement de la graisse, et jamais
on ne peut constater de phénomènes lumineux dans
l'épaisseur des tissus ».

Quant à la cause déterminante, elle n'est pas encore
bien connue. Pour les uns, la phosphorescence résulte
de l'oxydation d'un corps gras azoté, analogue à celui
(*noctilucine* de Phipson) qui se produit dans les poissons
morts (1). Pour d'autres et notamment pour Giard, la
phosphorescence des viandes est d'origine piscine,
comme le tétanos est d'origine équine.

Une troisième hypothèse attribue la production de ce
phénomène à la présence de microbes chromogènes ;
une quatrième prétend au contraire que ces microbes
ne sont pas lumineux par eux-mêmes (R. Dubois).
Enfin, d'après Blanc, l'agent essentiel est un microbe
formé de deux articles ovales, réunis par leurs extrémités et animés de mouvements très rapides.

Inspection. — On peut consommer sans danger les
viandes phosphorescentes, à la condition qu'elles soient
fraîches, c'est-à-dire dans un bon état de conservation,
et qu'elles proviennent d'animaux sains. En tout cas, il
suffira de faire des fumigations très légères d'ammoniaque pour arrêter les manifestations (Blanc).

---

(1) D'après Blanc, « la phosphorescence n'est pas une oxydation, puisqu'elle persiste dans le vide et les gaz inertes ».

ALTÉRATIONS DIVERSES DES TISSUS OSSEUX, MUSCULAIRE ET CELLULAIRE.

Dans l'inspection des viandes, comme dans beaucoup d'autres professions, l'initiative joue un rôle important. Certes, si les appréciations qu'on émet sont surtout inspirées par les données pathologiques, il n'en faut pas moins, avant de porter un jugement définitif, tenir grand compte de l'état de la viande (couleur, odeur et consistance). D'où la conclusion qu'il est impossible de tracer d'avance une règle de conduite absolue, relativement à certaines altérations que nous avons déjà signalées et à d'autres que nous allons passer rapidement en revue.

C'est ainsi qu'on peut rencontrer :

1° Des abcès à pus tantôt liquide, tantôt plus ou moins épais, blanc sale ou verdâtre, inodore ou répandant au contraire une odeur infecte. Ces abcès, fréquents chez le porc, siègent principalement dans la cuisse.

Chez le porc, on peut aussi trouver, dans le tissu osseux spongieux, des lésions d'infection purulente (*ostéo-médullite*) ; dans le tissu cellulaire, des tumeurs fibreuses ou lardacées et des abcès, en même temps que l'on constate l'engorgement des ganglions lymphatiques : il y a alors scrofulose ;

2° Des foyers purulents ou hémorragiques multiples, disséminés dans le tissu musculaire ;

3° Des lésions produites par des traumatismes (contusions, plaies contuses, fractures) ;

4° De la myosite ou myitis, intéressant surtout les muscles de la cuisse et l'ilio-spinal chez les animaux fatigués par la marche, et se traduisant par l'injection du tissu conjonctif intermusculaire et la turgescence des organes contractiles;

5° Des altérations des muscles de la croupe consécutives à l'inoculation de la péripneumonie, voire de volumineux abcès intra-musculaires consécutifs à la fièvre aphteuse;

6° De la nécrobiose, résultant d'obstructions artérielles ou veineuses;

7° De la sclérose, caractérisée par l'hypertrophie et l'induration du tissu conjonctif, ce qui communique aux muscles de la dureté et une teinte grisâtre;

8° De la dégénérescence graisseuse, granuleuse et cireuse de Zenker, altérations dans lesquelles les fibres musculaires ont diminué de volume et perdu leur striation. L'examen microscopique révèle, en outre, la présence de petites gouttelettes de graisse dans les faisceaux primitifs des muscles striés (dégénérescence graisseuse) ou celle d'une fine poussière (dégénérescence granuleuse).

L'ensemble des tissus a pris une teinte blanchâtre, surtout manifeste dans la dégénérescence cireuse, altération assez fréquente chez le veau, où les fibres musculaires atteintes présentent un reflet analogue à celui de la cire. D'où l'expression *blanc de cire* dont se servent les bouchers pour désigner cette altération;

9° Une infinité de suffusions sanguines dans le tissu musculaire du veau, suffusions plus ou moins noires, isolées, de la grosseur d'une tête d'épingle à celle d'une pièce de cinquante centimes;

10° Des taches pigmentaires, noires, siégeant de préférence dans le tissu conjonctif sous-cutané, inter et intra-musculaire, — puis dans les viscères thoraciques et abdominaux (poumons, cœur, foie, rate et reins) — et enfin dans la substance même des os. C'est en quelque sorte une infiltration générale de mélanine, infiltration qu'il n'est pas absolument rare d'observer dans la viande de veau.

Inspection. — Toutes ces altérations, que nous venons de faire connaître d'une façon sommaire, n'entraînent le plus souvent qu'une saisie partielle.

Mais le retrait total de la consommation s'impose dans les cas suivants : 1º les lésions sont généralisées ; 2º à la suite d'une fracture, par exemple, on a laissé à la fièvre le temps de se déclarer; 3º il y a scrofulose, maladie assez commune chez le porc ; 4º on constate des lésions d'infection purulente.

Altérations qui motivent la saisie des viscères ou abats. — Nous savons que les organes parenchymateux sont souvent le siège de lésions diverses, microbiennes, parasitaires, etc. Nous nous contenterons de rappeler ici les maladies qui laissent des traces profondes dans la trame des viscères thoraciques, abdominaux, etc.

Poumon. — Tuberculose, péripneumonie, actinomycose, botryomycose, morve, échinocoques, strongylose, abcès simples, abcès métastatiques (infection purulente), pigmentation mélanique.

Cœur. — Ladrerie, cardite traumatique, péricardite tuberculeuse, endocardite, sclérose.

Foie. — Distomatose, tuberculose, coccidiose, échinocoques, morve, cirrhose, hépatite chronique, tumeurs, abcès simples, métastatiques, etc.

Chez le bœuf, on peut observer l'infiltration graisseuse du foie : cet organe présente alors une teinte jaunâtre et une consistance moins ferme.

Trasbot signale la coexistence fréquente des altérations du cœur et du foie.

Les foies d'un grand nombre de moutons russes et asiatiques présentent une couleur noir ardoisé bien manifeste, qu'ils doivent, d'après Bouchardat, à un commencement d'altération du sang. Ces foies, quoique ne contenant rien de nuisible, sont retirés de la consommation comme *non marchands* (Décision du Conseil d'hygiène et de salubrité du département de la Seine, en date du 10 août 1877).

Reins. — Abcès simples, abcès métastatiques, pigmentation mélanique, calculs, néphrite, hydronéphrose, tuberculose, actinomycose, sarcomes.

Dans les cas de néphrite, les reins se montrent quelquefois parsemés de taches ecchymotiques visibles sous la capsule; sur la coupe, on aperçoit des suffusions sanguines. Chez le bœuf, chaque rein d'une teinte gris jaune pèse de 1500 à 2000 grammes dans l'affection connue sous le nom de pyélo-néphrite bacillaire.

Rate. — Tuberculose, hypertrophie d'origine microbienne (charbon, rouget) ou non microbienne (dégénérescences, etc.).

Langue. — Ladrerie, actinomycose, tuberculose, fièvre aphteuse.

Cervelle. — Cénures, tuberculose, pigmentation mélanique des méninges céphalo-rachidiennes.

En cas de peste bovine, morve ou farcin, charbon bactéridien et charbon symptomatique, rouget et rage, la saisie totale (*viande, abats et issues*) est de rigueur (article 42 de la loi du 21 juin 1898 sur le Code rural). Les cadavres des animaux morts de maladies charbonneuses, ceux des animaux morts ou ayant été abattus comme atteints de peste bovine, ne peuvent même être enfouis qu'avec la peau tailladée.

En cas de péripneumonie contagieuse et de pneumo-entérite infectieuse, tantôt les poumons seuls — lorsqu'il s'agit de péripneumonie — tantôt les poumons et autres viscères (foie, rate, reins, estomac, intestin) — lorsqu'il s'agit de pneumo-entérite — doivent être détruits ou enfouis.

En cas de tuberculose, les viscères qui présentent des lésions doivent également être détruits.

Mais la saisie totale s'impose s'il y a fièvre ou maigreur associée à l'une des trois maladies précitées.

Les animaux domestiques et sauvages pouvant contracter le charbon (Gilbert, Trasbot, Leblanc, Nocard, Peuch, Cornevin), la morve (Ménard, Benjamin et Trasbot) et la tuberculose (Guerrin, Veyssière, Ostertag, Viseur, Nocard), il importe de ne pas faire servir à leur alimentation les chairs provenant de bêtes atteintes de ces affections. Et afin d'éviter tout détournement, le mieux est d'envoyer les cadavres dans un clos d'équarrissage régulièrement autorisé, après les avoir préalablement arrosés d'huile empyreumatique de Chabert. On n'oubliera pas de prévenir les ouvriers des dangers auxquels les exposent le dépouillement et la manipulation de tels cadavres.

LEUCOCYTHÉMIE (BENNETT), LEUCÉMIE (VIRCHOW), LYMPHADÉNIE (RANVIER), DIATHÈSE LYMPHOGÈNE (JACCOUD).

Après les altérations du tissu musculaire et des abats, il nous paraît quelque peu naturel de nous arrêter un instant sur la leucocythémie. Il s'agit, en effet, d'une maladie générale, essentiellement chronique, qui, caractérisée par la surabondance de globules blancs dans le sang et l'hypertrophie des organes lymphoïdes, mine lentement, mais sûrement, l'organisme entier et modifie, par suite, les caractères de tous les solides et liquides.

La leucocythémie a été d'abord remarquée et étudiée, en médecine humaine, par Virchow (de Berlin) et Bennett (d'Édimbourg) (1845). En médecine vétérinaire, elle a fait, depuis une trentaine d'années, l'objet de nombreuses observations, parmi lesquelles nous citerons celles de Saint-Cyr, Nocard, Rossignol, Leblanc, Trasbot, Paul Bouley, Forestier et Laforgue, Mauri, etc.

Symptômes et lésions. — Virchow a distingué la leucocythémie splénique et la leucocythémie lymphatique ou ganglionnaire. La première variété prédomine.

Cadiot a constaté chez le chien trois principaux cas de lymphadénie : un à forme ganglionnaire et deux à forme splénique et hépatique.

En vétérinaire, le premier cas de lymphadénie musculaire a été recueilli sur une jument de vingt ans, par Morot (de Troyes), qui a compté jusqu'à 174 tumeurs, du volume d'un haricot à celui d'un œuf d'oie, situées les unes dans le tissu musculaire, les autres dans le tissu conjonctif intermusculaire. Le tissu de toutes ces tumeurs était résistant, de couleur blanc grisâtre, légèrement rosé, franchement granuleux. L'examen histologique, fait par le professeur Montané, révéla l'existence du lymphadénome.

En 1892, Philippe (de Rouen) a observé deux cas de leucocythémie, l'un sur le bœuf et l'autre sur le veau. Outre une augmentation sensible des leucocytes dans le sang, il a constaté une hypertrophie de tout le système ganglionnaire : nombreuses tumeurs sous la peau, non adhérentes, etc. Dans les deux cas, la saisie a été générale.

Les symptômes sont ceux de l'anémie : nonchalance, faiblesse, diminution de l'appétit, digestion plus ou moins laborieuse, parfois coliques chez les herbivores, vomissements chez les carnivores, toux, etc. Les muqueuses revêtent une teinte blanc-porcelaine, et les ganglions se montrent assez souvent tuméfiés.

Le sang a une réaction acide et présente une couleur gris rougeâtre ou grisâtre. Son examen microscopique fait voir une forte proportion de globules blancs ou leucocytes. Ainsi, au lieu de constater 1 leucocyte pour 350 à 400 globules rouges chez l'homme, pour 800 à 1000 chez nos animaux domestiques, on ne trouve que $\frac{1}{20}$, $\frac{1}{10}$, $\frac{1}{5}$, $\frac{1}{4}$ et même $\frac{1}{3}$, chez le premier, $\frac{1}{450}$, $\frac{1}{300}$, $\frac{1}{150}$, $\frac{1}{120}$, $\frac{1}{85}$, $\frac{1}{60}$, $\frac{1}{45}$ et $\frac{1}{12}$ chez les seconds.

Les muscles sont pâles, décolorés, comme lavés. La rate est fréquemment hypertrophiée; elle atteint, dans quelques cas, des dimensions considérables et, partant, un poids énorme. Le volume du foie et du rein peut aussi avoir augmenté; enfin, les ganglions sous-glossiens, bronchiques, mésentériques, etc., sont souvent plus gros qu'à l'état normal, parfois comparables, comme volume, au poing d'un homme.

Mais l'on doit ajouter que beaucoup de prétendus cas de leucocythémie ne sont, en réalité, que des formes de la tuberculose.

Inspection. — Nocard, Nessler, Bollinger et Westphal ont échoué dans leurs tentatives de transmission de la leucocythémie; mais d'autres expérimentateurs ont été plus heureux.

Ainsi, en 1890, Kelsch et Vaillard ont isolé du sang d'un leucémique, sang recueilli pendant la vie, un bacille spécial qu'ils ont retrouvé dans le suc des tumeurs lymphoïdes après la mort du malade. L'année suivante,

notre distingué confrère Lucet (de Courtenay, Loiret),
constatait la présence de microbes spéciaux dans la
substance lymphoïde : il les a cultivés et inoculés fruc-
tueusement, en reproduisant les lésions de la maladie,
au lapin et au cobaye.

Quoi qu'il en soit, la saisie totale est indiquée, car il
s'agit là de viandes fades, sans goût, mouillées, non
nutritives et répugnantes à la vue.

CHAPITRE X

CHARCUTERIE. — VOLAILLE. — GIBIER. — POISSON.
CHAMPIGNONS COMESTIBLES (1).

CHARCUTERIE.

L'inspecteur des viandes est encore appelé à examiner les nombreux produits de la charcuterie, la volaille, le gibier, le poisson et, dans quelques villes, les champignons comestibles. Mais nous estimons que son rôle doit s'arrêter là, car l'avenir est aux spécialistes et non aux encyclopédistes.

Aussi, pour notre part, nous élevons-nous avec force contre la tendance qu'ont certaines municipalités — heureusement rares — à vouloir faire d'un vétérinaire un dégustateur et un chimiste!...

L'inspection de la charcuterie comprend : 1° l'examen des viandes fraîches de porc, afin de s'assurer si elles ne proviennent pas de sujets malades, ladres, trichineux, fiévreux, etc. ; 2° la visite des étaux, laboratoires, cuisines et caves, en vue de prévenir les fraudes ou la tromperie sur la nature de la marchandise animale, le commerçant malhonnête recélant des viandes de

(1) Ce chapitre comporte une foule de détails intéressants que nous ne pouvons donner ici. Autrement nous serions obligé de sortir du cadre que nous nous sommes tracé.

cheval, par exemple, qu'il fait entrer dans la chair à saucissons ; 3° enfin la recherche de l'état de conservation des nombreux produits crus ou cuits, salés ou fumés et diversement assaisonnés.

Le sel marin ou chlorure de sodium est l'agent conservateur le plus universellement employé. Il détruit sinon les ferments, du moins paralyse ou neutralise leur action et enlève par endosmose aux tissus leur eau de constitution, ainsi qu'une partie des liquides organiques ; mais il a l'inconvénient de rendre moins nutritives, plus dures à la dent et plus indigestes les viandes qu'il imprègne (*salaisons*).

D'après les recherches de Liebig, le jus, qui est la partie la plus nutritive de la viande et qui représente le tiers du poids de celle-ci, passe dans la solution saline ou saumure.

« Les salaisons ne sont pas aliments de nécessité. La saumure leur enlève une partie de leurs principes nutritifs et le sel qui les imprègne abondamment, alcalinisant outre mesure nos humeurs, n'est peut-être pas étranger à cette liquéfaction du sang qui est l'un des traits de la cachexie scorbutique. » (Fonssagrives, *Traité d'hygiène navale.*)

Cette affection doit être, en effet, attribuée à l'alimentation par la viande salée : aussi est-elle fréquente chez les matelots, qui se nourrissent à peu près exclusivement de conserves. Mais, si l'on en croit Liebig, on atténuerait ces inconvénients en plongeant la viande dans une saumure préparée avec du sel marin, de l'azotate de soude, du chlorure de potassium et de l'extrait de viande.

Les viandes de porc, de bœuf et de chèvre sont celles qu'on sale le plus habituellement. On emploie aussi le sel marin pour la conservation du poisson de mer (morue, hareng, sardine, maquereau, saumon, etc.), des œufs et des légumes : la choucroute, par exemple.

Pour le porc, il y a deux manières d'opérer : la salaison sèche et la salaison humide ou à la pompe. On peut même ajouter un troisième procédé, qui est la salaison dans la saumure.

Salaison sèche. — On frotte fortement les morceaux de viande avec un mélange de sel et de salpêtre, mélange qui doit être fait dans les proportions suivantes : sel, 1 000 grammes ; salpêtre, 10 grammes. Deux bonnes frictions sont, en général, suffisantes. Au bout de quelques jours, on comprime les morceaux soit au moyen de poids, soit au moyen d'une presse à levier et on les suspend dans un endroit bien sec pour leur enlever toute trace d'humidité.

A la campagne, on procède ordinairement de la façon qui suit : L'animal étant coupé en tranches volumineuses et en bandes de lard longues, larges et épaisses, on met une couche de sel au fond d'un tonneau, puis alternativement une rangée de morceaux et une couche de sel. On recouvre le tout d'un linge ou d'une toile et enfin d'une planche, faisant office de couvercle, sur laquelle on place un poids considérable.

On estime qu'il faut environ 20 kilogrammes de sel pour 100 kilogrammes de viande de porc. A la campagne, on sale moitié moins.

Salaison à la pompe. — Cette méthode consiste à injecter directement de la saumure dans les chairs. On enfonce une sorte de trocart, fixé à un tube, dans l'intérieur des tissus ; ce tube est relié lui-même à la pompe qui pousse la saumure.

La viande salée à la pompe offre l'aspect de celle

qu'on a frottée de sel depuis huit jours ou qu'on a plongée dans la saumure durant le même laps de temps.

Saumure. — La saumure est le liquide qui résulte de l'action du sel sur la viande. Nous savons, en effet, que le sel enlève l'eau de constitution et le jus ou suc musculaire. Partant, la saumure n'est autre chose qu'une solution saline contenant en outre diverses substances albuminoïdes, des phosphates, etc.; car il ne faut pas oublier que le chlorure de sodium est soluble dans l'eau, dans la proportion de 35 à 40 p. 100.

On peut aussi préparer directement une saumure en procédant comme suit : on fait bouillir l'eau et on y ajoute la quantité de sel nécessaire, ainsi que du salpêtre et du sucre en proportions convenables.

Formule de bonne saumure.

Eau	100 litres.
Sel marin	12 kg. 500.
Sel de nitre (azotate de potasse ou salpêtre).	125 grammes.
Sucre	1 kilo.

L'addition de salpêtre a pour but de conserver à la viande sa couleur rosée ; mais il importe de ne pas dépasser la dose que nous indiquons plus haut, soit 10 grammes par kilogramme de sel marin, attendu que l'azotate de potasse irrite les organes urinaires et qu'on ne lui connaît pas de contrepoison chimique.

Quant au sucre, il donne aux salaisons de la tendreté. En Angleterre, il remplace, dit-on, le salpêtre.

Le sucre jouit aussi de la propriété de conserver à la viande sa couleur rosée ; il a même un avantage sur le salpêtre, puisque, d'après certains charcutiers, il pénètre mieux dans la profondeur des tissus.

Le pouvoir conservateur du sucre a été constaté depuis

un temps immémorial. Les Romains expédiaient au loin le poisson dans du miel, les Assyriens employaient aussi ce produit comme antiputride et, de nos jours, les habitants de Ceylan appliquent encore ce procédé à la conservation de leur viande. Girardin a proposé, pour des raisons économiques, de remplacer le sucre par la mélasse.

Enfin nous devons rappeler que nos conserves de fruits, plus connues sous le nom de confitures, ne s'altèrent pas, grâce à l'action conservatrice du sucre.

La saumure fraîche et de bonne qualité est un liquide d'abord incolore, qui prend bientôt une teinte roussâtre d'autant plus foncée qu'elle est plus ancienne, par suite de son action sur la viande. Elle rougit le papier bleu de tournesol, caractère important à retenir, car la saumure altérée est devenue alcaline. D'après Clément, la réaction acide est due à une petite quantité de lactate acide d'ammoniaque.

Ce liquide plus ou moins rose a un aspect trouble, parce qu'il tient en suspension des globules de graisse, des cristaux de margarine et de chlorure de sodium, des débris de tissus, etc. Il doit marquer, au pèse-sels, au moins 22°; la quantité de sel marin dissous est alors de 22 p. 100.

La saumure chauffée répand une odeur de porc grillé.

En s'altérant, la saumure change de caractères : elle devient louche, son goût et son odeur sont désagréables, des produits ammoniacaux s'y développent — ce qui fait qu'elle ne rougit plus le papier bleu de tournesol — et son examen microscopique y révèle l'existence de nombreux agents de la fermentation putride (1). Une

(1) Voir, pour plus de détails, le travail de Mathieu (de Sèvres), auquel nous avons fait de fréquents emprunts.

pareille saumure doit être jetée à l'égout, car les viandes qu'on y plongerait ne tarderaient pas à s'avarier.

La saumure peu concentrée, celle dans laquelle a séjourné une trop grande quantité de viande, n'empêche ni les substances animales de se corrompre ni les ptomaïnes de se produire. Elle constitue un milieu favorable, non seulement au développement des germes de la putréfaction, mais encore à celui des microbes du rouget (Cornevin).

Or, les porcs atteints de rouget et sacrifiés en cours de maladie sont le plus souvent saigneux, voire même fiévreux ; par suite, la viande qui en provient se sale mal, la saumure laisse à désirer et si l'on donne cette saumure à d'autres porcs, la maladie pourra faire sa réapparition.

Ingérée en trop grande quantité, la saumure produit des effets toxiques. D'après Fuchs, Spinola et Goubaux, l'empoisonnement est dû à un excès de sel marin ; d'après Reynal, l'action nocive doit être attribuée, au contraire, à la présence de matières organiques altérées et d'alcaloïdes volatils. Ce dernier expérimentateur a constaté, en effet, que la saumure est d'autant plus toxique qu'elle est plus ancienne et qu'elle cause des désordres nerveux beaucoup plus prononcés que le sel marin pur.

De plus, Charlier affirme que la saumure qui a longtemps bouilli est devenue inoffensive, ce qui tend à corroborer l'opinion de Reynal.

Une remarque, pour terminer cet article : les saumures peu concentrées (et sont dans ce cas celles dans lesquelles a séjourné de la viande) s'altérant facilement, on devra les renforcer par des additions nouvelles de sel. Il sera donc préférable d'employer des solutions toujours *chargées* et de dessaler la viande, avant de la soumettre à la cuisson.

Boucanage ou fumage. — Les peuples d'origine latine salent ; ceux, au contraire, d'origine saxonne fument ou boucanent.

La viande, préalablement frottée de sel ou plongée dans la saumure, puis pressée pour en exprimer le liquide, est ensuite suspendue dans des chambres où elle reste exposée pendant un certain temps à l'action de la fumée.

A Paris, on brûle le plus souvent des copeaux de chêne écorcé, mêlés à de la sciure de bois ; ailleurs, du charme, du hêtre, du bouleau, etc. Mais il ne faut pas se servir de bois résineux (pin et sapin, par exemple), parce qu'ils communiquent à la viande une saveur âcre, très désagréable. Quand le feu est *bien pris*, on peut ajouter quelques branches vertes, avec leurs feuilles, en vue de produire une fumée plus intense.

Dans tous les cas, il est bon d'envelopper d'une double toile les morceaux de choix, avant de les exposer à l'action de la fumée ; leur goût est alors plus agréable et leur aspect plus attrayant aux yeux du consommateur. On doit prendre surtout cette précaution à la campagne où l'on a conservé l'habitude de suspendre dans la cheminée les pièces ou produits qu'on mangera plus tard.

L'action de la fumée est complexe. Quoi qu'il en soit, il est permis de croire qu'elle agit principalement, comme antiputride, par son acide pyroligneux et sa créosote. Celle-ci coagule les matières albuminoïdes, les rend insolubles et, par suite, imputrescibles (Bouant).

Ce qui fait la réputation justement méritée des jambons d'York, de Mayence et de Bayonne, c'est parce qu'on les fume au moyen de plantes aromatiques (laurier, romarin, thym, hysope, sauge, brindilles de genévrier, etc.).

En outre, les saumures contiennent souvent des clous de girofle, des baies de genévrier, de la cannelle et d'autres condiments de cette nature.

A Hambourg, on fume beaucoup le porc, le bœuf, l'oie ; ailleurs, le hareng, etc.

Altérations des produits de la charcuterie. — Les préparations (jambons, morceaux de viande divers) mal salées, mal fumées, imparfaitement salées ou fumées, peuvent avoir bon aspect à la surface ; mais quand l'agent antiseptique n'a pas pénétré jusqu'au centre, elles sont molles au toucher et l'on obtient, par l'incision, une coupe humide, violacée, qui devient verdâtre à l'air. L'odeur qui s'en dégage est désagréable, piquante, d'où les qualifications d'*odeur de piqué* ou d'*échauffé*.

L'emploi d'une sonde en os ou en ivoire est indispensable, car il importe de respecter la forme de la pièce dont on veut vérifier l'état de conservation. On enfonce la sonde en la dirigeant du côté de l'os, on la retire au bout d'un instant et on la porte au nez, qui percevra alors cette odeur forte, de *marée*, de *piqué*, lorsqu'il s'agira de viandes insuffisamment salées ou ayant séjourné dans des saumures tournées.

Le début de l'altération d'un jambon est souvent caractérisé par l'existence de vacuoles entre les fibres musculaires et par une odeur de beurre rance au point correspondant.

Les saucissons bien faits et bien conservés sont lourds à la main, fermes et résistants à la pression ; la coupe est nette (1), sans cavités et d'une couleur vive, uniformément rosée. L'odeur est agréable et rappelle celle des condiments employés : poivre, ail, piment, etc. ; l'enveloppe doit adhérer à la chair.

La mollesse d'un saucisson doit, par contre, faire soupçonner son altération. La coupe est alors humide et présente une teinte terreuse ; le gras devient rance, c'est-à-dire jaunâtre, et il exhale une odeur forte et piquante. La saveur est âcre et prend à la gorge.

Si la fabrication a été défectueuse, si, par exemple, les chairs n'ont pas été suffisamment tassées, la fermentation putride ne tardera pas à se produire, parce qu'il y aura de l'air emprisonné dans la masse. Cette décomposition sera encore plus rapide si les viandes employées avaient déjà subi un commencement d'altération ou provenaient d'animaux fiévreux.

Outre qu'ils sont mous et légers, les saucissons ainsi confectionnés dégagent, à la coupe, une odeur ammoniacale infecte, qui n'est autre que l'odeur de putréfaction.

En vieillissant, les saucissons se dessèchent, deviennent légers et se creusent de petites cavités ; le rance les envahit, ce qui leur donne une teinte jaunâtre et une odeur forte, enfin l'enveloppe n'adhère plus à la chair. On dit qu'ils sont usés.

Cependant, il peut arriver qu'un saucisson, même très vieux, soit bien conservé ; mais alors sa dureté est telle qu'il est devenu immangeable.

Disons en passant que nous ne considérons pas comme une falsification l'adjonction d'une petite quantité de farine ou de fécule aux saucissons et cervelas.

(1) Toutefois, pour les charcutiers, une coupe *pleureuse* est un indice de bonne conservation.

Les saucisses peuvent présenter les mêmes altérations que les saucissons : rancidité, fermentation putride, etc.

Le *rance* est l'altération d'un corps gras qui, sous l'influence de l'oxygène de l'air, a pris une coloration jaune, une odeur forte et une saveur désagréable, résultant de la mise en liberté d'acides gras. Tous les produits qui renferment du gras sont susceptibles de devenir rances ; il paraît même que, dans le Midi, les saucissons et cervelas rances sont assez estimés.

On trouve parfois sur les saucissons des moisissures tantôt orange (*Mucor mucedo*), tantôt blanches (*Penicillium glaucum*) ; et, à leur intérieur, le Dermeste du lard ou sa larve.

Les harengs sont parfois insuffisamment salés, d'où toucher onctueux, savonneux et odeur nauséabonde, des laitances surtout.

Inspection. — On saisira :

1° Les préparations piquées, échauffées ;

2° Les saucissons rances, usés et décomposés ;

3° Les saucissons et autres pièces ou produits complètement envahis par les moisissures et les acariens ;

4° Enfin tous les produits de la charcuterie (boudin, fromage de porc, pâtés, saucisses et saucissons, etc.), qui ont éprouvé une altération spontanée et dont la nature n'est pas encore bien connue : le *Wurstgift* (poison du saucisson). Cette altération peut déterminer des accidents mortels ; aussi la croit-on constituée par un ou plusieurs alcaloïdes (ptomaïnes et toxines microbiennes) qui agissent particulièrement sur les centres nerveux.

Avec notre distingué collègue Martel, nous croyons qu'il faut attribuer ces intoxications à l'emploi de matières premières avariées, de viandes *passées*, lesquelles sont, à l'effet de masquer leur mauvais goût, fortement aromatisées et parfois fumées.

C'est surtout en Allemagne, où l'on fait un grand usage de viandes fumées, que des empoisonnements de ce genre ont été signalés.

Dans certains saucissons, Lignières a constaté la présence de bacilles de Koch ; d'autres ont retrouvé les crochets de la tête du *Cysticercus cellulosæ* et, en Allemagne, la Trichine porcine et canine, la viande de chien entrant frauduleusement dans la composition des saucissons (Ostertag).

De tout ce qui précède, il résulte que les produits forains de la charcuterie font courir de graves dangers au consommateur, plus encore, peut-être, que les viandes foraines.

5° Les poissons mal salés, répandant une mauvaise odeur.

VOLAILLE.

A Paris, le nombre des oiseaux de basse-cour consommés atteint un chiffre extrêmement élevé et cela n'a rien en soi qui doive surprendre, si l'on réfléchit que la volaille coûte, en réalité, moins cher que les morceaux préférés de nos animaux de boucherie.

Les gallinacés surtout fournissent une viande qui ressemble à celle des mammifères très jeunes : cette viande est blanche, assez nutritive, agréable au goût et facile à digérer. Au contraire, l'oie et le canard, qui appartiennent à l'ordre des palmipèdes, donnent une chair plus foncée en couleur et d'une digestion laborieuse, à cause de sa richesse en matières grasses.

Quant à l'inspection des volailles, elle doit porter sur

deux points : 1° l'état de conservation ; 2° l'état sanitaire.

Par les temps chauds et orageux, les volailles s'altèrent promptement, surtout si l'on n'a pas pris la précaution de les vider. Elles deviennent molles et verdâtres au croupion, au cou, sous le ventre, à la face interne des ailes et des cuisses ; les yeux sont ternes et affaissés et, en incisant légèrement la peau des régions avariées, on perçoit une odeur désagréable de putréfaction. Inutile d'ajouter qu'il faut retirer de la consommation les poules, poulets, pigeons, etc., qui présentent de pareilles altérations.

Reconnaître l'état sanitaire d'une volaille n'est pas toujours aisé, attendu que nos oiseaux de basse-cour peuvent être atteints de plusieurs maladies dont la constatation est parfois difficile à faire.

Les principaux motifs des saisies sont : le choléra, la tuberculose, la diphtérie, l'entérite infectieuse et les empoisonnements, accidentels ou intentionnels, par diverses substances (seigle ergoté, phosphore, ciguë, etc.).

De la première affection, nous n'avons rien à dire, son étude ayant été faite au chapitre VIII. Quant à la seconde, elle doit nous arrêter un instant.

La tuberculose est fréquente chez les gallinacés. Tantôt le foie est parsemé d'une quantité prodigieuse de nodules jaunâtres, mous, de la grosseur d'une tête d'épingle à celle d'un grain de chènevis ; tantôt il est recouvert d'une fine poussière blanchâtre, à peine visible à l'œil nu.

Rappelons maintenant, à propos des dangers que font courir au consommateur les volailles tuberculeuses et les pâtés de foies gras en provenant, que le premier cri d'alarme a été jeté par Moulé. Ces dangers sont d'autant plus grands que les lésions tuberculeuses peuvent, en raison de leur ténuité, échapper à l'inspection la plus vigilante (1).

La diphtérie (croup, tuberculo-diphtérie) est une maladie contagieuse encore mal connue dans sa nature, mais qui, après les expériences de Roux et Yersin, doit être séparée de celle de l'homme. Elle sévit fréquemment sur nos oiseaux de basse-cour et se caractérise par des fausses membranes ou des amas pseudo-membraneux blanchâtres ou jaunâtres, qui siègent sur les muqueuses buccale, pharyngienne, laryngienne, trachéale, bronchique et intestinale ; parfois même, sur la crête et les lobes auriculaires. On peut aussi constater l'existence d'autres lésions et notamment celle de nodules jaunâtres dans et sous la peau (tête, nuque, dos, membres), ainsi que dans le tissu du foie ou de la rate.

Les fausses membranes ont, au microscope, un aspect fibrineux fibrillaire ; jamais elles ne s'organisent ni ne se vascularisent. Le poison diphtéritique est une nucléo-albumine (Gamaleïa).

L'entérite infectieuse des poules, étudiée par Klein, n'est virulente ni pour le pigeon ni pour le lapin. A rapprocher de cette affection, la gastro-entérite bactérienne (Gamaleïa), qui tue poules et cobayes, et la dysenterie épizootique des poules et dindes (A. Lucet).

Les substances toxiques déterminent, par leur action, des altérations organiques plus ou moins manifestes.

(1) A ce sujet, disons que l'on ne sait pas encore au juste si la tuberculose aviaire diffère de celle des mammifères (y compris l'homme). Ainsi Villemin, H. Martin. Straus, Gamaleïa, Rivolta, Nocard, Koch, etc., croient à la *non identité* des deux tuberculoses ; par contre, Cadiot, Gilbert, Roger, Courmont et Dor croient à l'*unicité*.

L'empoisonnement par le seigle ergoté s'observe principalement sur les volatiles granivores, parce qu'on donne souvent à ceux-ci comme nourriture les résidus du nettoyage des grains. Les lésions consistent en taches livides et en une gangrène sèche de la crête, du bec, des pattes et, chez les palmipèdes, de la membrane interdigitée.

L'empoisonnement par le phosphore se reconnaît à la décoloration de la crête et aux vapeurs blanches, d'odeur alliacée, luisantes dans l'obscurité, qui s'échappent du tube digestif.

La ciguë laisse seulement des traces inflammatoires qui n'ont rien de caractéristique.

Enfin, on devra encore saisir les volailles qui sont mortes de maladie et celles qui n'ont plus que la peau et les os.

Il nous reste maintenant à examiner une question très importante pour les ménagères : nous voulons parler de l'âge. Les jeunes oiseaux sont, en effet, plus tendres et plus savoureux que les vieux. Dans un article original publié par le *Journal de l'École de Lyon*, en octobre 1888, Cornevin a fait connaître les moyens d'arriver à la solution du problème de l'âge. C'est l'éperon ou ergot qui fournit les plus utiles indications. Plus cette production est développée, plus le gallinacé est vieux.

La jeunesse des volailles se reconnaît aussi à leurs pattes lisses, non recouvertes d'un épiderme écailleux ; à la peau qui, dépouillée de ses plumes, se montre également lisse et ne présente pas ces nombreuses séries de points disposés parallèlement et correspondant à l'insertion des plumes ; enfin, aux grandes pennes rémiges qui, comprimées à leur base, laissent échapper un liquide noirâtre.

Le bec du jeune pigeon est peu résistant ; il se courbe facilement sous la moindre pression.

GIBIER.

En ce qui concerne le gibier, l'inspecteur doit se montrer tolérant, attendu qu'on a la fâcheuse habitude de ne le manger qu'après lui avoir laissé subir un commencement de décomposition appelé *faisandage*. Cette manière de faire s'explique par la raison que les chairs mortifiées sont à la fois plus savoureuses et plus digestibles. Mais que penser des personnes qui ne mangent le gibier que lorsqu'il est littéralement pourri ? Car, outre que des alcaloïdes-ptomaïnes ont pu prendre naissance, ce fumet que le gourmet cherche à développer par tous les moyens, a-t-il bien subsisté ?

Les signes de la putréfaction avancée sont les suivants : les poils ou les plumes s'arrachent avec la plus grande facilité ; la peau est verdâtre, principalement sous le ventre ; les chairs sont molles et l'odeur qu'elles répandent est fétide, repoussante ; enfin, les yeux sont ternes et enfoncés dans leurs orbites.

Les mammifères et les oiseaux qui vivent à l'état sauvage fournissent généralement une viande noire, très stimulante, mais d'une digestion difficile. Aussi bien les gastrites ne sont pas rares chez les personnes qui en font un usage immodéré.

On divise le gibier en gibier à poil et en gibier à plume.

Gibier à poil. — Cette catégorie comprend de nombreuses espèces : le lièvre, le lapin de garenne, etc. ; toutefois, lorsqu'il s'agit d'animaux de grande taille (chevreuil, cerf, renne, sanglier), la chair porte le nom de *venaison*.

Nous n'avons nullement l'intention de rappeler ici les caractères distinctifs du lièvre et du lapin domestique ni ceux du lapin et du chat, ce travail ayant été déjà fait au chapitre iv. Il ne nous reste donc à dire quelques mots que de la venaison de nos pays.

La viande de chevreuil est la plus estimée ; elle est très nutritive et très digestible. Michel Lévy déclare que le chevreuil d'un an à dix-huit mois a une chair exquise et succulente. Le docteur de La Porte le préfère au lièvre.

Mais lorsque l'animal vieillit, il devient dur et coriace.

Le cerf jeune donne une viande tendre et assez délicate. D'après Pline, il est à l'abri de la fièvre et sa chair en est le préservatif ; d'après Galien, au contraire, on ne doit pas le manger, probablement pour la raison suivante :

« Forcé à la course par les chiens, le cerf se réfugie le plus souvent dans l'eau et là, ses muscles se raidissent, d'où le nom de « *mal de cerf* » par lequel le tétanos est désigné par les anciens vétérinaires. Cet état est facilement expliqué aujourd'hui par l'action des toxines qui s'accumulent, même dans les fibres musculaires, pendant cette suprême fatigue. » (Dr Vignardou.)

La viande du renne ressemble à celle du cerf.

Le jeune sanglier, encore appelé marcassin, est excellent. Sa chair est nourrissante et savoureuse.

Les anciens Romains recherchaient beaucoup les sangliers et les chevreuils ; ils les enfermaient, avant de les manger, dans de grands parcs où ils les engraissaient.

Gibier à plume. — Nous ne nous attarderons pas à dire ce que tout le monde sait.

Inspection. — Nous le répétons, il faut être tolérant et ne saisir que le gibier en état de putréfaction avancée. Et pourtant, combien il serait préférable de faire mariner, pendant quelques jours, les morceaux de chevreuil, par exemple, avant de les faire cuire! La viande s'attendrirait également...

POISSON.

La chair du poisson, celle du poisson de mer surtout, constitue un aliment agréable à la vue et au goût, riche en matières albuminoïdes, en phosphore et facile à digérer. Elle convient aux personnes sédentaires, aux convalescents et aux vieillards (Galien), en raison de ses propriétés nutritives et stimulantes.

La chair des poissons qui ont subi un commencement de putréfaction est très dangereuse pour la santé du consommateur. Il importe donc de savoir distinguer le poisson frais du poisson altéré.

Le poisson frais a l'œil clair, transparent; ses ouïes sont humides et d'une couleur rose vermeil; son aspect est brillant et ses écailles ne s'enlèvent pas facilement; enfin, sa chair est ferme au toucher et répand une odeur spéciale, dite de marée. S'il s'agit d'une raie, l'état de fraîcheur se reconnaîtra à la belle teinte rose vif que présente la surface inférieure à sa périphérie.

Le poisson avarié a un aspect sale; ses yeux sont ternes, opaques et enfoncés dans l'orbite; ses ouïes sont sèches, grisâtres ou verdâtres; sa chair est molle et dégage une odeur infecte. (Ne pas oublier que le poisson frais de mer exhale normalement une odeur forte, *de marée.*)

Pendant les chaleurs de l'été, le poisson s'altère très

rapidement ; aussi doit-on l'entourer de glace. Pour conserver le poisson, les pêcheurs allemands et hollandais emploient la méthode de Heinicke, qui consiste à enlever branchies et artères branchiales. En agissant ainsi, on obtient, paraît-il, un poisson à chair plus blanche, plus savoureuse et moins altérable. Des harengs préparés suivant cette méthode arrivent encore frais à destination quatre jours après la pêche, même à une température de 13° à 15° centigrades (Dr Hertwig).

Au dire des marchandes, le poisson non vidé se conserve mieux que le poisson vidé.

On observe fréquemment dans le tissu musculaire de l'éperlan des *Agamonema*, vers blancs gros comme une ficelle mince, longs de 0^m,03, enroulés en spirale et faisant parfois saillie sous la peau. Enfin, le brochet (surtout celui des lacs de Suisse, d'Allemagne et de Russie) peut recéler dans ses muscles la *larve* ou *cysticerque* du *Bothriocephalus latus* (Bothriocéphale large), autre sorte de Ver solitaire de l'homme. Il faut donc se méfier du brochet salé, fumé ou mal cuit.

A ce même point de vue, on dit aussi la lotte fort sujette à caution.

Inspection. — Il faut saisir le poisson avarié ou décomposé, cela est évident.

Pennetier prétend même qu'il y a des espèces dont la chair est souvent toxique à l'état frais et il cite notamment la carangue, plusieurs variétés de sardines, de dorades, de diodons et de tétrodons.

Chez la mélette vénéneuse de la mer de Cuba, il semble que le poison existe dans les muscles ; chez les plectognathes du Japon, le poison se trouve, d'après Remy, dans les glandes qui sont dans un état de sous-activité physiologique. Quoi qu'il en soit, c'est à l'absorption de leucomaïnes que l'intoxication est due.

Ajoutons qu'on a découvert dans le sang des Murénidés une substance appelée « ichthyotoxine ». Enfin, il est des poissons habituellement inoffensifs — tels le barbeau, le maquereau, la sole, etc. — qui, même mangés frais, peuvent occasionner des accidents graves sous l'influence de certaines causes encore mal connues.

Quant aux moules, dont on fait une très grande consommation, elles déterminent quelquefois des empoisonnements, qui sont, par contre, toujours imprévus.

D'après Brieger, les propriétés nocives des moules sont dues à une ptomaïne extrêmement toxique et à laquelle il a donné le nom de « mytilotoxine ».

Peu de temps après l'ingestion de ces mollusques, on observe tous les symptômes d'un empoisonnement : douleurs à l'épigastre, coliques, diarrhée, vomissements, gêne de la respiration, gonflement et rougeur du visage, éruption de taches pétéchiales (*urticaire*) sur diverses parties du corps, etc.

Les accidents occasionnés par les poissons revêtent une forme à peu près semblable.

CHAMPIGNONS COMESTIBLES.

Les champignons sont des aliments tirés du règne végétal et dont la valeur nutritive est considérable, attendu qu'ils renferment des matières albuminoïdes, hydrocarbonées, grasses, des sels minéraux et des principes stimulants. Malheureusement ils sont indigestes, ce qui tient à leur richesse en cellulose, laquelle représente environ un tiers de la substance sèche (1).

---

(1) Cette cellulose porte le nom de fungine.

La classe des champignons fournit à la fois de nombreuses espèces comestibles et vénéneuses. Ce qui est
très regrettable, c'est que « la science ne possède aucun
caractère certain, absolu, qui établisse une limite bien

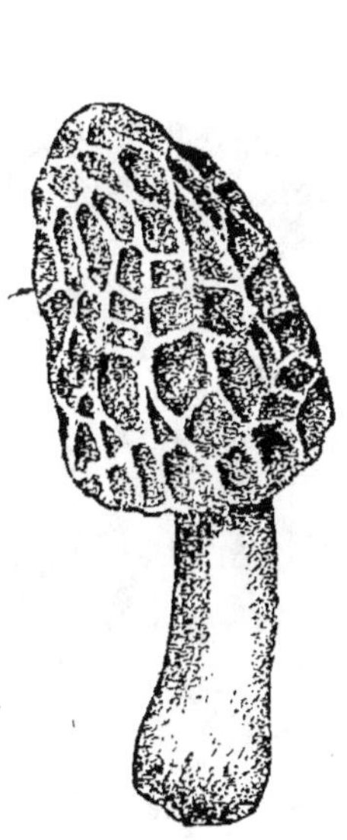

Fig. 86. — Morille.
(*Morella esculenta*).

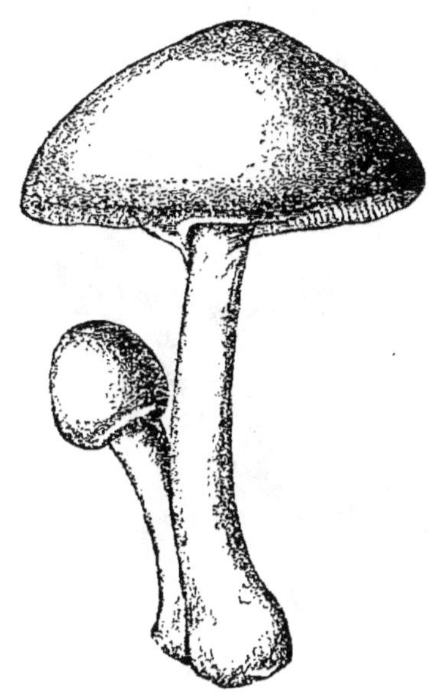

Fig. 87.
Agaric champêtre.
(*Psalliota campestris*).

tranchée entre les champignons comestibles et ceux qui
sont vénéneux » (Littré et Ch. Robin).

On a bien recommandé de ne pas manger les champignons qui présentent les caractères suivants : mollesse
du tissu, odeur et saveur désagréables, changement de
couleur, à l'air, de la surface des coupes et suintement
d'un liquide lactescent, noircissement des pièces d'argen-
terie et des oignons avec lesquels on les fait cuire, etc.
Tous ces signes et tous ces procédés ne donnent, en
réalité, qu'une fausse sécurité.

On a conseillé aussi de faire macérer les champignons suspects dans le vinaigre et l'eau salée, avant de les faire cuire. Il suffit, dit-on, pour une livre de champignons coupés, d'un litre d'eau contenant trois cuillerées de vinaigre ou de sel marin. Après deux heures de bain, on les lave à grande eau, on les essuie et on les apprête.

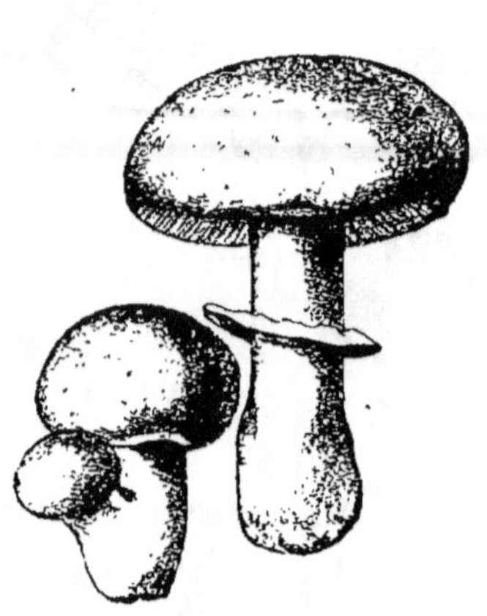

Fig. 88.

Agaric cultivé.
Psalliota sylvicola).

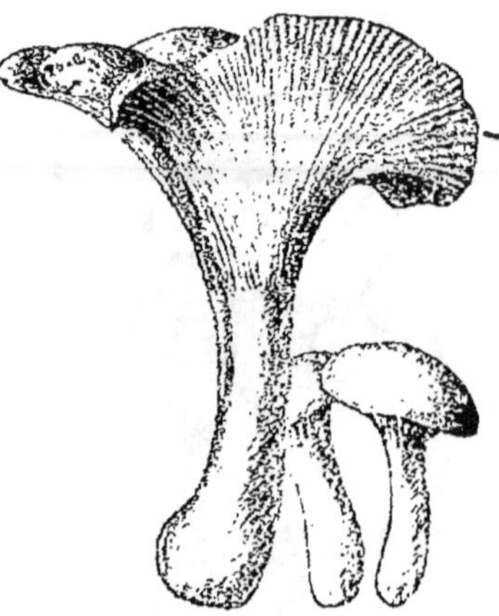

Fig. 89. — Chanterelle.

(*Cantharellus cibarius*).

Bien entendu, il faut jeter les eaux qui ont servi au lavage et à la macération.

Ce procédé est souvent impuissant, car il y a des principes toxiques qui ne se dissolvent pas dans la solution acide ou alcaline.

Il ne faut donc consommer que les espèces comestibles que l'on connaît bien, et encore doit-on se rappeler que leurs caractères changent avec l'habitat, si l'on ne veut pas s'exposer à commettre de fatales erreurs.

Dans les marchés de Paris et de la banlieue, on vend surtout à l'état frais : le champignon de couche ou agaric cultivé, la chanterelle (plus connue sous les noms de *gyrolle* et de *chevrette*), la morille et le bolet comestible ou cèpe; à l'état sec ou en conserves : le cèpe et la truffe (*Tuber cibarium*). La truffe du Périgord est la meilleure.

L'agaric est caractérisé par un chapeau charnu, à feuillets d'abord blancs ou un peu jaunâtres, qui deviennent bientôt rosés, puis bruns. (Ces deux dernières teintes sont surtout visibles chez l'agaric champêtre.)

La gyrolle est un champignon jaune, à chapeau retourné. De là, son nom (*gyrare*, tourner) (fig. 89).

La morille comestible (*Morella esculenta*) a un chapeau ovoïde ou conique et un pédicule creux (fig 86), avec des nervures saillantes dont l'ensemble rappelle un gâteau de miel. Sa couleur est gris roussâtre.

A côté de la morille, nous devons citer l'amanite ou agaric élevé (*coulemelle*). Chapeau d'abord globuleux, puis en parasol, de couleur gris roussâtre à mouchetures brunes. Chair délicate, mais peu abondante.

Le bolet bronzé (cèpe noir) a un chapeau brun foncé, mais la chair est blanche. Pédicule renflé à sa base.

Rappelons maintenant que les meilleurs champignons deviennent malfaisants lorsqu'ils se fanent.

En tout cas, si des accidents viennent à se produire, il faudra recourir aux éméto-cathartiques, puis aux boissons adoucissantes et acidulées.

On conseille aussi l'éther à haute dose.

MARQUAGE DES VIANDES.

En terminant ce qui a trait à l'inspection de la boucherie et de la charcuterie, disons un mot du *marquage* ou *estampillage* des viandes, opération dont l'importance n'échappera certainement à personne.

Déjà en 1878, H. Bouley et Nocard avaient montré la nécessité de l'estampillage.

Le public qui paye un service d'inspection a évidemment le droit d'exiger que toutes les viandes à lui vendues aient été au préalable visitées. Il a également le droit d'exercer un contrôle direct sur ses inspecteurs qui doivent, pour cette raison, lui fournir un moyen facile de vérification.

Ce moyen, et il n'y en a pas d'autre, c'est la marque, qui est en quelque sorte la signature du spécialiste. L'estampillage des viandes est à coup sûr le meilleur garant que l'on puisse avoir de leur salubrité. A Paris, Lyon, Saint-Étienne, etc., toutes les viandes reconnues bonnes pour la consommation sont estampillées par des surveillants placés sous la direction des vétérinaires.

RAPPORTS OU PROCÈS-VERBAUX DE CONSTATATION.

L'article 90 du décret du 22 juin 1882 stipule que « les abattoirs publics et les tueries particulières sont placés, d'une manière permanente, sous la surveillance d'un vétérinaire délégué à cet effet. Lorsque l'ouverture d'un animal fait reconnaître les lésions propres à une maladie contagieuse, le maire de la commune d'où provient cet animal en est immédiatement avisé, afin qu'il prenne les dispositions nécessaires ».

On sait qu'il arrive fréquemment de constater, après l'abatage, l'existence de la péripneumonie ou celle de la tuberculose sur des animaux qui présentaient, de leur vivant, toutes les apparences de la santé. Or, nous venons de voir que les cas de maladies contagieuses trouvés à l'abattoir doivent être aussitôt portés à la

connaissance du maire de la commune d'où proviennent les animaux. Mais qui préviendra celui-ci?

A ce sujet, il faut consulter la circulaire ministérielle du 20 août 1882. Nous y lisons (art. 90) que le
maire du lieu d'origine des animaux sera informé par
l'inspecteur lui-même, lequel n'aura pas à avertir l'autorité du lieu d'abatage. Du moins, la circulaire est
muette sur ce dernier point.

Au contraire, lorsqu'un cas de maladie contagieuse
est constaté sur un champ de foire ou sur un marché,
le vétérinaire doit en informer l'autorité du lieu (le
Préfet de police à Paris, les maires dans les départements) où se tient la foire ou le marché (art. 81 du
décret précité) et c'est à cette autorité qu'il incombe de
renseigner le maire de la commune d'où vient l'animal
(art. 82 de la circulaire du 20 août 1882).

Quoi qu'il en soit, voici comment on procède à Paris :
Indistinctement et dans tous les cas, l'inspecteur rend
compte des constatations qu'il a faites par un rapport
adressé au Chef du service vétérinaire sanitaire, et le
bureau d'attributions auquel ce rapport est transmis
fait parvenir une copie dudit rapport au maire du lieu
de provenance des animaux.

Ce rapport ou procès-verbal de constatation à l'abattoir contient :

1° Le signalement de l'animal (espèce, race, sexe,
âge, robe, signes particuliers, marques du vendeur);

2° Le numéro de l'échaudoir et le nom du titulaire ;

3° La provenance de l'animal (adresse de l'éleveur
ou expéditeur) ;

4° La nature de la maladie, la description sommaire
des lésions et les mesures prises (utilisation de la peau,
de la viande, saisie des viscères, des chairs, etc.).

A Paris, les vétérinaires sanitaires n'ont qu'à remplir des imprimés dont voici le modèle.

RÉPUBLIQUE FRANÇAISE

Inspection vétérinaire sanitaire

DE PARIS ET DU DÉPARTEMENT DE LA SEINE.

Préfecture de police.

INSPECTION DIVISIONNAIRE

DES HALLES,

MARCHÉS ET ABATTOIRS.

ABATTOIR DE . . . .

RAPPORT (¹)

*Maladies contagieuses
des animaux.*

Nº d'enregistrement.

Le Vétérinaire sanitaire. . . . .
à Monsieur le Chef du Service.

J'ai l'honneur de vous informer que le. . . . . .il a été abattu dans l'échaudoir nº. . . . . ., dont M. . . . . . est titulaire, . . . anima. . de l'espèce . . . . . qui . . . . . . été reconnu atteint de . . . .

Signalement (²). — . . . .

. . . .

Provenance (³). — . . . .

. . . .

Lésions constatées. — . . . .

. . . .

Poids approximatif de la viande : . . . .
Valeur : . . . .

(1) Ce rapport doit être adressé au Chef du Service *le jour même* de la constatation.

(2) Race, âge, marques, etc.

(3) Dans le cas où le vétérinaire sanitaire ne peut se procurer sur-le-champ les noms et adresse de l'expéditeur, il doit en indiquer ici le motif.

Mesures prises (¹) : .   .   .   .

.   .   .   .

Le......... 190..

Le Vétérinaire sanitaire,

Le... ..... 190..

Abattoir de . . . . .

————

TUBERCULOSE.

————

Nº d'enregistrement.

Le Vétérinaire inspecteur soussigné a l'honneur de rendre compte à Monsieur le Maire qu'il a constaté aujourd'hui, dans l'échaudoir (*numéro de l'échaudoir*), dont M. X... est titulaire, un cas de tuberculose sur une vache charolaise, blanche, âgée de six ans, marquée d'un B sur la hanche droite et déclarée provenir de chez M. X***, demeurant à ... (Saône-et-Loire).

Les poumons, principalement le gauche, étaient farcis de tubercules de la grosseur d'un pois à celle d'un œuf de pigeon : les superficiels, durs, crétacés ; les profonds, ramollis, caséeux. La plèvre se montrait recouverte, en certains points, de masses néoplasiques grisâtres, mamelonnées, sessiles et, en d'autres, de productions pédiculées qui n'atteignaient guère que le volume d'une noisette. Enfin, les ganglions de la poitrine, hypertrophiés, très résistants, laissaient voir, à la coupe, de nombreuses granulations jaunes, de nature calcaire.

Chez cette vache, la tuberculose étant associée à la maigreur, la viande, les abats et issues ont été entièrement saisis et détruits, conformément à l'article 1ᵉʳ de l'arrêté ministériel du 28 septembre 1896. Quant à la peau, son utilisation a été permise après désinfection (art. 21 de l'arrêté ministériel du 1ᵉʳ avril 1898).

(Signature.)

(1) Saisie totale ou partielle, mise en consommation, destruction des viandes ou viscères, désinfection, utilisation des peaux, etc.

A ......, le........ 190..

Abattoir de
(Nom de la ville).

———

PÉRIPNEUMONIE CONTAGIEUSE.   Monsieur le Maire,

———

J'ai l'honneur de vous informer que j'ai constaté aujourd'hui dans l'échaudoir n° ....., dont le titulaire est M....., un cas de péripneumonie contagieuse sur une vache flamande rouge brun, âgée de huit ans environ, marquée d'un A sur l'épaule gauche et déclarée provenir de chez M. X..., demeurant à ... (Nord).

Le lobe pulmonaire droit était entièrement hépatisé, compact et très lourd. Après avoir pratiqué des coupes dans cet organe, on constatait que les surfaces de section présentaient un aspect caractéristique, comparable à celui d'un marbre rouge : on avait, en effet, sous les yeux, un grand nombre d'espaces ou lobules polygonaux, diversement colorés, les uns roses ou rouges, les autres bruns ou noirs. De plus, les cloisons interlobulaires se montraient considérablement épaissies et infiltrées de sérosité ; enfin, on voyait sur la plèvre costale droite des fausses membranes blanchâtres.

La chair de cet animal n'offrant nullement les caractères d'une viande fiévreuse a été livrée à la consommation ; les poumons seuls ont été saisis et détruits, conformément à l'article 43 de la loi du 21 juin 1898. Quant à la peau, son utilisation a été permise après désinfection (art. 6 de l'arrêté ministériel du 1er avril 1898).

Veuillez agréer, Monsieur le Maire, l'assurance de mon respectueux dévouement.

(Signature de l'Inspecteur.)

RAPPORT OU PROCÈS-VERBAL DE CONSTATATION D'UNE MALADIE
CONTAGIEUSE SUR UNE FOIRE OU SUR UN MARCHÉ.

Monsieur le Maire,

J'ai l'honneur de vous informer que, le 10 juin courant, j'ai
constaté la fièvre aphteuse sur trois animaux de l'espèce
bovine, mis en vente par M. . . . . . . demeurant à . .
. . . .

Signalement. — . . . .
. . . .

Provenance. — . . . .
. . . .

Symptômes observés. — Salivation, boiterie, gonflement
inflammatoire de la région coronaire, suintement interdigité
et, chez l'un des animaux, plaies buccales recouvertes d'un
enduit pultacé.

Diagnostic. — Fièvre aphteuse.

Origine de la maladie. — . . . .

Mesures prises. — Le propriétaire ayant préféré l'abatage
de ses animaux malades à leur mise en fourrière et à leur
séquestration jusqu'à complète guérison, j'ai délivré un laissez-passer pour l'abattoir de. . . . . .

Lesdits animaux ont été transportés en voiture. Leurs
pieds ont été tamponnés.

Les animaux contaminés ont été renvoyés avec laissez-
passer dans leur commune d'origine, à . . . . . .

Procès-verbal a été dressé contre M. . . . . . . ou n'a
pas été dressé contre M. . . . . . . pour les raisons suivantes :

. . . .

Veuillez agréer, Monsieur le Maire, l'assurance de mon respectueux dévouement.

(Signature du Vétérinaire sanitaire.)

18.

Dès que ce rapport lui est parvenu, le maire de la commune où se tient la foire ou le marché doit informer son collègue du lieu de provenance des animaux par un avis mentionnant le nom du propriétaire. Sur cet avis, le collègue prend les mesures prescrites par la loi et les règlements.

Il serait superflu de passer en revue tous les cas de maladies contagieuses qu'on peut observer dans la pratique de l'inspection des viandes et qu'on doit signaler à l'autorité qui doit en connaître. S'il s'agit, par exemple, d'un cheval morveux, d'un bœuf ou d'un mouton charbonneux, on n'aura — et cela se conçoit — qu'à modifier la partie *lésions* et la partie concernant *les mesures prises*. C'est ainsi qu'on sera amené parfois à parler de l'examen microscopique du sang, à saisir la viande en vertu de l'article 42 de la loi du 21 juin 1898 sur le Code rural, etc. Enfin nous devons dire qu'il y aura lieu de dresser procès-verbal contre l'expéditeur de mauvaise foi.

SQUELETTE DE PROCÈS-VERBAL ADOPTÉ A PARIS.

PROCÈS-VERBAL
dressé contre le sieur
. . . .
demeurant à . . .
rue. . . . . . . n° .

L'an mil neuf cent. . . . . .,
le (*date en toutes lettres*) du mois
de. . . . . ., le Vétérinaire sanitaire soussigné (nom et prénoms), demeurant à . . . . . .

rue. . . . . . n° . a saisi (ou constaté, suivant le cas) au cours de sa visite. . . . .

Ces faits constituant une infraction à la loi du. . . . . article. . . . . ainsi conçu : . . . .

j'ai dressé Procès-Verbal au susnommé, les jour, mois et an que dessus.

(*Signature.*)

S'il y a transgression d'un arrêté municipal, on écrira : Ces faits constituant une contravention à l'arrêté. . . . . article. . . . . ainsi conçu. . . . . , etc.

RÉSUMÉ

Énumération des principaux motifs de saisie.

Les motifs de saisie sont nombreux : les uns entraînent la confiscation totale de l'animal ; les autres n'entraînent qu'un retrait partiel.

Nous allons les passer en revue.

I. — MOTIFS DE SAISIE TOTALE.

Espèces équine et asine.

Morve, farcin, charbon, rage, dourine (le Dr Schneider et notre confrère Buffard viennent d'en découvrir le microbe), tétanos, septicémie, infection purulente (pyémie, pyoémie), fièvre typhoïde, gourme maligne, anasarque, carcinose, mélanose généralisée, eaux-aux-jambes et crapaud invétérés, maladies inflammatoires, fièvre consécutive à des blessures, à des fractures et paralysies, maigreur extrême, hydroémie, mort naturelle ou accidentelle.

D'après Trasbot, les tumeurs mélaniques sont ou des fibromes ou des sarcomes infiltrés de mélanine, rarement des carcinomes. Les premiers sont sans gravité, ne se généralisant pas ; les deuxièmes et surtout les troisièmes ont une grande tendance à la généralisation.

Morot a constaté chez une jument blanche un cas d'infection sarcomateuse généralisée à tous les tissus.

A l'abattoir hippophagique de Pantin, nous avons observé à deux reprises un nombre considérable de tumeurs mélaniques (il y en avait au moins 300) dans le tissu conjonctif sous-cutané, inter et intra-musculaire et jusque dans le parenchyme du poumon.

Plusieurs cas d'infection mélanique ont été encore signalés chez le veau (Villain) et chez l'agneau (Morot). Les méninges étaient fortement colorées en noir et les poumons parsemés de petites tumeurs noires. Ces altérations n'ont parfois entraîné qu'une saisie partielle.

Espèce bovine.

1° *Animaux adultes.* — Charbon bactéridien, charbon symptomatique, septicémies puerpérales et autres, peste bovine ou typhus contagieux, tétanos, rage, tuberculose et maigreur associées, tuberculose ganglionnaire, tuberculose musculaire, coryza gangreneux, ladrerie, indigestion grave, météorisation, maladies inflammatoires, fièvre consécutive à la parturition, maigreur extrême, hydroémie, mort naturelle ou accidentelle et (chez toutes les espèces, du reste) viandes médicamentées, viandes urineuses.

2° *Veaux.* — Mort-nés, extrême jeunesse, affections charbonneuses, pneumo-entérite septique, tuberculose et maigreur associées, ladrerie, arthrite, omphalo-phlébite, fièvre, indigestion, gastro-entérite, maigreur extrême, hydroémie, ictère grave, urémie.

Il faut se montrer sévère pour le veau *goutteux* ou à grosses articulations ; sans pitié pour le veau atteint d'omphalo-phlébite et, par suite, d'arthrite suppurée, de pyoémie ; sans pitié encore pour le veau atteint de pneumo-entérite septique, d'entérite diarrhéique. La rigidité à son endroit est pleinement justifiée. En effet, le bouillon de veau est un excellent milieu de culture pour les micro-organismes ; d'où la fréquence des empoisonnements, parfois mortels, déterminés par la viande de veau malade.

Les considérations qui précèdent s'appliquent en tout point aux agneaux et chevreaux.

Ainsi donc, l'examen sanitaire des jeunes animaux, avant et après l'abatage, a une grande importance. Brouardel et Vallin recommandent à l'inspecteur d'être plutôt sévère qu'indulgent.

Espèces ovine et caprine.

Charbon, rage, typhus contagieux, tétanos, cachexie aqueuse, hydroémie, météorisation, asphyxie, fièvre, ictère grave, mort naturelle ou accidentelle, extrême jeunesse des agneaux et chevreaux, mort-nés.

Espèce porcine.

Trichinose, ladrerie, charbon, rage, tétanos, rouget, maladies inflammatoires, maigreur extrême, hydroémie, granulations purulentes généralisées, viandes urineuses, mort naturelle ou accidentelle.

II. — MOTIFS DE SAISIE PARTIELLE.

Ces motifs sont communs à toutes les espèces animales. Citons : l'avarie ou putréfaction, les fractures, contusions, abcès, déchirures musculaires, la tuberculose, etc.

MOTIFS DE SAISIE DES PRODUITS DE CHARCUTERIE ET AUTRES.

Le principal, pour ne pas dire l'unique motif de saisie, c'est l'avarie : jambons échauffés, piqués, saucissons usés, avariés ; saumures avariées, boîtes de conserves altérées, avariées.

Rappelons que, d'une manière générale, tous les comestibles saisis sont détruits, en vertu de l'article 477 du Code pénal.

RÉGLEMENTATION DES MOTIFS DE SAISIE.

En 1889, le cinquième congrès international de médecine vétérinaire adoptait la proposition suivante de Baillet (de Bordeaux) :

« Il n'est pas nécessaire qu'un arrêté municipal désigne les cas qui doivent entraîner la saisie des viandes de boucherie. »

Villain partage cette opinion.

Au contraire, Leclerc, Morot et nous-même estimons qu'une codification des motifs de saisie serait non seulement utile, mais indispensable pour arriver à une unité d'action. En d'autres termes, nous réclamons pour la France une réglementation analogue (sinon plus claire) à celle de la Belgique, de la Suisse, de l'Italie, de l'Espagne et de divers États allemands.

Sans doute, il n'est pas nécessaire qu'un arrêté municipal désigne nominativement les maladies et altérations qui doivent entraîner la saisie totale ou partielle des viandes, abats et issues.

Chaque inspecteur, en effet, a une délégation de l'autorité locale ; donc il peut *légalement* retirer de la consommation tous comestibles jugés par lui insalubres à des titres divers et (art. 477 du Code pénal) en pratiquer la destruction ou dénaturation. Mais alors, qu'observe-t-on ? Un défaut d'uniformité qui n'est pas sans jeter un discrédit sur les services d'inspection.

Les vétérinaires, en effet, se laissent surtout guider par des considérations pathologiques dans leurs appréciations sur la nocuité et l'innocuité des viandes. Voyez ce qui se passait pour la tuberculose ; voyez ce qui se passe pour la ladrerie, le tétanos, etc.

Aussi demandons-nous un règlement spécial, applicable à toute la France et ayant force de loi, pour la surveillance hygiénique des aliments d'origine animale. C'est le seul moyen de vaincre les résistances des intéressés, d'arriver à une unité d'action et, partant, d'éviter un ridicule souvent mortel.

Nous demandons encore que l'inspection sanitaire des abattoirs publics, tueries particulières, marchés alimentaires, etc. (car l'article 63 de la loi du 21 juin 1898 est insuffisant) soit confiée aux vétérinaires ou placée sous leur direction ; en un mot, qu'on *fasse* en France ce qu'on *fait* en Belgique, en Allemagne, en Suisse et en Italie.

D'autre part, il ne faut pas oublier que lois et règlements

ne valent que par leur application. La question qui se pose est donc celle-ci : une inspection générale, à la fois urbaine et rurale, est-elle possible ?

Nous répondons sans hésiter : oui.

L'organisation d'un pareil service serait non seulement possible, mais encore peu coûteuse. Il suffirait, en effet, de mettre à exécution le projet présenté par H. Bouley et Nocard au Congrès international d'hygiène de 1878 : « Le territoire français serait divisé en circonscriptions sanitaires correspondant le plus souvent à un canton. Chaque circonscription comprendrait un vétérinaire-inspecteur cantonal, auquel seraient adjoints des surveillants-inspecteurs communaux, c'est-à-dire des praticiens non vétérinaires opérant sous son contrôle et d'après ses instructions. Ces agents secondaires visiteraient, dans chaque commune, les animaux de boucherie vivants, puis abattus et ils n'estampilleraient que ceux se trouvant dans des conditions absolument normales avant et après l'abatage ; dans tous les autres cas, ils en référeraient à l'inspecteur-vétérinaire qui prendrait les décisions nécessaires. Celui-ci, par de fréquentes visites faites inopinément dans les débits de viandes et les tueries publiques ou particulières, s'assurerait si les surveillants communaux s'acquittent convenablement de leur mission (1). »

Les préfets de la Marne, des Basses-Pyrénées, du Loiret et de la Charente ont quelque peu réalisé ce programme dans leurs départements respectifs. Voilà un bon exemple. Mais sera-t-il suivi ?

Nous pensons enfin que refuser la contre-expertise aux intéressés, c'est, *ipso facto*, admettre la perfection humaine. Et pourtant : *errare humanum est...*

---

(1) Morot, *Nécessité de l'inspection sanitaire des viandes dans les campagnes.*

CHAPITRE XI

Dans ce chapitre, nous nous contenterons d'insérer, presque sans commentaires, les articles du Code civil, lois, décrets, circulaires, etc., que le vétérinaire-inspecteur des viandes a sans cesse l'occasion de consulter et d'appliquer, surtout quand il est chargé, en plus, de l'inspection des animaux amenés sur les foires et marchés. Voici tout d'abord les principaux articles du Code civil applicables au commerce de la boucherie :

DROIT COMMUN, LÉGISLATION SANITAIRE ET LÉGISLATION APPLICABLE AUX ÉTABLISSEMENTS CLASSÉS.

Art. 1641. — Le vendeur est tenu de la garantie à raison des défauts cachés de la chose vendue qui la rendent impropre à l'usage auquel on la destine, ou qui diminuent tellement cet usage, que l'acheteur ne l'aurait pas acquise, ou n'en aurait donné qu'un moindre prix, s'il les avait connus.

Art. 1642. — Le vendeur n'est pas tenu des vices apparents et dont l'acheteur a pu se convaincre lui-même.

Art. 1643. — Il est tenu des vices cachés, quand même il ne les aurait pas connus, à moins que, dans ce cas, il n'ait stipulé qu'il ne sera obligé à aucune garantie.

Art. 1644. — Dans le cas des articles 1641 et 1643, l'acheteur a le choix de rendre la chose et de se faire restituer le prix, ou de garder la chose et de se faire rendre une partie du prix, telle qu'elle sera arbitrée par experts.

Art. 1645. — Si le vendeur connaissait les vices de la chose, il est tenu, outre la restitution du prix qu'il en a reçu, de tous les dommages et intérêts envers l'acheteur.

Art. 1646. — Si le vendeur ignorait les vices de la chose, il ne sera tenu qu'à la restitution du prix, et à rembourser à l'acquéreur les frais occasionnés par la vente.

Art. 1647. — Si la chose qui avait des vices a péri par suite de sa mauvaise qualité, la perte est pour le vendeur, qui sera tenu envers l'acheteur à la restitution du prix, et aux autres dédommagements expliqués dans les deux articles précédents.

Mais la perte arrivée par cas fortuit sera pour le compte de l'acheteur.

Art. 1648. — L'action résultant des vices rédhibitoires doit être intentée par l'acquéreur dans un bref délai, suivant la nature des vices rédhibitoires, et l'usage du lieu où la vente a été faite.

Art. 1649. — Elle n'a pas lieu dans les ventes faites par autorité de justice.

Loi du 27 mars 1851.

Art. 1er. — Seront punis des peines portées par l'article 423 du Code pénal :

1° Ceux qui falsifieront des substances ou denrées alimentaires ou médicamenteuses destinées à être vendues ;

2° Ceux qui vendront ou mettront en vente des substances ou denrées alimentaires ou médicamenteuses qu'ils sauront être falsifiées ou corrompues ;

3° Ceux qui auront trompé ou tenté de tromper, sur la quantité des choses livrées, les personnes auxquelles ils vendent ou achètent soit par l'usage de faux poids ou fausses mesures, ou d'instruments inexacts servant au pesage ou mesurage, soit par des manœuvres ou procédés tendant à fausser l'opération du pesage ou mesurage, ou à augmenter frauduleusement le poids ou le volume de la marchandise, même avant cette opération; soit, enfin, par des indications frauduleuses tendant à faire croire à un pesage ou mesurage antérieur et exact.

Art. 2. — Si, dans les cas prévus par l'article 423 du Code pénal ou par l'article 1er de la présente loi, il s'agit d'une marchandise contenant des mixtions nuisibles à la santé, l'amende sera de 50 à 500 francs, à moins que le quart des restitutions et dommages-intérêts n'excède cette dernière somme; l'emprisonnement sera de trois mois à deux ans.

Le présent article sera applicable même au cas où la falsification nuisible serait connue de l'acheteur ou consommateur.

Art. 3. — Sont punis d'une amende de 16 à 25 francs, et d'un emprisonnement de six à dix jours, ou de l'une de ces deux peines seulement, suivant les circonstances, ceux qui, sans motifs légitimes, auront dans leurs magasins, boutiques, ateliers ou maisons de commerce, ou dans les halles, foires ou marchés, soit des poids ou mesures faux, ou autres appareils inexacts servant au pesage ou au mesurage, soit des substances ou denrées alimentaires ou médicamenteuses qu'ils sauront être falsifiées ou corrompues. Si la substance falsifiée est nuisible à la santé, l'amende pourra être portée à 50 francs et l'emprisonnement à quinze jours.

Art. 4. — Lorsque le prévenu, convaincu de contravention à la présente loi ou à l'article 423 du Code pénal, aura, dans les cinq années qui ont précédé le délit, été condamné pour infraction à la présente loi ou à l'article 423, la peine pourra être élevée jusqu'au double du maximum; l'amende prononcée par l'article 423 et par les articles 1 et 2 de la présente loi pourra même être portée jusqu'à 1000 francs, si la moitié des restitutions et dommages-intérêts n'excède pas cette somme; le tout, sans préjudice de l'application, s'il y a lieu, des articles 57 et 58 du Code pénal.

Art. 5. — Les objets dont la vente, usage ou possession constitue le délit, seront confisqués, conformément à l'article 423 et aux articles 477 et 481 du Code pénal. S'ils sont propres à un usage alimentaire ou médical, le tribunal pourra les mettre à la disposition de l'administration pour être attribués aux établissements de bienfaisance. S'ils sont impropres à cet usage ou nuisibles, les objets seront détruits ou répandus aux frais du condamné. Le tribunal pourra ordonner que la destruction ou effusion aura lieu devant l'établissement ou le domicile du condamné.

Art. 6. — Le tribunal pourra ordonner l'affichage du jugement dans les lieux qu'il désignera, et son insertion intégrale ou par extrait dans tous les journaux qu'il désignera, le tout aux frais du condamné.

Art. 7. — L'article 463 du Code pénal sera applicable aux délits prévus par la présente loi.

Art. 8. — Les deux tiers du produit des amendes sont attribués aux communes dans lesquelles les délits auront été constatés.

Art. 9. — Sont abrogés les articles 475, n° 14, et 479, n° 5 du Code pénal.

Décret du 22 juin 1882 portant règlement d'administration publique sur la police sanitaire des animaux.

Le Président de la République française,

Sur le rapport du Ministre de l'agriculture,

Vu la loi en date du 21 juillet 1881 sur la police sanitaire des animaux;

Le Conseil d'État entendu,

Décrète :

TITRE Ier. — POLICE SANITAIRE A L'INTÉRIEUR.

I. — Mesures communes à toutes les maladies contagieuses.

Art. 1er. — Lorsqu'une maladie contagieuse est signalée dans une commune, le maire en informe, dans les vingt-quatre heures, le préfet du département, et lui fait connaître les mesures et les arrêtés qu'il a pris, conformément à la loi sur la police sanitaire et au présent règlement d'administration publique, pour empêcher l'extension de la contagion. Le préfet accuse réception au maire dans le même délai et prend un arrêté pour prescrire les mesures à mettre à exécution.

Les arrêtés des maires et des préfets sont transmis, sans délai, au ministre de l'agriculture, qui peut prendre, par un arrêté spécial, des mesures applicables à plusieurs départements.

Art. 2. — Les arrêtés pris par le maire sont exécutoires, même avant l'approbation du préfet.

Art. 3. — Dans le cas où un animal atteint ou soupçonné d'être atteint d'une maladie contagieuse meurt ou est abattu avant la déclaration prescrite par l'article 3 de la loi sur la police sanitaire, le maire commet un vétérinaire à l'effet de constater la nature de la maladie. Le procès-verbal de constatation est remis au maire, qui en transmet sans retard une copie au préfet.

Le vétérinaire délégué, chef du service sanitaire du département, est envoyé sur place, s'il y a lieu, pour vérifier les constatations de son collègue.

Art. 4. — Les cadavres ou parties de cadavres des animaux morts de maladies contagieuses ou abattus comme atteints de ces maladies doivent être conduits à l'atelier d'équarrissage, s'il s'en trouve un dans la commune.

S'il n'y a pas d'atelier d'équarrissage, le maire prescrit l'enfouissement dans le terrain du propriétaire : l'emplacement doit être agréé par le maire.

A défaut de terrain appartenant au propriétaire, l'enfouissement a lieu dans un terrain communal spécialement affecté à cet effet. Le terrain est entouré d'une clôture et il est interdit d'y faire paître les animaux.

Enfin, si la commune elle-même ne possède pas d'emplacement susceptible d'être approprié comme il est dit au paragraphe précédent, les cadavres ou débris de cadavres sont détruits sur place au moyen de procédés approuvés par le comité consultatif des épizooties, ou transportés à l'atelier d'équarrissage le plus voisin. Le transport sera effectué conformément aux indications données par le maire.

Dans les cas d'enfouissement, les fosses ont une profondeur suffisante pour qu'il y ait au-dessus du corps une couche de terre de 1ᵐ,50 au moins. Les cadavres sont recouverts de toute la terre extraite pour ouvrir les fosses et ne peuvent être déterrés en tout ou en partie sans une autorisation du préfet.

Art. 5. — Les locaux, cours, enclos, herbages et pâturages où ont séjourné les animaux atteints de maladies contagieuses doivent être désinfectés.

Les mesures de désinfection sont déterminées, sur l'avis du comité consultatif des épizooties, par des instructions ministérielles.

Art. 6. — Il est interdit, sous aucun prétexte, de conduire, même pendant la nuit, aux abreuvoirs communs les animaux atteints de maladies contagieuses et ceux qui ont été exposés à la contagion. Cette interdiction s'applique même aux animaux dont la circulation a été permise exceptionnellement.

Art. 7. — Dans tous les cas où il est ordonné de marquer les animaux, la marque est faite sur la joue gauche.

Il est interdit d'apposer sur cette joue aucune autre marque.

II. — Mesures spéciales à chacune des maladies contagieuses.

SECTION Iʳᵉ. — PESTE BOVINE.

Art. 8. — Lorsque la peste bovine est constatée dans une commune, le préfet prend un arrêté portant déclaration d'infection, soit d'une partie seulement de la commune, dont l'arrêté détermine exactement le périmètre, soit de la commune tout entière, soit même, s'il y a lieu, des communes voisines.

Art. 9. — L'arrêté est affiché et publié dans les communes où la déclaration d'infection a été prononcée, et dans les communes comprises dans un rayon de 20 kilomètres autour d'elles.

En outre, des écriteaux portant les mots : *Peste bovine* sont apposés sur des poteaux plantés à l'entrée des chemins conduisant aux communes infectées et des locaux où la maladie a été constatée.

Art. 10. — Le préfet qui a pris l'arrêté portant déclaration d'infection doit, dans les vingt-quatre heures, l'envoyer aux préfets des départements limitrophes. Il tient journellement le ministre au courant de la marche de la maladie et des mesures prises pour la combattre.

Des bulletins sont publiés au *Journal officiel.*

Art. 11. — La déclaration d'infection entraîne l'application des dispositions suivantes :

1° Mise en quarantaine des locaux, cours, enclos, herbages et pâtures où ont séjourné des animaux malades ou ayant été exposés à la contagion de la peste bovine, impliquant défense d'y introduire des animaux sains de l'ordre des ruminants ;

2° Dénombrement et marque des animaux des espèces bovine, ovine et caprine, compris dans tout le territoire infecté ;

3° Visite et surveillance par le vétérinaire délégué de tous locaux, cours, enclos, herbages et pâtures où se trouvent des animaux desdites espèces ;

4° Défense absolue de faire sortir lesdits animaux hors du territoire déclaré infecté, si ce n'est pour la boucherie, et dans les conditions précisées à l'article suivant ;

5° Interdiction de la circulation des animaux des espèces bovine, ovine, caprine et porcine. Toutefois, le transit des animaux desdites espèces à travers le territoire déclaré infecté demeurera libre par les voies ferrées, sous la condition que ces animaux resteront enfermés dans les wagons ;

6° Obligation de tenir les chiens à l'attache ou en laisse, les chats et les volailles enfermés ;

7° Détermination des routes, chemins et sentiers où les personnes ne pourront circuler qu'en se soumettant aux mesures de désinfection jugées nécessaires par l'Administration ;

8° Dans l'étendue du territoire déclaré infecté, obligation d'informer le maire de tous cas de maladie quelconque et de tous changements qui viendraient à se produire dans l'effectif des animaux des espèces bovine, ovine et caprine ;

9° Défense à toute personne étrangère aux fermes d'entrer dans un local, cour, enclos, herbage ou pâture infectés, sans autorisation du maire de la commune, accordée sur l'avis du vétérinaire délégué ;

10° Interdiction aux hommes chargés de la garde des animaux et des soins à leur donner de tout contact avec d'autres animaux, et défense pour eux d'entrer dans des lieux renfermant des animaux autres que ceux confiés à leurs soins ;

11° Obligation pour toute personne sortant d'un local infecté de se soumettre, notamment en ce qui concerne les chaussures, aux mesures de désinfection jugées nécessaires ;

12° Défense de faire sortir du territoire déclaré infecté des objets ou matières pouvant servir de véhicules à la contagion, tels que : fourrages, pailles, litières, fumiers, harnais, couvertures, laines, peaux, poils, cornes, onglons, os, etc.

13° Défense de déposer les fumiers sur la voie publique et d'y laisser écouler les parties liquides des déjections ; obligation de traiter ces matières conformément aux prescriptions des arrêtés administratifs ;

14° Obligation de se munir d'un laissez-passer délivré par le maire, sur l'avis du vétérinaire délégué, pour le transport dans l'intérieur du territoire infecté des fourrages et fumiers provenant des fermes où il n'y a pas eu d'animaux malades.

Le laissez-passer indique la provenance et la destination de ces objets.

Art. 12. — Par exception aux dispositions de l'article précédent, et sous réserve de l'autorisation du ministre de l'agriculture ou de son délégué, le maire peut permettre :

1º La sortie hors du territoire infecté des animaux qui n'ont pas été exposés à la contagion, sous la condition qu'ils seront conduits directement à l'abattoir.

Avant leur départ, les animaux sont marqués.

Il est délivré un laissez-passer indiquant la provenance et la destination des animaux. Ce laissez-passer est rapporté au maire dans le délai de cinq jours, avec certificat attestant que les animaux ont été abattus. Le certificat d'abatage est délivré par l'agent préposé à la police de l'abattoir, ou par l'autorité locale dans les communes où il n'existe pas d'abattoir ;

2º La sortie, dans des conditions qui seront déterminées par le ministre, des viandes provenant de l'abatage des animaux qui ont été seulement exposés à la contagion.

Les véhicules doivent être disposés de façon à ne laisser tomber aucune partie, ni liquide ni solide ; ils sont désinfectés après le transport ; les personnes employées aux transport, chargement et déchargement, doivent se soumettre aux mesures de désinfection jugées nécessaires pour éviter de propager la contagion. En outre, les maires doivent prescrire toutes mesures qu'ils croient utiles pour éviter le danger de la contagion ;

3º La sortie des peaux, laines, poils, cornes, onglons, os, etc., après constatation de la désinfection par le vétérinaire délégué.

Art. 13. — La personne préposée à la conduite des animaux, dont la sortie hors d'un territoire déclaré infecté a été autorisée conformément à l'article précédent, est tenue de représenter à toute réquisition le laissez-passer qui a autorisé la circulation ; faute par elle de représenter ledit laissez-passer, ou si le délai dans lequel l'abatage devait être exécuté est expiré, il est dressé procès-verbal, et les animaux sont abattus sur-le-champ, par ordre du maire de la localité sur le territoire de laquelle ils sont saisis.

Art. 14. — Si la peste bovine vient à se déclarer dans un troupeau de bêtes ovines ou caprines, les animaux malades sont abattus.

Les animaux des mêmes espèces qui ont été exposés à la contagion sont divisés par lots et isolés pendant quinze jours dans des locaux, cours, enclos, herbages ou pâtures éloignés de ceux qui sont habités par des bêtes bovines. A l'expiration de ce délai, la mesure peut être levée par le maire, sur l'avis du vétérinaire délégué, si aucun cas de peste ne s'est déclaré parmi eux.

Art. 15. — Les cadavres des animaux morts de la peste bovine ou abattus comme atteints de cette maladie, et ceux des animaux abattus comme suspects, dont les chairs et les débris n'ont pas été utilisés, sont transportés soit aux ateliers d'équarrissage, soit aux fosses d'enfouissement dans les conditions suivantes :

1º Les cadavres sont désinfectés avant leur chargement sur les voitures destinées à les transporter ;

2º Ces voitures sont disposées de manière à ce qu'aucune matière solide ou liquide ne puisse s'en échapper dans le trajet, et il est interdit de les faire traîner par des bêtes bovines ; elles sont accompagnées par un gardien désigné par le maire et porteur d'un laissez-passer ;

3º Les voitures ayant servi au transport et les objets ayant été en contact avec les animaux sont nettoyés et désinfectés ;

4º Les conducteurs et autres personnes employées aux chargement, déchargement et à l'enfouissement des cadavres sont soumis aux mesures de désinfection jugées nécessaires.

19.

Art. 16. — Lorsqu'il y a nécessité de conduire les animaux vivants à l'endroit où ils doivent être enfouis, ils sont menés à la corde, sous la surveillance d'un agent désigné par le maire; les déjections qu'ils peuvent abandonner en route sont immédiatement ramassées pour être jetées dans la fosse avec la corde ayant servi à les conduire.

Art. 17. — Immédiatement après l'abatage des animaux atteints de la peste bovine ou ayant été exposés à la contagion, les locaux, cours, enclos, herbages et pâtures où se trouvaient ces animaux sont soumis à une désinfection générale.

Les pailles, fourrages, litières, fumiers et autres objets pouvant servir de véhicules à la contagion sont détruits sur place ou désinfectés.

Art. 18. — Pendant toute la durée de l'épizootie, les ateliers d'équarrissage où les cadavres sont conduits sont placés sous la surveillance d'un gardien sanitaire. Ce gardien inscrit l'arrivée des cadavres sur un registre, avec l'indication de leur provenance, et en donne un récépissé, que les propriétaires doivent remettre immédiatement au maire de leur commune.

Art. 19. — Les foires et marchés, les concours agricoles, les réunions et rassemblements sur la voie publique ou dans les cours d'auberges ayant pour but l'exposition ou la mise en vente des animaux des espèces bovine, ovine et caprine, sont interdits dans le territoire déclaré infecté et autour dudit territoire, dans un rayon qui est déterminé par arrêté préfectoral.

Toutefois, les marchés intérieurs des villes ayant des abattoirs se tiennent comme à l'ordinaire, mais les animaux qui y sont conduits ne peuvent en sortir que pour être abattus dans la ville même, et le certificat de leur abatage est renvoyé, dans le délai de trois jours, à l'agent chargé de la police du marché où ces animaux ont été vendus. Les peaux, poils, laines, cordes, onglons, os, fumiers, etc., ne peuvent être enlevés de l'abattoir avant d'avoir été désinfectés.

Art. 20. — La déclaration d'infection ne peut être levée par le préfet que lorsqu'il s'est écoulé trente jours au moins sans qu'il se soit produit un nouveau cas de peste bovine, et après constatation de l'accomplissement de toutes les prescriptions relatives à la désinfection.

SECTION II. — PÉRIPNEUMONIE CONTAGIEUSE.

Art. 21. — Lorsque la péripneumonie contagieuse est constatée dans une commune, le préfet prend un arrêté portant déclaration d'infection du local, de la cour, de l'enclos, de l'herbage ou de la pâture, dans lequel se trouve l'animal malade, et déterminant le périmètre dans lequel l'arrêté sera applicable.

Cet arrêté est publié et affiché dans la commune, ainsi que dans les communes contiguës. En outre, des écriteaux portant les mots : *Péripneumonie contagieuse* sont apposés sur des poteaux plantés à l'entrée des chemins conduisant à la ferme et sur les portes des locaux où la maladie a été constatée.

Art. 22. — La déclaration d'infection entraîne l'application des dispositions suivantes :

1° Mise en quarantaine des locaux, cours, enclos, herbages et pâtures déclarés infectés, impliquant défense d'y introduire des bêtes bovines saines, sauf ce qui sera dit à l'article 27 suivant ;

2° Immédiatement après l'abatage des animaux malades, évacuation complète et désinfection de l'étable où a existé la maladie ; isolement et séquestration dans un autre local ou une autre pâture des animaux qui ont été exposés à la contagion ; marque de ces animaux ;

3° Dénombrement de tous les autres animaux de l'espèce bovine qui se trouvent dans les locaux, cours, enclos, herbages et pâtures compris dans la déclaration d'infection ;

4° Visite et surveillance, par le vétérinaire délégué, des locaux, cours, enclos, herbages et pâtures de la ferme ou de l'établissement où la maladie a été constatée ;

5° Interdiction de vendre les animaux qui ont été exposés à la contagion ;

6° Interdiction, aux hommes chargés de la garde des animaux et des soins à leur donner, de tout contact avec d'autres animaux de l'espèce bovine, et défense pour eux d'entrer dans les lieux renfermant des animaux de cette espèce ;

7° Obligation pour toute personne sortant d'un local infecté de se soumettre, notamment en ce qui concerne les chaussures, aux mesures de désinfection jugées nécessaires ;

8° Défense de faire sortir des locaux, cours, enclos, herbages et pâtures infectés, des objets ou matières pouvant servir de véhicules à la contagion, tels que : fourrages, pailles, litières, fumiers, harnais, couvertures, laines, peaux, poils, cornes, onglons, os, etc. ;

9° Défense de déposer les fumiers sur la voie publique, et d'y laisser écouler les parties liquides des déjections ; obligation de traiter ces matières conformément aux prescriptions des arrêtés administratifs.

Art. 23. — Par exception aux dispositions de l'article précédent, le préfet peut, sur l'avis du vétérinaire délégué, qui indiquera les précautions à prendre :

1° Autoriser la circulation, dans le territoire de la commune où se trouve le périmètre déclaré infecté, des animaux de travail qui ont été exposés à la contagion, quand ceux-ci sont jugés indispensables pour la culture du sol et les transports ;

2° La même autorisation peut être accordée pour la conduite, dans un pâturage désigné, des animaux qui ont été exposés à la contagion ;

3° Le préfet peut également autoriser la vente pour la boucherie et le transport pour cette destination, des animaux qui ont été exposés à la contagion.

Dans le cas de vente pour la boucherie, il est délivré un laissez-passer qui est rapporté au maire, dans le délai de

cinq jours, avec un certificat attestant que les animaux ont
été abattus. Ce certificat est délivré par l'agent préposé à la
police de l'abattoir, ou par l'autorité locale dans les communes où il n'existe pas d'abattoir.

Art. 24. — La personne préposée à la conduite des animaux, dont la sortie ou la vente a été autorisée conformément à l'article précédent, doit représenter à toute réquisition le laissez-passer prévu audit article. Faute par elle
de représenter ledit laissez-passer, ou si le délai dans lequel
les animaux devaient être abattus est expiré, il est dressé
procès-verbal, et les animaux sont mis en fourrière par
l'ordre du maire de la localité sur le territoire de laquelle
ils sont saisis. Si ces animaux sont reconnus atteints de
la péripneumonie, ils sont abattus sur place par ordre du
préfet. S'ils ont été dans la même étable ou dans le même
troupeau, ou en contact avec des animaux atteints de péripneumonie contagieuse, le ministre de l'agriculture en prescrit, s'il y a lieu, l'abatage, sans qu'il y ait droit à indemnité
conformément aux articles 9 et 22 de la loi sur la police
sanitaire des animaux. Après examen, par un vétérinaire, de
l'animal abattu, le propriétaire peut être autorisé à en
disposer.

Art. 25. — Lorsque la péripneumonie prend un caractère
envahissant, un arrêté du préfet enjoint à tous les propriétaires, détenteurs ou gardiens d'animaux de l'espèce bovine, de déclarer à la mairie tout cas de maladie quelconque
qui viendrait à se manifester sur ces animaux.

Le même arrêté interdit la tenue des foires et marchés,
les concours agricoles, les réunions ou rassemblements sur
la voie publique ou dans les cours d'auberges ayant pour
but l'exposition ou la mise en vente des animaux de l'espèce
bovine.

Toutefois, les marchés intérieurs des villes ayant des abattoirs se tiennent comme à l'ordinaire. Mais les animaux
qui y sont conduits et qui, à leur sortie, ne sont pas menés
à l'abattoir, ne peuvent circuler qu'avec un laissez-passer

indiquant leur destination et qui sera remis au maire de la commune où ils doivent séjourner.

Ce maire est prévenu directement par le service du marché, de façon à placer les animaux qui en proviennent sous l'application des mesures édictées par la loi et par le présent règlement pour les animaux suspects.

Le transport des animaux sera effectué conformément aux instructions données par le vétérinaire sanitaire du marché.

Art. 26. — La chair des animaux abattus pour cause de péripneumonie ne peut être livrée à la consommation publique qu'en vertu d'une autorisation du maire, sur l'avis conforme du vétérinaire délégué.

Les poumons sont détruits ou enfouis; l'utilisation des peaux demeure permise après désinfection.

Art. 27. — Après l'évacuation des animaux survivants et l'achèvement complet des travaux de désinfection, le repeuplement des locaux peut avoir lieu avec des animaux inoculés depuis vingt et un jours au moins.

Art. 28. — La déclaration d'infection ne peut être levée par le préfet que lorsqu'il s'est écoulé un délai de trois mois au moins sans qu'il se soit produit un nouveau cas de péripneumonie et après constatation de l'accomplissement de toutes les prescriptions relatives à l'inoculation et à la désinfection.

Elle peut être levée après la désinfection, si tous les animaux qui se trouvaient dans les locaux, cours, enclos, herbages et pâtures déclarés infectés ont été abattus.

SECTION III. — FIÈVRE APHTEUSE.

Art. 29. — Lorsque la fièvre aphteuse est constatée dans une commune, le préfet prend un arrêté portant déclaration d'infection des locaux, cours, enclos, herbages et pâtures dans lesquels se trouvent les animaux malades, et déterminant le périmètre dans lequel l'arrêté sera applicable. Cet arrêté est notifié aux maires de la commune et des communes limitrophes. Il est publié et affiché.

Art. 30. — La déclaration d'infection entraîne l'application des dispositions suivantes :

1º Mise en quarantaine des locaux, cours, enclos, herbages et pâtures déclarés infectés, impliquant défense d'y introduire des animaux sains des espèces bovine, ovine, caprine et porcine ; dénombrement et marque de ceux qui s'y trouvent.

Par exception, s'il est nécessaire de conduire les animaux malades ou suspects au pâturage, la route qu'ils doivent suivre est déterminée par un arrêté du maire ; cette route est marquée par des poteaux indicateurs, ainsi que les limites du pâturage dans lequel les animaux doivent être cantonnés ; après la marque, les animaux de travail qui ont été exposés à la contagion peuvent être utilisés sous les conditions déterminées par le maire après avis du vétérinaire sanitaire de la circonscription. Il est délivré par le maire un laissez-passer indiquant les limites dans lesquelles la circulation desdits animaux est autorisée ;

2º Avertissement de l'existence de la fièvre aphteuse par un écriteau placé à l'entrée principale de la ferme et des locaux, cours, enclos, herbages et pâtures infectés ;

3º Visite et surveillance, par le vétérinaire sanitaire, des locaux, cours, enclos, herbages et pâtures de la ferme ou de l'établissement où la maladie a été constatée ;

4º Détermination des routes, chemins et sentiers fermés à la circulation des animaux susceptibles de contracter la fièvre aphteuse ;

5º Défense de faire sortir des locaux infectés des objets ou matières pouvant servir de véhicules à la contagion, tels que : pailles, fourrages, litières, fumiers, couvertures, harnais, etc. ;

6º Interdiction de déposer les fumiers sur la voie publique et d'y laisser écouler les parties liquides des déjections ; obligation de traiter ces matières conformément aux prescriptions des arrêtés administratifs;

7º Interdiction de laisser pénétrer dans les locaux infectés les bouchers, marchands de bestiaux, et toute personne non préposée aux soins à donner aux animaux ;

8° Obligation pour toute personne sortant d'un local infecté de se soumettre, notamment en ce qui concerne les chaussures, aux mesures de désinfection jugées nécessaires ;

9° Interdiction de vendre les animaux malades, si ce n'est pour la boucherie, auquel cas ils doivent être conduits directement à l'abattoir par des voies indiquées à l'avance.

La même interdiction s'applique, pendant un délai de quinze jours, à ceux qui ont été exposés à la contagion.

Dans le cas de vente pour la boucherie, il est délivré un laissez-passer qui est rapporté au maire, dans le délai de cinq jours, avec un certificat attestant que les animaux ont été abattus. Ce certificat est délivré par l'agent préposé à la police de l'abattoir ou par l'autorité locale dans les communes où il n'existe pas d'abattoir.

Les animaux transportés en vue de la boucherie doivent avoir les pieds tamponnés ; ils ne peuvent être transportés qu'en voiture ou par chemin de fer.

Art. 31. — Lorsque la fièvre aphteuse prend un caractère envahissant, un arrêté du préfet interdit la tenue des foires et marchés, les réunions ou rassemblements sur la voie publique ou dans les cours d'auberges, ayant pour but l'exposition ou la mise en vente des animaux des espèces bovine, ovine, caprine et porcine. Toutefois, il est fait exception pour les marchés intérieurs des villes ayant des abattoirs.

Art. 32. — La déclaration d'infection ne peut être levée par le préfet que lorsqu'il s'est écoulé quinze jours sans qu'il se soit produit un nouveau cas de fièvre aphteuse, et après constatation, par le vétérinaire délégué, de l'accomplissement de toutes les prescriptions relatives à la désinfection.

Section IV. — Clavelée.

Art. 33. — Lorsque la clavelée est constatée dans une commune, le préfet prend un arrêté portant déclaration d'infection des locaux, cours, enclos, herbages et pâtures dans lesquels se trouvent les animaux malades.

Cet arrêté est notifié aux maires de la commune et des communes limitrophes. Il est publié et affiché.

Art. 34. — La déclaration d'infection entraîne l'application des dispositions suivantes :

1° Mise en quarantaine des locaux, cours, enclos, herbages et pâtures déclarés infectés, impliquant défense d'y introduire des moutons et des chèvres en état de santé ; dénombrement et marque des bêtes ovines et caprines qui s'y trouvent ; marque de celles qui ne sont pas soumises immédiatement à la clavelisation.

Par exception, s'il est nécessaire de conduire les animaux au pâturage, la route qu'ils doivent suivre est déterminée par un arrêté du maire ; cette route est marquée par des poteaux indicateurs, ainsi que les limites du pâturage dans lequel les animaux doivent être cantonnés ;

2° Avertissement de l'existence de la clavelée par un écriteau placé à l'entrée principale de la ferme et sur les locaux infectés ;

3° Détermination des routes, chemins et sentiers fermés à la circulation des bêtes ovines et caprines ;

4° Visite et surveillance, par le vétérinaire sanitaire, des locaux, cours, enclos, herbages et pâtures de la ferme où la maladie a été constatée ;

5° Interdiction de vendre des animaux malades. Si les animaux guéris ont été séparés du reste du troupeau, les effets de l'interdiction qui pèsent sur eux cessent vingt jours après leur guérison ;

6° Interdiction de vendre, si ce n'est pour la boucherie, les animaux qui ont été exposés à la contagion.

Dans le cas de vente pour la boucherie, il est délivré un laissez-passer qui est rapporté au maire, dans le délai de cinq jours, avec un certificat attestant que les animaux ont été abattus. Ce certificat est délivré par l'agent préposé à la police de l'abattoir, ou par l'autorité locale dans les communes où il n'existe pas d'abattoir ;

7° Les peaux provenant des animaux claveleux, morts ou abattus, peuvent être livrées au commerce sous la condition d'avoir été lavées et séchées.

Art. 35. — Après la clavelisation du troupeau infecté et l'achèvement complet des travaux de désinfection des locaux où ont séjourné les animaux malades, le repeuplement peut avoir lieu avec des animaux clavelisés depuis trente jours au moins.

Art. 36. — Toutes les mesures prescrites par l'article 34 sont applicables aux troupeaux pour lesquels la clavelisation a été autorisée, conformément au paragraphe 2 de l'article 11 de la loi sur la police sanitaire des animaux.

Art. 37. — Lorsque la clavelée prend un caractère envahissant, un arrêté du préfet interdit, pendant toute la durée de la maladie, de conduire les moutons et chèvres aux foires et marchés qui se tiennent dans la localité infectée.

Cette interdiction ne s'applique pas aux marchés intérieurs des villes ayant des abattoirs. Mais les animaux qui y sont conduits et qui, à leur sortie, ne sont pas menés à l'abattoir, ne peuvent circuler qu'avec un laissez-passer indiquant leur destination, et qui sera remis au maire de la commune où ils doivent séjourner.

Ce maire est prévenu directement par le service du marché, de façon à placer les animaux qui en proviennent sous l'application des mesures édictées par la loi et le présent règlement pour les animaux suspects. Le transport des animaux sera effectué conformément aux instructions données par le vétérinaire sanitaire du marché.

Art. 38. — La déclaration d'infection ne peut être levée par le préfet que lorsqu'il s'est écoulé un délai de trente jours au moins, sans qu'il se soit produit un nouveau cas de clavelée, et après l'accomplissement de toutes les prescriptions relatives à la désinfection. Elle peut être levée immédiatement après la désinfection, si tous les animaux qui se trouvaient dans les locaux, cours, enclos, herbages et pâtures déclarés infectés ont été abattus.

En cas de clavelisation, la déclaration d'infection est levée trente jours au moins après l'inoculation constatée.

Section V. — Gale.

Art. 39. — Lorsque la gale est constatée sur des animaux des espèces ovine et caprine ou dans un troupeau d'animaux de ces espèces, le préfet prend un arrêté par lequel ces animaux ou ce troupeau sont placés sous la surveillance du vétérinaire sanitaire de la circonscription.

Il n'est permis de les conduire au pâturage qu'après l'application d'un traitement curatif et en se conformant aux mesures prescrites par l'arrêté pour éviter tout contact avec les animaux non atteints de la maladie.

Art. 40. — Il est interdit de se dessaisir des animaux atteints de la gale, pour quelque destination que ce soit.

Art. 41. — Les peaux et les laines provenant d'animaux atteints de la gale ne peuvent être livrées au commerce qu'après avoir été désinfectées.

L'obligation de désinfection s'applique à toutes les laines provenant d'un troupeau dans lequel des cas de gale ont été constatés.

Art. 42. — Les mesures auxquelles sont soumis les animaux atteints de la gale, ou les troupeaux dans lesquels cette maladie a été constatée, sont levées par le préfet, sur l'avis du vétérinaire délégué, après la disparition de la maladie et la désinfection des locaux.

Section VI. — Morve et farcin.

Art. 43. — Après la constatation de la morve ou du farcin, le préfet prend un arrêté portant déclaration d'infection pour mettre en quarantaine les locaux dans lesquels se trouvent les animaux malades, et les placer sous la surveillance d'un vétérinaire délégué à cet effet.

Cette mesure entraîne l'application des dispositions suivantes :

1° Défense d'introduire dans ces locaux d'autres animaux susceptibles de contracter la morve ou le farcin ;

2° Avertissement de l'existence de la morve ou du farcin par un écriteau placé à l'entrée principale de la ferme et sur les locaux infectés.

Art. 44. — Les animaux qui ont été exposés à la contagion restent placés sous la surveillance du vétérinaire délégué pendant un délai de deux mois.

Pendant la durée de cette surveillance, ils peuvent être utilisés sous la condition qu'ils ne présentent aucun symptôme de maladie.

Il est interdit de les exposer dans les concours publics, de les mettre en vente ou de les vendre ; le propriétaire ne peut s'en dessaisir que pour les livrer à l'équarrissage. Dans ce cas, ils sont préalablement marqués, et il est délivré un laissez-passer qui est rapporté au maire dans le délai de cinq jours, avec un certificat attestant que les animaux ont été abattus. Ce certificat est délivré par le vétérinaire qui a la surveillance de l'atelier d'équarrissage.

Art. 45. — Lorsque les chevaux, ânes ou mulets, sont abattus conformément à l'article 8 de la loi, ou en vertu de l'article précédent, les peaux ne peuvent être livrées au commerce qu'après désinfection.

Art. 46. — Les mesures prescrites en vertu des articles 43 et 44 sont levées par le préfet après la disparition de la maladie et après constatation, par le vétérinaire délégué, de l'accomplissement de toutes les prescriptions relatives à la désinfection.

Ceux des animaux visés par l'article 44, qui ont présenté des symptômes de maladie, restent placés pendant un délai d'un an sous la surveillance du vétérinaire délégué et soumis, pendant ce laps de temps, aux interdictions portées par le troisième alinéa dudit article.

SECTION VII. — DOURINE.

Art. 47. — Lorsque la dourine est constatée sur des animaux des espèces chevaline et asine, le préfet prend un arrêté pour mettre ces animaux sous la surveillance d'un vétérinaire délégué à cet effet.

Art. 48. — Les animaux atteints de la dourine sont marqués.

Il est interdit de les employer à la reproduction pendant tout le temps qu'ils sont tenus en surveillance.

Il est, en outre, défendu de les vendre; toutefois, cette interdiction pourra être levée par le maire pour les mâles que l'acquéreur ou le vendeur s'engagera à faire castrer dans le délai de quinze jours.

Le vendeur ou l'acquéreur devra justifier, sous sa responsabilité, par un certificat remis au maire dans le délai ci-dessus, que l'opération a été exécutée. Ce certificat émanera du vétérinaire opérateur, et la signature en sera légalisée.

Art. 49. — Dans les communes où l'existence de la dourine a été constatée, et dans les communes limitrophes, les étalons particuliers sont soumis, tous les quinze jours, à la visite du vétérinaire délégué. Ils ne peuvent être employés à la monte que sur l'exhibition d'un certificat de santé.

Il est interdit de faire saillir les juments sans que leur bon état de santé soit attesté par un certificat ne remontant pas à plus de quatre jours.

Art. 50. — Les mesures de surveillance auxquelles donne lieu la constatation de la dourine ne peuvent être levées qu'un an après la guérison, certifiée par le vétérinaire délégué, des animaux qui auront été l'objet de ces mesures.

En cas de castration, la surveillance cesse de plein droit.

Section VIII. — Rage.

Art. 51. — Tout chien circulant sur la voie publique, en liberté ou même tenu en laisse, doit être muni d'un collier portant, gravés sur une plaque de métal, les noms et demeure de son propriétaire.

Sont exceptés de cette prescription les chiens courants portant la marque de leur maître.

Art. 52. — Les chiens trouvés sans collier sur la voie publique et les chiens errants, même munis de collier, sont saisis et mis en fourrière.

Ceux qui n'ont pas de collier et dont le propriétaire est inconnu dans la localité sont abattus sans délai.

Ceux qui portent le collier prescrit par l'article précédent et les chiens sans collier dont le propriétaire est connu sont abattus s'ils n'ont pas été réclamés avant l'expiration d'un délai de trois jours francs. Ce délai est porté à cinq jours francs pour les chiens courants avec collier ou portant la marque de leur maître.

Les chiens destinés à être abattus peuvent être livrés à des établissements publics d'enseignement ou de recherches scientifiques.

En cas de remise au propriétaire, ce dernier sera tenu d'acquitter les frais de conduite, de nourriture et de garde, d'après un tarif fixé par l'autorité municipale.

Art. 53. — L'autorité administrative pourra, lorsqu'elle croira cette mesure utile, particulièrement dans les villes, ordonner par arrêté que tous les chiens circulant sur la voie publique soient muselés ou tenus en laisse.

Art. 54. — Lorsqu'un cas de rage a été constaté dans une commune, le maire prend un arrêté pour interdire, pendant six semaines au moins, la circulation des chiens, à moins qu'ils ne soient tenus en laisse.

La même mesure est prise pour les communes qui ont été parcourues par un chien enragé. Pendant le même temps, il est interdit aux propriétaires de se dessaisir de leurs chiens ou de les conduire en dehors de leur résidence, si ce n'est pour les faire abattre. Toutefois, peuvent être admis à circuler librement, mais seulement pour l'usage auquel ils sont employés, les chiens de berger et de bouvier, ainsi que les chiens de chasse.

Art. 55. — Lorsque les animaux herbivores ont été mordus par un animal enragé, le maire prend un arrêté pour mettre ces animaux sous la surveillance d'un vétérinaire délégué à cet effet. Cette surveillance sera de six semaines au moins.

Ces animaux sont marqués, et il est interdit au propriétaire de s'en dessaisir avant l'expiration de ce délai, si ce n'est pour les faire abattre. Dans ce cas, il est délivré un laissez-passer qui est rapporté au maire dans le délai de cinq jours, avec un certificat attestant que les animaux ont été abattus. Ce certificat est délivré par le vétérinaire délégué à la surveillance de l'atelier d'équarrissage.

L'utilisation des chevaux et des bœufs pour le travail peut être autorisée, à condition, pour les chevaux, d'être muselés.

Art. 56. — L'utilisation de la peau des animaux morts de la rage ou abattus pour cause de cette maladie demeure permise après désinfection dûment constatée.

. . . .

SECTION X. — MALADIES CONTAGIEUSES AJOUTÉES PAR DÉCRET A LA NOMENCLATURE DE LA LOI.

Art. 61. — Dans les cas d'urgence, un arrêté du ministre de l'agriculture, rendu après avis du comité consultatif des épizooties, déterminera celles des dispositions contenues au présent règlement qu'il y aurait lieu d'appliquer pour combattre les maladies contagieuses qui seraient ajoutées à la nomenclature, conformément à l'article 2 de la loi sur la police sanitaire des animaux.

III. — Mesures concernant les animaux de l'armée, de l'administration des haras, et les animaux amenés ou placés dans les écoles vétérinaires.

Art. 62. — L'autorité militaire reste chargée de toutes les mesures à prendre, en ce qui concerne les animaux de l'armée, pour éviter l'introduction et la propagation des maladies contagieuses.

Art. 63. — Dans l'intérieur des dépôts d'étalons et jumenteries de l'État, les mesures prescrites par la loi sur la police sanitaire des animaux et par le présent règlement sont appliquées par les soins des directeurs ; ceux-ci sont tenus néanmoins de faire à l'autorité locale la déclaration prévue par l'article 3 de la loi sur la police sanitaire des animaux.

Art. 64. — Les écoles vétérinaires donnent avis, à l'autorité du lieu d'origine des animaux amenés à leur consultation, de tous les cas de maladies contagieuses constatés sur ces animaux.

Elles peuvent, avec l'autorisation du ministre, garder en vie, pour servir à des études scientifiques, des animaux atteints de maladies contagieuses.

Dans l'intérieur de ces établissements, les mesures de police sanitaire sont appliquées par les directeurs, qui font à l'autorité locale la déclaration prévue à l'article 3 de la loi sur la police sanitaire des animaux.

IV. — Indemnités.

Art. 65. — Dans le cas d'abatage pour cause de peste bovine ou de péripneumonie contagieuse prévu par les articles 7 et 9 de la loi, ou dans le cas d'inoculation de la péripneumonie prévu par le même article 9, le procès-verbal d'estimation des animaux est immédiatement dressé et déposé à la mairie. Le maire, après l'avoir contresigné et fait contresigner par le juge de paix, le transmet au préfet dans les cinq jours de sa date.

Art. 66. — A ce procès-verbal sont jointes les pièces suivantes :

1° La demande d'indemnité formée par le propriétaire ;

2° Une copie certifiée conforme par le maire, de l'ordre d'abatage ou d'inoculation ;

3° Un certificat du maire attestant que l'ordre d'abatage a reçu son exécution ; ou, dans le cas de mort par suite de l'inoculation de la péripneumonie, un certificat du vétérinaire attestant que l'inoculation est réellement la cause de la mort ; ce dernier certificat doit être visé par le maire ;

4° Une copie certifiée de la déclaration, faite à la mairie par le propriétaire, de l'apparition de la maladie dans ses étables ou bergeries ;

5° Un certificat du maire constatant que le propriétaire s'est conformé à toutes les autres prescriptions de la loi ;

6° Une déclaration du propriétaire faisant connaître, lorsqu'il y aura lieu, pour chaque tête de bétail, les produits de la vente des animaux ou de leurs chairs et débris.

A ces pièces doivent être joints, dans le cas d'abatage pour cause de péripneumonie ou de mort des suites de l'inoculation de cette maladie, le procès-verbal d'autopsie des animaux pour la perte desquels l'indemnité est réclamée, et un certificat d'origine constatant qu'ils n'ont pas été introduits en France dans les trois mois qui ont précédé l'abatage.

Lorsque le ministre juge nécessaire de faire reviser l'estimation, conformément à l'article 21 de la loi, il renvoie les pièces au préfet.

La commission de revision prévue par ledit article est composée de six membres, y compris le préfet ou son délégué, président, dont la voix est prépondérante en cas de partage. Les pièces lui sont transmises : elle donne son avis après avoir mis les parties intéressées en demeure de produire leurs observations.

TITRE II. — POLICE SANITAIRE A LA FRONTIÈRE.

I. — Importation des animaux.

Art. 67. — Tous les animaux importés en France et soumis à la visite, en vertu de l'article 24 de la loi sur la police sanitaire des animaux, sont débarqués avant la visite, à moins que le vétérinaire ne puisse circuler librement entre les animaux.

Les animaux de l'espèce bovine admis à l'importation sont marqués.

Art. 68. — Lorsque la peste bovine est signalée dans une

contrée d'où sa propagation en France serait à redouter, un arrêté ministériel prohibe l'entrée des ruminants de toutes les espèces provenant des pays infectés, ainsi que l'importation de tous objets et matières pouvant servir de véhicule à la maladie.

Art. 69. — Lorsque les animaux frappés de prohibition, pour cause de peste bovine, sont présentés à l'importation par terre ou par mer, ces animaux sont saisis et abattus sur place sans indemnité, malades ou non.

Sont également abattus sans indemnité les ruminants faisant partie d'un troupeau présenté à la frontière avant la prohibition, et dans lequel l'existence de la peste bovine est constatée.

Dans tous les cas, les cadavres sont enfouis avec la peau tailladée.

Art. 70. — Les maladies contagieuses autres que la peste bovine, importées par terre ou par mer, donnent lieu aux mesures suivantes :

1° Lorsque la péripneumonie contagieuse est constatée dans un troupeau à la frontière de terre ou dans un arrivage maritime, tout animal malade est abattu sur place ; ceux qui ont été exposés à la contagion sont repoussés hors du territoire, après avoir été marqués, à moins que le propriétaire ne consente à ce qu'ils soient livrés immédiatement à la boucherie sous les conditions prescrites par l'agent sanitaire ;

2° La clavelée comporte à la frontière de terre les mêmes mesures que la maladie précédente ; à l'arrivée par mer, elle entraîne l'abatage immédiat des animaux malades et laisse facultative pour le propriétaire, soit la mise en quarantaine, avec clavelisation, des animaux suspects, soit leur envoi à la boucherie ; toutefois les animaux qui présenteront les cicatrices caractéristiques de l'inoculation seront admis librement ;

3° En cas de fièvre aphteuse, les animaux malades et ceux qui ont été exposés à la contagion sont repoussés après avoir été marqués. Si l'arrivage a lieu par mer, les animaux doivent être envoyés immédiatement à la boucherie. S'il s'agit d'animaux reproducteurs ou de vaches laitières, la mise en quarantaine peut être autorisée;

4° En ce qui concerne la morve et le farcin, à la frontière de terre ou de mer, les animaux reconnus malades de la morve sont abattus ; ceux qui sont atteints du farcin ou qui présentent des symptômes douteux de morve sont repoussés après avoir été marqués. Les animaux qui ont été exposés à la contagion de l'une ou de l'autre de ces maladies peuvent être admis en France, à la condition qu'ils seront placés en surveillance pendant un délai de deux mois;

5° Le charbon constaté dans les arrivages par terre ou par mer entraîne l'abatage des animaux malades. Les animaux qui ont été exposés à la contagion sont repoussés après avoir été marqués, à moins que le propriétaire ne consente à ce qu'ils soient livrés immédiatement à la boucherie, ou ne demande leur mise en quarantaine avec inoculation obligatoire ;

6° Pour la dourine, à l'arrivage par terre ou par mer en cas de maladie constatée, les animaux sont repoussés après avoir été marqués ; en cas de doute, la mise en observation de l'animal suspect peut être autorisée. L'autorisation immédiate d'entrée peut être accordée pour les chevaux entiers, malades ou suspects, si leurs propriétaires s'engagent à les faire émasculer dans un délai de quinze jours ;

7° En cas d'importation de troupeaux atteints de gale, ces troupeaux sont repoussés.

Art. 71. — La durée de la quarantaine applicable à chaque maladie est déterminée par arrêté ministériel, après avis du Comité consultatif des épizooties.

Art. 72. — Lorsqu'une maladie contagieuse est signalée en pays étranger, dans le voisinage immédiat de la frontière, le préfet du département prend un arrêté pour interdire la circulation du bétail entre les localités infectées et les communes françaises limitrophes ; le même arrêté peut prescrire le dénombrement et la marque des animaux susceptibles de contracter la maladie qui sévit à l'étranger.

Pendant tout le temps qui sera fixé par l'arrêté, tout bétail nouvellement introduit devra faire l'objet d'une déclaration au maire de la commune ; il sera justifié de sa provenance.

Art. 73. — Lorsqu'une maladie contagieuse se déclare en pays étranger, dans le voisinage de la frontière, un arrêté du ministre de l'agriculture peut interdire momentanément l'introduction des animaux par les bureaux de douane de la partie de frontière menacée.

Art. 74. — Lorsqu'une commune française, qui possède un bureau de douane ouvert à l'importation des animaux, sera déclarée infectée en totalité ou en partie, un arrêté ministériel pourra interdire momentanément l'introduction des animaux par ce point de la frontière, ou déterminer les routes et chemins que devront suivre les animaux pour éviter de traverser la commune infectée.

II. — Exportation des animaux.

Art. 75. — Un décret du Président de la République détermine les ports de mer ouverts à la sortie des animaux.

Art. 76. — Les animaux exportés par mer ne peuvent être embarqués que sur la présentation d'un certificat de santé délivré par un vétérinaire délégué à cet effet par le ministre de l'agriculture.

Les frais de la visite sont à la charge de l'expéditeur ; ils sont perçus par le vétérinaire, d'après un tarif fixé par le ministre. La taxe est due pour chaque tête de bétail visitée, que l'embarquement ait été autorisé ou non.

Art. 77. — Avant l'embarquement, le vétérinaire délégué s'assure que la partie du navire dans laquelle le bétail doit être placé est dans un état de propreté et de salubrité convenables. Il peut en requérir le nettoyage et la désinfection.

Art. 78. — Les animaux reconnus malades ou suspects

par le vétérinaire délégué sont traités comme il est dit au titre III, chapitre 1er, Foires et marchés.

Art. 79. — Immédiatement après chaque départ, tous les emplacements où ont stationné les animaux sont nettoyés et désinfectés, ainsi que tous apparaux, passerelles, etc., qui ont servi à l'embarquement.

TITRE III. — DISPOSITIONS GÉNÉRALES.

I. — Foires et marchés.

Art. 80. — Les emplacements affectés aux foires et marchés à bestiaux sont divisés en compartiments pour chaque espèce d'animaux, avec des entrées spéciales, autant que faire se peut. Si l'emplacement le permet, il est réservé un espace libre entre les animaux appartenant à des propriétaires différents.

Art. 81. — Le vétérinaire préposé à l'inspection sanitaire des animaux conduits aux foires et marchés est tenu de porter immédiatement à la connaissance de l'autorité locale tous les cas de maladies contagieuses ou de suspicion constatés par lui. La police fait immédiatement mettre en fourrière les animaux atteints ou suspects de maladies contagieuses.

Le vétérinaire fait son enquête sans délai, et propose l'adoption des mesures de précaution nécessaires.

Art. 82. — Dans le cas de constatation de maladie contagieuse, le maire de la commune d'où proviennent les animaux en est immédiatement informé par un avis mentionnant le nom du propriétaire. Sur cet avis, le maire prend les mesures prescrites par la loi et le présent règlement.

Art. 83. — Lorsque la maladie constatée est la peste bovine, tous les animaux des espèces bovine, ovine et caprine présents sur le marché sont immédiatement séquestrés, et il est procédé conformément aux dispositions du titre Ier, chapitre II, section 1re.

20.

Art. 84. — Lorsque la maladie constatée est la péripneumonie, tous les animaux malades sont mis en fourrière pour être abattus, soit dans la localité même, soit à l'abattoir le plus voisin.

Toutes les bêtes bovines appartenant au propriétaire des animaux malades, et celles qui ont été en contact avec elles, sont considérées comme suspectes; elles ne peuvent être vendues que pour la boucherie. Toutefois, si les propriétaires préfèrent les conserver, elles sont reconduites dans leurs étables et soumises aux prescriptions de la loi et du présent règlement.

Dans le cas de transfert à l'abattoir, les animaux sont préalablement marqués, et il est délivré par le maire un laissez-passer, comme il est dit à l'article 23.

Art. 85. — Lorsque la maladie constatée est la fièvre aphteuse, les animaux malades sont mis en fourrière et séquestrés jusqu'à complète guérison. Pendant la durée de la séquestration, le propriétaire peut faire abattre ses animaux, soit dans la localité même, soit à l'abattoir le plus voisin.

Dans le cas de transfert à l'abattoir, les animaux sont préalablement marqués, et il est délivré un laissez-passer, comme il est dit à l'article 30.

Ceux qui ont été en contact avec les bêtes reconnues malades sont signalés aux maires des communes où ils sont envoyés.

Art. 86. — Lorsque la maladie constatée est la clavelée ou la gale, ou le charbon, les animaux malades sont mis en fourrière et séquestrés jusqu'à complète guérison. Le propriétaire peut soumettre à l'inoculation propre à chaque maladie les animaux qui sont sous le coup de la clavelée ou du charbon. Quant aux animaux atteints de la gale, ils sont soumis au traitement curatif que comporte la maladie.

Pendant la durée de la séquestration, le propriétaire peut faire abattre ses animaux malades, qui sont enfouis ou livrés à l'atelier d'équarrissage. Le transfert à l'atelier d'équarrissage ou à l'abattoir a lieu sous la surveillance d'un gardien spécial.

Les animaux qui ont été en contact avec les bêtes reconnues malades sont signalés aux maires des communes où ils sont envoyés.

Art. 87. — Lorsque la maladie constatée est la morve, l'animal est saisi et abattu. Le transfert à un atelier d'équarrissage peut être ordonné par le maire, après que l'animal a été marqué ; il a lieu sous la surveillance d'un gardien spécial.

Immédiatement après l'abatage, l'animal est injecté à l'acide phénique ou à l'essence de térébenthine. Le vétérinaire s'assure que cette dernière prescription a été remplie.

Art. 88. — Après chaque tenue de marché, le sol des halles, des étables, des parcs de comptage, de tous autres emplacements où les animaux ont stationné, et les parties en élévation qu'ils ont pu souiller, sont nettoyés et désinfectés.

II. — Abattoirs.

Art. 89. — Les locaux qui, dans les abattoirs ou les tueries particulières, ont contenu des animaux atteints de maladies contagieuses, sont nettoyés et désinfectés.

Les hommes employés dans les abattoirs doivent se soumettre aux mesures de désinfection jugées nécessaires.

Art. 90. — Les abattoirs publics et les tueries particulières sont placés d'une manière permanente sous la surveillance d'un vétérinaire délégué à cet effet. Lorsque l'ouverture d'un animal fait reconnaître les lésions propres à une maladie contagieuse, le maire de la commune d'où provient cet animal en est immédiatement avisé, afin qu'il prenne les dispositions nécessaires.

III. — Ateliers d'équarrissage.

Art. 91. — Il est tenu dans les ateliers d'équarrissage un registre sur lequel tous les animaux sont inscrits dans l'ordre de leur arrivée ; cette inscription contient le nom du propriétaire de l'animal avec l'indication du domicile, le signalement de l'animal et le motif pour lequel il est abattu. Ce registre est paraphé par le vétérinaire délégué à chacune de ses visites.

Art. 92. — Les ateliers d'équarrissage sont placés d'une manière permanente sous la surveillance d'un vétérinaire délégué à cet effet.

IV. — Transport des animaux.

Art. 93. — En tout temps, quel que soit l'état sanitaire, les wagons qui ont servi au transport des animaux sont nettoyés et désinfectés après chaque voyage, dans les vingt-quatre heures qui suivent le déchargement.

Immédiatement après la sortie des animaux, il est apposé sur l'une des faces latérales du wagon un écriteau indiquant qu'il doit être désinfecté.

Art. 94. — Les hangars servant à recevoir les animaux dans les gares de chemins de fer, les quais d'embarquement et de débarquement et les ponts mobiles, sont nettoyés et désinfectés après chaque expédition ou chaque arrivée d'animaux.

Art. 95. — Les bateaux et navires qui ont servi au transport des animaux doivent être nettoyés, lavés et désinfectés dans le plus court délai, après le déchargement. Les pontons, passerelles, etc., sont également nettoyés, lavés et désinfectés.

V. — Service vétérinaire.

Art. 96. — Dans chaque département, le préfet nomme autant de vétérinaires sanitaires qu'il juge nécessaire pour assurer l'exécution de la loi et des règlements sur la police sanitaire des animaux.

Le service comprend obligatoirement un vétérinaire, qui a le titre de vétérinaire délégué, chef du service sanitaire du département. Ce vétérinaire doit toujours se rendre sur les lieux en cas de peste bovine ou de péripneumonie.

Les ordres d'abatage ou d'inoculation ne peuvent être donnés sans son avis motivé.

Art. 97. — En cas d'invasion de la peste bovine ou de la péripneumonie sur plusieurs points à la fois, le préfet peut, avec l'autorisation du ministre de l'agriculture, déléguer à plusieurs vétérinaires sanitaires les attributions et les pouvoirs conférés au vétérinaire délégué, chef du service départemental.

Art. 98. — Au cas où le vétérinaire sanitaire de la circonscription n'est pas d'accord avec le vétérinaire délégué, chef du service sanitaire du département, sur l'existence de la peste bovine ou de la péripneumonie contagieuse, avis en est donné immédiatement au ministre qui désigne, pour visiter les animaux, un troisième vétérinaire.

Art. 99. — Les vétérinaires sanitaires et le vétérinaire délégué, chef du service sanitaire, sont tenus, pour chaque invasion de maladie contagieuse, de faire un rapport sur l'origine de la maladie et les mesures prises.

Les vétérinaires sanitaires doivent, en outre, à la fin de chaque année, adresser au vétérinaire délégué, chef du service, un rapport général conforme aux instructions qui leur sont données ; le vétérinaire délégué, chef du service, transmet ces rapports, en les résumant dans un travail d'ensemble, au préfet, qui les envoie au ministre avec ses observations sur la marche du service.

VI. — Comité consultatif des épizooties.

Art. 100. — Le Comité consultatif des épizooties, institué près du ministère de l'agriculture, est chargé de l'étude et de l'examen de toutes les questions qui lui sont renvoyées par le ministre, spécialement en ce qui concerne :

L'application de la législation relative aux épizooties et les modifications que l'expérience pourra démontrer nécessaires;

L'organisation et le fonctionnement du service vétérinaire ;

Les mesures à appliquer pour prévenir et combattre les épizooties, ainsi que les mesures propres à améliorer les conditions hygiéniques des animaux.

Il rédige sur ces objets les instructions qu'il peut y avoir lieu de publier.

Il reçoit en communication les rapports du service sanitaire des départements, ainsi que les informations sur les maladies épizootiques à l'étranger, et indique ceux de ces renseignements qu'il peut être utile de livrer à la publicité.

Le comité présente chaque année au ministre un rapport général sur l'état sanitaire des animaux pendant l'année écoulée.

Art. 101. — Le comité consultatif des épizooties est composé de seize membres.

Sont de plein droit membres du comité :

1° Le directeur de l'agriculture ;

2° L'inspecteur général des écoles vétérinaires ;

3° L'inspecteur général des services sanitaires ;

4° Le chef du service vétérinaire, qui fait en même temps fonction de secrétaire.

Le ministre de l'agriculture nomme les douze autres membres, qui sont renouvelables par tiers chaque année. Les membres sortants peuvent être renommés.

Le président est nommé par le ministre.

Art. 102. — Le ministre de l'agriculture est chargé de l'exécution du présent décret, qui sera inséré au *Bulletin des lois.*

Fait à Paris, le 22 juin 1882.

JULES GRÉVY.

Par le Président de la République :

Le Ministre de l'agriculture,
DE MAHY.

Circulaire ministérielle du 20 août 1882, interprétative de la loi et du décret.

Nous regrettons vivement que cette circulaire n'explique pas les articles ambigus, obscurs ou incompréhensibles, comme l'article 86 du décret, par exemple.

. . . .

Art. 82. — Lorsqu'un cas de maladie contagieuse est constaté sur un champ de foire ou dans un marché, le maire de la commune d'où proviennent les animaux doit en être immédiatement informé, afin qu'à son tour il puisse prendre toutes les mesures prescrites par la loi et le règlement à l'égard des localités infectées. C'est à l'autorité du lieu où a été faite la constatation qu'il incombe de transmettre cet avis.

. . . .

Art. 90. — En décidant que les abattoirs et tueries particulières seront placés sous la surveillance d'un vétérinaire spécialement délégué à cet effet, l'article 90 a eu pour but la recherche de la provenance des animaux sur lesquels l'autopsie a fait reconnaître les lésions propres à des maladies contagieuses qui n'étaient pas déclarées du vivant des animaux. Lorsque ce vétérinaire inspecteur aura constaté un cas de maladie contagieuse, il en préviendra immédiatement le maire de la commune d'où vient l'animal. Ce maire sera ainsi mis à même de prendre les mesures nécessaires pour prévenir le développement de la contagion.

La désignation du vétérinaire délégué pour cet objet spécial appartient naturellement à l'autorité locale.

. . . .

Loi du 5 avril 1884 concernant l'organisation municipale.

. . . .

Art. 88. — Le maire nomme à tous les emplois communaux pour lesquels les lois, décrets et ordonnances actuellement en vigueur ne fixent pas un droit spécial de nomination.

Il suspend et révoque les titulaires de ces emplois.

Il peut faire assermenter et commissionner les agents nommés par lui, mais à la condition qu'ils soient agréés par le préfet ou le sous-préfet.

Art. 94. — Le maire est chargé, sous la surveillance de l'administration supérieure, de la police municipale, de la police rurale et de l'exécution des actes de l'autorité supérieure qui y sont relatifs.

Art. 97. — La police municipale a pour objet d'assurer le bon ordre, la sûreté et la salubrité publiques.

Elle comprend notamment :

1°, 2°, 3°, 4°, 5°. L'inspection sur la fidélité du débit des denrées qui se vendent au poids ou à la mesure, et sur la salubrité des comestibles exposés en vente ;

6° Le soin de prévenir par des précautions convenables, et celui de faire cesser, par la distribution des secours nécessaires, les accidents et les fléaux calamiteux, tels que les incendies, les inondations, les maladies épidémiques ou contagieuses, les épizooties, en provoquant, s'il y a lieu, l'intervention de l'administration supérieure.

Art. 99. — Les pouvoirs qui appartiennent au maire, en vertu de l'article 94, ne font pas obstacle au droit du préfet de prendre pour toutes les communes du département ou plusieurs d'entre elles, et dans tous les cas où il n'y aurait pas été pourvu par les autorités municipales, toutes mesures relatives au maintien de la salubrité, de la sûreté et de la tranquillité publiques.

Ce droit ne pourra être exercé par le préfet à l'égard d'une seule commune qu'après une mise en demeure au maire restée sans résultat.

Loi sur le Code rural. Vices rédhibitoires dans les ventes et échanges d'animaux domestiques. Loi du 2 août 1884, promulguée à « l'Officiel » du 6 août.

Art. 1er. — L'action en garantie, dans les ventes ou échanges d'animaux domestiques, sera régie, à défaut de conventions contraires, par les dispositions suivantes, sans préjudice des dommages et intérêts qui peuvent être dus, s'il y a dol.

Art. 2. — Sont réputés vices rédhibitoires et donneront seuls ouverture aux actions résultant des articles 1641 et suivants du Code civil, sans distinction des localités où les ventes et échanges auront lieu, les maladies ou défauts ci-après, savoir :

Pour le cheval, l'âne et le mulet :

La morve ;
Le farcin ;
L'immobilité ;
L'emphysème pulmonaire ;
Le cornage chronique ;
Le tic proprement dit, avec ou sans usure des dents ;
Les boiteries anciennes intermittentes ;
La fluxion périodique des yeux.

Pour l'espèce ovine :

La clavelée ; cette maladie reconnue chez un seul animal entraînera la rédhibition de tout le troupeau s'il porte la marque du vendeur.

Pour l'espèce porcine :

La ladrerie.

Art. 3. — L'action en réduction de prix, autorisée par l'article 1644 du Code civil, ne pourra être exercée dans les ventes et échanges d'animaux énoncés à l'article précédent, lorsque le vendeur offrira de reprendre l'animal vendu, en restituant le prix et en remboursant à l'acquéreur les frais occasionnés par la vente.

Art. 4. — Aucune action en garantie, même en réduction de prix, ne sera admise pour les ventes ou échanges d'animaux domestiques, si le prix, en cas de vente, ou la valeur, en cas d'échange, ne dépasse pas 100 francs.

Art. 5. — Le délai pour intenter l'action rédhibitoire sera de neuf jours francs, non compris le jour fixé pour la livraison, excepté pour la fluxion périodique, pour laquelle ce délai sera de trente jours francs, non compris le jour fixé pour la livraison.

Art. 6. — Si la livraison de l'animal a été effectuée hors du lieu du domicile du vendeur ou si, après la livraison et dans le délai ci-dessus, l'animal a été conduit hors du lieu du domicile du vendeur, le délai, pour intenter l'action, sera augmenté à raison de la distance, suivant les règles de la procédure civile.

Art. 7. — Quel que soit le délai pour intenter l'action, l'acheteur, à peine d'être non recevable, devra provoquer, dans les délais de l'article 5, la nomination d'experts, chargés de dresser procès-verbal; la requête sera présentée, verbalement ou par écrit, au juge de paix du lieu où se trouve l'animal; ce juge constatera dans son ordonnance la date de la requête et nommera immédiatement un ou trois experts qui devront opérer dans le plus bref délai.

Ces experts vérifieront l'état de l'animal, recueilleront tous les renseignements utiles, donneront leur avis, et à la fin de leur procès-verbal, affirmeront, par serment, la sincérité de leurs opérations.

Art. 8. — Le vendeur sera appelé à l'expertise, à moins qu'il en soit autrement ordonné par le juge de paix, à raison de l'urgence ou de l'éloignement.

La citation à l'expertise devra être donnée au vendeur dans les délais déterminés par les articles 5 et 6; elle énoncera qu'il sera procédé même en son absence.

Si le vendeur a été appelé à l'expertise, la demande pourra être signifiée dans les trois jours, à compter de la clôture du procès-verbal, dont copie sera signifiée en tête de l'exploit.

Si le vendeur n'a pas été appelé à l'expertise, la demande devra être faite dans les délais fixés par les articles 5 et 6.

Art. 9. — La demande est portée devant les tribunaux compétents, suivant les règles ordinaires du droit.

Elle est dispensée de tout préliminaire de conciliation, et, devant les tribunaux civils, elle est instruite et jugée comme matière sommaire.

Art. 10. — Si l'animal vient à périr, le vendeur ne sera pas tenu de la garantie à moins que l'acheteur n'ait intenté une action régulière dans le délai légal, et ne prouve que la perte de l'animal provient de l'une des maladies spécifiées dans l'article 2.

Art. 11. — Le vendeur sera dispensé de la garantie résultant de la morve ou du farcin pour le cheval, l'âne et le mulet, et de la clavelée pour l'espèce ovine, s'il prouve que l'animal, depuis la livraison, a été mis en contact avec des animaux atteints de ces maladies.

Art. 12. — Sont abrogés tous règlements imposant une garantie exceptionnelle aux vendeurs d'animaux destinés à la boucherie.

Sont également abrogées la loi du 20 mai 1838 et toutes les dispositions contraires à la présente loi.

Décret du 28 juillet 1888.

Le Président de la République française,

Vu la loi du 21 juillet 1881 sur la police sanitaire des animaux, et notamment l'article 2 ainsi conçu :

« Un décret du Président de la République, rendu sur le rapport du ministre de l'agriculture et du commerce après avis du Comité consultatif des épizooties, pourra ajouter à la nomenclature des maladies réputées contagieuses dans chacune des espèces d'animaux énoncées ci-dessus toutes autres maladies contagieuses dénommées ou non qui prendraient un caractère dangereux ;

« Les dispositions de la présente loi pourront être étendues, par un décret rendu dans la même forme, aux animaux d'espèces autres que celles ci-dessus désignées » ;

Vu l'avis du Comité consultatif des épizooties ;

Sur le rapport du ministre de l'agriculture,

Décrète :

Article 1er. — Sont ajoutés à la nomenclature des maladies des animaux qui sont réputées contagieuses et qui donnent lieu à l'application des dispositions de la loi du 21 juillet 1881 :

Le charbon symptomatique ou emphysémateux et la tuberculose dans l'espèce bovine ;

Le rouget et la pneumo-entérite infectieuse dans l'espèce porcine.

Art. 2. — Le ministre de l'agriculture est chargé de l'exécution du présent décret qui sera inséré au *Bulletin des lois.*

Fait à Paris, le 28 juillet 1888.

CARNOT.

Par le Président de la République :

Le Ministre de l'agriculture,

VIETTE.

Arrêté ministériel du 28 juillet 1888.

Le Ministre de l'agriculture,

Vu la loi du 21 juillet 1881 sur la police sanitaire des animaux ;

Vu le décret du 28 juillet 1888, ajoutant de nouvelles maladies à la nomenclature établie par l'article 1er de ladite loi ;

Vu le décret du 22 juin 1882, portant règlement d'administration publique pour l'exécution de la loi du 21 juillet 1881 ci-dessus visée, et notamment l'article 64 dudit décret, lequel est ainsi conçu :

« Dans le cas d'urgence, un arrêté du ministre de l'agriculture, rendu après avis du Comité consultatif des épizooties, déterminera celles des dispositions contenues au présent règlement qu'il y aurait lieu d'appliquer pour combattre les maladies contagieuses qui seraient ajoutées à la nomenclature, conformément à l'article 2 de la loi sur la police sanitaire des animaux » ;

Vu l'avis du Comité consultatif des épizooties sur l'utilité et l'urgence des mesures à prendre en ce qui concerne ces maladies ;

Sur le rapport du conseiller d'État, directeur de l'agriculture,

Arrête :

Charbon (sang de rate, fièvre charbonneuse) et charbon symptomatique.

Art. 1er. — Dans les cas de charbon (sang de rate, fièvre charbonneuse) ou charbon symptomatique, le préfet prend un arrêté pour mettre sous la surveillance du vétérinaire sanitaire les animaux parmi lesquels la maladie a été constatée, ainsi que les locaux, cours, enclos, herbages et pâtures où ils se trouvent.

Art. 2. — La surveillance cesse quinze jours après la disparition du dernier cas de maladie.

Art. 3. — Aussitôt qu'un animal est reconnu malade, il est isolé et mis à l'attache.

Art. 4. — Le maire prescrit d'urgence les mesures suivantes, dont il surveille l'exécution :

1º Destruction des cadavres en totalité ou enfouissement dans les conditions prescrites par l'article 4 du décret du 22 juin 1882, après que la peau a été tailladée ;

2º Destruction, avec les cadavres, des parties de litières, de fourrages, etc., qui ont été souillées par les animaux malades ;

3º Désinfection des locaux et tous emplacements où ont séjourné les animaux malades, ainsi que les objets qu'ils ont pu souiller.

Art. 5. — Il est interdit de hâter par effusion de sang la mort des animaux malades.

Art. 6. — Pendant toute la durée de la surveillance, les

animaux sains qui ont été exposés à la contagion ne peuvent être vendus que pour la boucherie.

Dans ce cas, il est délivré un laissez-passer qui est rapporté au maire dans le délai de cinq jours avec un certificat attestant que les animaux ont été abattus. Ce certificat est délivré par l'agent préposé à la police de l'abattoir ou par l'autorité locale dans les communes où il n'existe pas d'abattoir.

Art. 7. — Il est interdit, pendant cette période de surveillance, d'introduire dans les troupeaux, bergeries, écuries, pâturages, etc. infectés, de nouveaux animaux des espèces ovine et bovine s'il s'agit de sang de rate ou fièvre charbonneuse, ou de nouveaux animaux de l'espèce bovine s'il s'agit de charbon symptomatique.

Exception est faite pour les animaux qui ont été soumis à l'inoculation préventive.

Art. 8. — Les propriétaires qui voudront mettre en œuvre l'inoculation préventive devront en faire préalablement la déclaration au maire de leur commune.

Un certificat du vétérinaire opérateur, indiquant la date à laquelle l'inoculation a été terminée et le nombre et l'espèce des animaux inoculés, est remis au maire immédiatement après l'opération. Le maire informe simultanément le préfet et le vétérinaire sanitaire de la circonscription ; celui-ci, pendant une durée de quinze jours, non compris celui de la dernière opération, aura les animaux inoculés sous sa surveillance.

Pendant la durée de cette surveillance, il est interdit de se dessaisir des animaux inoculés pour aucune destination.

TUBERCULOSE.

Art. 9. — Lorsque la tuberculose est constatée sur des animaux de l'espèce bovine, le préfet prend un arrêté pour mettre ces animaux sous la surveillance du vétérinaire sanitaire.

Art. 10. — Tout animal reconnu tuberculeux est isolé et séquestré. L'animal ne peut être déplacé si ce n'est pour être abattu. L'abatage a lieu sous la surveillance du vétérinaire sanitaire, qui fait l'autopsie de l'animal et envoie au préfet le procès-verbal de cette opération dans les cinq jours qui suivent l'abatage.

Art. 11. — Les viandes provenant d'animaux tuberculeux sont exclues de la consommation :

1° Si les lésions sont généralisées, c'est-à-dire non confinées exclusivement dans les organes viscéraux et leurs ganglions lymphatiques ;

2° Si les lésions, bien que localisées, ont envahi la plus grande partie d'un viscère, ou se traduisent par une éruption sur les parois de la poitrine ou de la cavité abdominale.

Ces viandes, exclues de la consommation, ainsi que les viscères tuberculeux, ne peuvent servir à l'alimentation des animaux et doivent être détruites.

Art. 12. — L'utilisation des peaux n'est permise qu'après désinfection.

Art. 13. — La vente et l'usage du lait provenant de vaches tuberculeuses sont interdits. Toutefois, le lait pourra être utilisé sur place pour l'alimentation des animaux après avoir été bouilli.

ROUGET ET PNEUMO-ENTÉRITE INFECTIEUSE.

Art. 14. — Lorsque le rouget ou la pneumo-entérite infectieuse sont constatés dans une commune, le préfet prend un arrêté portant déclaration d'infection des locaux, cours, enclos et pâtures dans lesquels se trouvent les animaux malades. Cet arrêté est publié et affiché dans la commune.

Art. 15. — La déclaration d'infection entraîne l'application des dispositions suivantes :

1° Mise en quarantaine des locaux, cours, enclos et pâtures déclarés infectés, impliquant défense d'y introduire des animaux de l'espèce porcine ;

2° Visite et surveillance par le vétérinaire sanitaire des locaux, cours, enclos et pâtures déclarés infectés ;

3° Interdiction d'abattre les porcs atteints de la maladie sans en donner préalablement avis à l'autorité municipale ;

4° Interdiction de vendre, si ce n'est pour la boucherie, les porcs qui ont été exposés à la contagion ;

Dans le cas de vente pour la boucherie, les animaux sont marqués ; le maire délivre un laissez-passer, qui lui est rapporté dans le délai de cinq jours avec un certificat attestant que les animaux ont été abattus.

Ce certificat est délivré par l'agent préposé à la police de l'abattoir ou par l'autorité locale dans les communes où il n'existe pas d'abattoir.

Les animaux transportés en vue de la boucherie ne peuvent être conduits qu'en voiture ou par chemin de fer ;

5° Défense de laisser écouler sur la voie publique les parties liquides des déjections. Obligation de traiter ces matières, ainsi que les litières et fumiers, conformément aux prescriptions des arrêtés administratifs, avant de les sortir des locaux infectés.

6° Interdiction de laisser pénétrer dans les locaux, cours, enclos et pâtures déclarés infectés toutes personnes autres que celles qui sont préposées aux soins à donner aux animaux ; défense à celles-ci de pénétrer dans d'autres porcheries ;

7° Obligation pour toute personne sortant d'un local infecté de se soumettre aux mesures de désinfection jugées nécessaires, notamment en ce qui concerne les chaussures.

Art. 16. — La chair des animaux abattus comme atteints de rouget ou de pneumo-entérite infectieuse ne peut être livrée à la consommation des personnes qu'en vertu d'une autorisation du maire, sur l'avis conforme du vétérinaire sanitaire.

Les viscères (poumons, estomac, foie, rate, etc.), sont détruits.

Art. 17. — Les cadavres des animaux morts du rouget ou

de la pneumo-entérite infectieuse, quand ils ne sont pas détruits sur place, sont transportés, soit aux ateliers d'équarrissage, soit aux fosses d'enfouissement, dans les conditions suivantes :

1° Les voitures sont disposées de manière qu'aucune matière solide ou liquide ne puisse s'en échapper durant le trajet ; elles sont immédiatement nettoyées et désinfectées, ainsi que tous les objets ayant été en contact avec les animaux morts ou abattus comme atteints de la maladie ;

2° Les conducteurs et autres personnes employées au chargement ou déchargement et à l'enfouissement des cadavres sont soumis aux mesures de désinfection jugées nécessaires.

Art. 18. — Lorsque le rouget ou la pneumo-entérite infectieuse prennent un caractère envahissant, un arrêté du préfet interdit la circulation, le colportage, ainsi que l'exposition ou la mise en vente des porcs dans les foires et marchés et autres réunions ou rassemblements d'animaux.

Art. 19. — Les personnes qui voudront faire pratiquer l'inoculation préventive du rouget devront en faire préalablement la déclaration au maire de la commune.

Un certificat du vétérinaire opérateur, indiquant la date à laquelle l'inoculation a été terminée et le nombre d'animaux inoculés, est remis au maire immédiatement après l'opération.

Pendant les quinze jours qui suivent cette date, les animaux restent sous la surveillance du vétérinaire sanitaire, et il es interdit de s'en dessaisir, si ce n'est pour les faire immédiatement abattre.

Art. 20. — La déclaration d'infection ne peut être levée que lorsqu'il s'est écoulé un délai d'un mois sans qu'il se soit produit un nouveau cas de rouget ou de pneumo-entérite infectieuse et après constatation par le vétérinaire sanitaire que toutes les prescriptions relatives à la désinfection ont été exécutées ; elle peut être levée immédiatement après la désinfection si tous les porcs qui se trouvaient dans les

21.

locaux, cours, enclos, etc., déclarés infectés, ont été abattus.

Cette déclaration peut être levée, en cas d'inoculation préventive de tous les porcs ayant été exposés à la contagion, quinze jours après l'opération, si aucun nouveau cas de rouget ne s'est déclaré parmi ces animaux pendant ce laps de temps et s'il est constaté par le vétérinaire sanitaire que toutes les prescriptions relatives à la désinfection ont été exécutées.

Art. 21. — La constatation du charbon (sang de rate, fièvre charbonneuse), du charbon symptomatique, de la tuberculose, du rouget ou de la pneumo-entérite infectieuse dans les arrivages par terre ou par mer, entraîne l'abatage des animaux malades. Les animaux qui ont été exposés à la contagion sont repoussés après avoir été marqués, à moins que le propriétaire ne consente à ce qu'ils soient sacrifiés sur place pour la boucherie.

Art. 22. — Lorsque le charbon (sang de rate, fièvre charbonneuse), le charbon symptomatique, le rouget ou la pneumo-entérite infectieuse est constaté sur un champ de foire ou un marché, les animaux malades sont mis en fourrière et séquestrés.

Pendant la durée de la séquestration, le propriétaire peut faire abattre ses animaux malades; les cadavres sont enfouis ou livrés à l'atelier d'équarrissage. Le transport à l'atelier d'équarrissage a lieu sous la surveillance d'un gardien spécial. Les animaux qui ont été en contact avec les bêtes reconnues malades sont signalés aux maires des communes où ils sont envoyés.

Art. 23. — Lorsque la tuberculose est constatée sur un champ de foire ou un marché, les animaux malades sont renvoyés dans leur commune d'origine, à moins que le propriétaire ne préfère les faire abattre. Dans le cas de retour, ils sont signalés au maire de la commune.

Art. 24. — Les préfets des départements sont chargés, chacun en ce qui le concerne, de l'exécution du présent arrêté.

Fait à Paris, le 28 juillet 1888.

VIETTE.

Loi du 31 juillet 1895 portant modification aux lois du 21 juillet 1881 et du 2 août 1884, relatives aux ventes et échanges d'animaux domestiques.

(Promulguée au *Journal officiel* du 2 août 1895.)

Le Sénat et la Chambre des députés ont adopté, le Président de la République promulgue la loi dont la teneur suit :

Art. 1ᵉʳ. — L'article 13 de la loi du 21 juillet 1881 est complété par les quatre paragraphes suivants :

« Et si la vente a eu lieu, elle est nulle de droit, que le vendeur ait connu ou ignoré l'existence de la maladie dont son animal était atteint ou suspect.

« Néanmoins aucune réclamation de la part de l'acheteur, pour raison de ladite nullité, ne sera recevable, lorsqu'il se sera écoulé plus de quarante-cinq jours depuis le jour de la livraison, s'il n'y a poursuite du ministère public.

« Si l'animal a été abattu, le délai est réduit à dix jours à partir du jour de l'abatage, sans que toutefois l'action puisse jamais être introduite après l'expiration du délai de quarante-cinq jours. En cas de poursuite du ministère public, la prescription ne sera opposable à l'action civile, comme au paragraphe précédent, que conformément aux règles du droit commun.

« Toutefois, en ce qui concerne la tuberculose dans l'espèce bovine, la vente ne sera nulle que lorsqu'il s'agira d'un animal soumis à la séquestration ordonnée par les autorités compétentes. »

Art. 2. — L'article 2 de la loi du 2 août 1884 est modifié ainsi qu'il suit :

« Sont réputés vices rédhibitoires et donneront seuls ouverture aux actions résultant des articles 1641 et suivants du Code civil, sans distinction des localités où les ventes et échanges auront lieu, les maladies ou défauts ci-après, savoir :

« Pour le cheval, l'âne et le mulet :

« L'immobilité, l'emphysème pulmonaire, le cornage chronique, le tic proprement dit, avec ou sans usure des dents, les boiteries intermittentes, la fluxion périodique des yeux ;

« Pour l'espèce porcine, la ladrerie. »

La présente loi, délibérée et adoptée par le Sénat et par la Chambre des députés, sera exécutée comme loi de l'État.

Fait au Havre, le 31 juillet 1895.

Le Ministre de l'agriculture,   Signé : Félix FAURE.

Signé : GADAUD.

Arrêté ministériel du 28 septembre 1896.

Le Ministre de l'agriculture,

Vu la loi du 21 juillet 1881 sur la police sanitaire des animaux ;

Vu le décret du 22 juin 1882 portant règlement d'administration publique pour l'exécution de ladite loi ;

Vu le décret du 28 juillet 1888 qui a ajouté de nouvelles maladies et notamment la tuberculose dans l'espèce bovine à la nomenclature établie par l'article 1er de la loi du 21 juillet 1881 ci-dessus visée ;

Vu l'article 11 de l'arrêté ministériel du 28 juillet 1888 qui détermine les cas dans lesquels les viandes provenant d'animaux tuberculeux doivent être exclues de la consommation ;

Vu l'avis du Comité consultatif des épizooties ;

Sur le rapport du Directeur de l'agriculture,

Arrête :

Art. 1er. — L'article 11 de l'arrêté ministériel du 28 juillet 1888 est modifié ainsi qu'il suit :

Les viandes provenant d'animaux tuberculeux sont saisies et exclues en totalité ou en partie de la consommation suivant la nature et l'étendue des lésions constatées, ainsi qu'il est ci-dessous déterminé.

Elles sont saisies et exclues en totalité de la consommation :

1° Quand les lésions tuberculeuses, quelle que soit leur importance, sont accompagnées de maigreur ;

2° Quand il existe des tubercules dans les muscles ou dans les ganglions intra-musculaires ;

3° Quand la généralisation de la tuberculose se traduit par des éruptions miliaires de tous les parenchymes et notamment de la rate ;

4° Quand il existe des lésions tuberculeuses importantes à la fois sur les organes de la cavité thoracique et sur ceux de la cavité abdominale.

Elles ne sont saisies et exclues qu'en partie de la consommation :

1° Quand la tuberculose est localisée soit à la cavité thoracique, soit à la cavité abdominale ;

2° Quand les lésions tuberculeuses, bien qu'existant à la fois dans la cavité thoracique et la cavité abdominale, sont peu étendues.

La saisie et l'exclusion de la consommation ne portent dans ce cas que sur les portions de viande (parois costales ou abdominales) qui sont directement en contact avec les parties malades de la plèvre ou du péritoine.

Dans tous les cas, les organes tuberculeux sont saisis et détruits, quelle que soit l'étendue de la lésion.

Toutefois les viandes suffisamment grasses peuvent être remises au propriétaire après stérilisation prolongée pendant une heure au moins soit dans l'eau bouillante, soit dans la vapeur sous pression ; mais la stérilisation ne pourra avoir lieu qu'à l'abattoir sous le contrôle du vétérinaire inspecteur.

Art. 2. — Les préfets des départements sont chargés, chacun en ce qui le concerne, de l'exécution du présent arrêté.

Fait à Paris, le 28 septembre 1896.

JULES MÉLINE.

Arrêté ministériel du 1er avril 1898, relatif à la désinfection dans le cas de maladies contagieuses des animaux.

Le Président du Conseil, Ministre de l'agriculture.

Vu la loi du 21 juillet 1881, sur la police sanitaire des animaux ;

Vu le décret du 22 juin 1882, portant règlement d'administration publique pour l'exécution de ladite loi ;

Vu le décret du 28 juillet 1888 et l'arrêté ministériel en date du même jour, rendu pour son exécution ;

Vu l'arrêté ministériel du 12 mai 1883, relatif à la désinfection dans le cas de maladies contagieuses des animaux ;

Vu l'avis du Comité consultatif des épizooties ;

Sur le rapport du Directeur de l'agriculture,

Arrête :

Art. 1er. — Les opérations de désinfection prescrites par la loi du 21 juillet 1881 sur la police sanitaire des animaux et le décret du 22 juin 1882 rendu pour son exécution ont lieu sous la direction et la surveillance du vétérinaire sanitaire, conformément aux règles ci-après :

CHAPITRE PREMIER

Prescriptions générales.

A. — *Objets à désinfecter.*

Art. 2. — La désinfection doit s'appliquer à tout ce qui peut recéler les germes des maladies contagieuses et notamment :

1° Aux locaux qui ont été habités par les animaux malades et à tout ce qui peut en provenir : fumiers, purins, litières, pailles et fourrages ;

2° Aux abreuvoirs, mangeoires, auges et aux ustensiles divers qui ont pu être souillés par les animaux ;

3° Aux ruisseaux, rigoles et conduits servant à l'écoulement des déjections liquides ; aux fosses à purin et au lieu de dépôt des fumiers ;

4° Aux cours, enclos, herbages et pâtures où ont stationné les animaux malades ;

5° Aux rues, routes et chemins qui ont été parcourus par les animaux malades ou par les véhicules chargés de leurs cadavres ou de leurs fumiers ;

6° Aux véhicules qui ont servi au transport des animaux atteints ou soupçonnés d'être atteints de maladies contagieuses ou de leurs cadavres, et des fumiers provenant des locaux, cours, enclos ou herbages déclarés infectés. Ces véhicules doivent être disposés de façon à ne laisser tomber ni écouler sur le sol aucune matière solide ou liquide ;

7° Aux cadavres et à leurs débris ;

8° Aux fosses d'enfouissement ;

9° Aux personnes qui, par suite de leurs rapports avec les animaux malades, avec leurs cadavres ou débris de cadavres, leurs fumiers, peuvent devenir les agents de la transmission des maladies contagieuses.

B. — *Agents désinfectants.*

Art. 3. — La désinfection est faite au moyen de l'un des désinfectants suivants :

Le bichlorure de mercure en solution à un pour mille, additionné d'acide chlorhydrique à cinq pour mille ;

L'hypochlorite de soude commercial au dixième, c'est-à-dire un litre d'hypochlorite avec neuf litres d'eau ;

Le lait de chaux préparé au moment de l'emploi avec de la chaux vive, dans la proportion de 10 p. 100 ;

L'eau bouillante projetée à l'aide de la vapeur sous pression.

CHAPITRE II

Prescriptions spéciales à chacune des maladies contagieuses.

SECTION I. — PESTE BOVINE.

Art. 4. — La désinfection dans le cas de peste bovine s'effectue de la manière suivante :

1º Arrosage avec l'une des solutions désinfectantes indiquées à l'article 3, et enlèvement des fumiers, litières, pailles, fourrages, et autres substances alimentaires qui ont été exposées aux émanations des animaux ;

2º Grattage, raclage et lavage du sol des étables à plusieurs reprises avec l'une des solutions désinfectantes ou à l'eau bouillante, dans les conditions indiquées à l'article 3. Mêmes opérations pour les murs, plafonds, cloisons, portes, fenêtres, mangeoires, râteliers, seaux, barbottoirs, etc. ;

3º Fumigations à l'acide sulfureux des locaux qui seront maintenus hermétiquement clos pendant les huit jours qui suivront cette opération ;

4º Arrosages réitérés avec l'une des solutions désinfectantes des ruisseaux, rigoles, conduits d'écoulement des purins, aussi bien à l'extérieur qu'à l'intérieur des bâtiments de ferme ;

5º Interdiction de vider les fosses à purin avant un délai de trois mois, si ce n'est après désinfection opérée par l'addition de lait de chaux dans la proportion de quarante litres par mètre cube de purin ;

6º Avant le chargement pour le transport à la fosse d'enfouissement ou à l'atelier d'équarrissage, les cadavres sont désinfectés par le lavage, avec l'une des solutions désinfectantes, de toutes les parties du corps souillées par les matières excrémentitielles.

Les cavités nasales, la bouche, l'anus et les organes

génitaux sont en outre tamponnés avec de l'étoupe imprégnée de la même solution.

Les animaux, quelle qu'en soit l'espèce, qui ont été employés au transport sont désinfectés par le lavage de la partie inférieure des membres et de leurs sabots avec l'une de ces solutions désinfectantes.

Les voitures qui ont servi au transport sont lavées avec la même solution ;

7° Destruction par le feu des éponges, licols, cordes d'attache, balais, fourches et tous objets en bois ayant été en contact avec les animaux ou avec leurs déjections ; nettoyage et flambage des chaînes d'attache, étrilles, pelles, fourches et autres objets en fer ; démontage et nettoyage des harnais avec l'eau de savon, puis lavage avec l'une des deux premières solutions désinfectantes indiquées à l'article 3 ;

8° Toute personne qui a été en contact avec les animaux, les cadavres ou les fumiers, est tenue de se soumettre aux mesures de désinfection suivantes :

a. Lavage et savonnage des mains, des bras, immédiatement après chaque contact avec les animaux malades, leurs cadavres ou débris, leurs fumiers, etc.

Les eaux de lavage sont versées dans la fosse à purin ou désinfectées par le mélange à parties égales avec l'une des solutions désinfectantes indiquées à l'article 3.

b. Les chaussures et les vêtements sont immergés dans la même solution, puis lavés à plusieurs eaux.

SECTION II. — PÉRIPNEUMONIE CONTAGIEUSE.

Art. 5. — Dans le cas de péripneumonie contagieuse, la désinfection a lieu conformément aux prescriptions contenues dans les alinéas 1, 2, 3, 4 et 7 de l'article 4, ainsi que dans le paragraphe *a*, du 8° alinéa de ce même article.

Art. 6. — Les peaux des animaux morts de la péripneumonie contagieuse' ou abattus comme étant atteints de cette maladie, et dont la vente est permise après désinfection, sont immergées pendant un temps prolongé dans l'une des solutions désinfectantes indiquées à l'article 3.

Section III. — Fièvre aphteuse.

Art. 7. — Dans le cas de fièvre aphteuse, la désinfection a lieu conformément aux prescriptions contenues dans les alinéas 1, 2, 3 et 4 de l'article 4.

En outre, tous les objets visés à l'alinéa 7 dudit article 4 devront être nettoyés et désinfectés avec l'une des solutions désinfectantes indiquées à l'article 3.

Art. 8. — Toute personne qui a été en contact avec des animaux malades ou avec leurs cadavres, débris, fumiers, est tenue de se soumettre aux mesures de désinfection indiquées au 8ᵉ alinéa dudit article 4.

Art. 9. — Avant d'être livrés au commerce, les peaux cornes, onglons provenant d'animaux atteints de fièvre aphteuse sont désinfectés comme il est dit à l'article 6.

Section IV. — Clavelée.

Art. 10. — Dans le cas de clavelée, appliquer les dispositions des alinéas 1, 2 et 3 de l'article 4.

Art. 11. — Avant d'être livrés au commerce, les peaux, les pieds et les cornes des animaux atteints de clavelée sont désinfectés comme il est dit à l'article 6.

Art. 12. — Les toisons des moutons tondus après guérison sont lavées dans une eau de savon mélangée avec partie égale d'une solution d'hypochlorite de soude.

Que les animaux soient ou non tondus, il est procédé à un lavage à dos, dans un baquet, avec l'eau de savon. Dans ce cas, les eaux de lavage sont désinfectées en les mélangeant avec une quantité égale de l'une des solutions désinfectantes indiquées à l'article 3.

Section V. — Gale.

Art. 13. — Dans le cas de gale, les fumiers et le sol des bergeries sont abondamment arrosés avec l'un des désinfectants indiqués à l'article 3.

Les crèches, mangeoires, ainsi que toutes les parties en élévation, jusqu'à une hauteur de 1 m. 50, sont fortement frottées avec un balai dur trempé dans l'une des solutions désinfectantes indiquées à l'article 3, puis lavées à grande eau.

Section VI. — Morve et farcin.

Art. 14. — Dans le cas de morve et farcin, la désinfection a lieu ainsi qu'il suit :

1° Arrosage des litières, fumiers et restes de fourrages, avec l'un des désinfectants indiqués à l'article 3 ;

2° Nettoyage, puis lavage ou badigeonnage, avec l'un de ces désinfectants, du sol, des murs, boiseries, mangeoires, râteliers, bas-flancs, barbottoirs, seaux et de toutes les surfaces sur lesquelles les matières virulentes ont pu être déposées ; les objets à l'usage des animaux sont lavés à l'eau chaude et au savon noir, avant leur remise en service ;

3° Destruction par le feu des objets de peu de valeur, tels que : éponges, brosses, longes, licols de corde, cordes d'attache, etc., qui ont servi aux animaux malades ;

4° Flambage des objets en fer, tels que mors, chaînes d'attache, étrilles, etc., etc. ;

5° Démontage et nettoyage des harnais avec l'eau de savon, puis lavage avec l'une des deux premières solutions désinfectantes indiquées à l'article 3 ;

6° Nettoyage des couvertures avec l'eau de savon, puis lavage avec l'une des deux premières solutions désinfectantes indiquées à l'article 3 ;

7° Vidange des auges servant d'abreuvoir commun et lavage à la brosse dure avec l'un des désinfectants indiqués à l'article 3 ; même opération pour les réservoirs destinés aux bains communs ; nettoyage, lavage et désinfection de tous objets à l'usage des chevaux, ânes et mulets faisant partie de l'exploitation où la morve et le farcin ont été constatés.

Art. 15. — Toute personne qui a été en contact avec les animaux malades, leurs cadavres ou les fumiers, est tenue de se soumettre aux mesures de désinfection indiquées au paragraphe *a* du 8ᵉ alinéa de l'article 4.

SECTION VII. — DOURINE.

Art. 16. — Dans le cas de dourine, la désinfection comporte les opérations suivantes :

1º Arrosage des litières et fumiers avec l'un des désinfectants indiqués à l'article 3 ;

2º Destruction par le feu des éponges qui ont servi aux malades ;

3º Lavage avec l'un de ces désinfectants des harnais et des places occupées par les malades, des murs, boiseries, bas-flancs, etc., autour d'eux, jusqu'à une hauteur de 2 mètres.

SECTION VIII. — RAGE.

Art. 17. — Dans le cas de rage, la désinfection a lieu de la manière suivante :

1º Lavage avec l'un des désinfectants indiqués à l'article 3, des surfaces et des objets sur lesquels les animaux enragés ont pu répandre leur bave, et particulièrement de l'intérieur des niches et des chenils, des colliers, licols et harnais, ainsi que du sol, des murs et des bas-flancs, mangeoires, rateliers, seaux, barbottoirs, etc. ;

2º Arrosage, avec l'un de ces désinfectants, des litières, fumiers, restes d'aliments et de fourrages ;

3º Immersion prolongée, dans l'une des solutions désinfectantes indiquées à l'article 3, des éponges, brosses, couvertures, etc.

Section IX. — Fièvre charbonneuse.

Art. 18. — Dans le cas de fièvre charbonneuse, la désinfection des locaux et des emplacements qui ont été occupés par les animaux malades comporte les opérations suivantes :

1° Arrosage des litières, fumiers et déjections avec l'une des deux premières solutions désinfectantes indiquées à l'article 3 ;

2° Lavage, avec l'un des désinfectants indiqués à l'article 3, du sol, des murs et de tous objets ayant pu être souillés par les animaux malades ;

3° Avant le chargement des cadavres pour le transport à la fosse d'enfouissement, ou à l'atelier d'équarrissage, la bouche, les cavités nasales, les yeux, l'anus, les organes génitaux, ainsi que les parties du corps souillées par les matières excrémentitielles sont lavés avec l'une des solutions désinfectantes indiquées à l'article 3.

Les cavités nasales, la bouche et l'anus sont en outre tamponnés avec de l'étoupe imprégnée de la même solution ;

4° Dans le cas d'enfouissement, les cadavres doivent être enterrés entre deux couches de chaux vive et suivant les prescriptions de l'article 4 du décret du 22 juin 1882.

Section X. — Charbon symptomatique.

Art. 19. — Dans le cas de charbon symptomatique, la désinfection des locaux et des emplacements qui ont été occupés par les animaux a lieu de la manière suivante :

1° Arrosage des litières, fumiers et déjections avec l'une des deux premières solutions désinfectantes indiquées à l'article 3 ;

2° Lavage, avec l'un des désinfectants indiqués à l'article 3, du sol, des murs et de tous objets ayant pu être souillés par les animaux malades.

Section XI. — Tuberculose.

Art. 20. — Dans le cas de tuberculose, la désinfection des locaux qui ont été occupés par les animaux malades s'effectue de la manière suivante :

1° Arrosage des litières, fumiers et restes de fourrages avec l'une des deux premières solutions désinfectantes indiquées à l'article 3 ;

2° Lavage, avec l'un des désinfectants indiqués à l'article 3, du sol, des mangeoires, râteliers et des boiseries, ainsi que de tous objets ayant pu être souillés par les animaux malades.

Art. 21. — Avant d'être livrés au commerce, les peaux, cornes et onglons provenant d'animaux atteints de tuberculose sont désinfectés comme il est dit à l'article 6.

Section XII. — Rouget et pneumo-entérite du porc.

Art. 22. — Dans le cas de rouget ou de pneumo-entérite du porc, la désinfection des locaux qui ont été occupés par les animaux malades s'effectue de la manière suivante :

1° Arrosage, avec l'un des désinfectants indiqués à l'article 3, des litières, des déjections et des restes d'aliments ;

2° Lavage, avec l'un de ces désinfectants, des locaux occupés par les porcs, des cours, de leurs clôtures, des ruisseaux, rigoles et conduits d'écoulement du purin, ainsi que des bacs, auges et tous autres objets qu'ils ont pu souiller.

Art. 23. — L'arrêté du 12 mai 1883, ci-dessus visé, est et demeure rapporté.

Art. 24. — Les préfets des départements sont chargés, chacun en ce qui le concerne, de l'exécution du présent arrêté.

Fait à Paris, le 1er avril 1898.

J. MÉLINE.

**Arrêté ministériel du 1er avril 1898 concernant la désin-
fection du matériel employé au transport des animaux
sur les voies ferrées.**

Le Président du Conseil, Ministre de l'agriculture et le
Ministre des travaux publics,

Vu la loi du 21 juillet 1881 sur la police sanitaire des animaux, aux termes de laquelle le matériel des chemins de fer
employé au transport des animaux doit être désinfecté en tout
temps par les soins des compagnies et aux frais des expéditeurs;

Vu le décret du 22 juin 1882 portant règlement d'administration publique pour l'exécution de ladite loi;

Vu le décret du 28 juillet 1888 et l'arrêté ministériel en date
du même jour, rendu pour son exécution;

Vu l'arrêté ministériel du 30 avril 1883 concernant la désinfection du matériel employé au transport des animaux sur
les voies ferrées;

Vu les avis des compagnies de chemins de fer et les rapports des fonctionnaires du contrôle;

Vu l'avis du Comité consultatif des épizooties,

Sur le rapport du Directeur de l'agriculture et du Directeur des chemins de fer,

Arrêtent :

Art. 1er. — Tout wagon ou box ayant servi à transporter
des bêtes bovines et autres espèces de ruminants (moutons,
chèvres, etc.), des chevaux, ânes, mulets et porcs, est désinfecté conformément aux règles ci-après.

Art. 2. — La désinfection est faite soit dans la gare destinataire, soit dans une gare voisine servant de centre de désinfection.

Art. 3. — Immédiatement après l'embarquement des animaux, il est collé sur chaque wagon ou box une étiquette
imprimée portant la mention suivante :

Gare de   (Nom de la gare expéditrice ou de transit).

A désinfecter à l'arrivée.

Lorsque la désinfection n'a pas lieu à la gare destinataire, l'étiquette « à désinfecter à l'arrivée » est remplacée par une autre portant les mots « à désinfecter par la gare de ».

Toutes ces étiquettes sont frappées d'un timbre à date.

Après la désinfection, cette étiquette est remplacée par une autre portant :

Gare de $\left\{\begin{array}{l}\text{(Nom de la gare destinataire ou de la station}\\ \text{de désinfection, quand cette opération n'est}\\ \text{pas effectuée sur place.)}\end{array}\right.$

Désinfecté.

Art. 4. — Il est interdit aux compagnies de mettre en chargement aucun wagon à bestiaux qui n'ait pas été désinfecté et qui ne porte pas l'étiquette « désinfecté ».

Art. 5. — La désinfection est faite, au choix des compagnies, au moyen de l'un des désinfectants suivants :

Le bichlorure de mercure en solution à 1 p. 1 000, additionné d'acide chlorhydrique à 5 p. 1 000 ;

L'hypochlorite de soude commercial au dixième, c'est-à-dire 1 litre d'hypochlorite avec 9 litres d'eau ;

Le lait de chaux préparé au moment de l'emploi avec de la chaux vive dans la proportion de 10 p. 100 ;

L'eau bouillante projetée à l'aide de la vapeur sous pression.

La désinfection comprend les opérations ci-après :

1° Retirer des wagons la litière et les déjections abondamment arrosées au préalable avec l'une des trois solutions désinfectantes désignées ci-dessus ;

2° Détacher du plancher et des parois, à l'aide d'un racloir et d'un crochet approprié, les matières adhérentes à leur surface ou qui remplissent les joints des planchers, et balayer ces immondices ;

3° Après ces opérations, procéder au lavage, avec de l'eau en pression, du plancher et des parois de manière à ne laisser subsister aucune trace de déjection. Le lavage doit s'étendre à l'intérieur et à l'extérieur du wagon ;

4° Lorsque le wagon est suffisamment ressuyé, badigeonner

le plancher, les parois et les portes avec l'une des trois solutions désinfectantes ou les soumettre à l'action de l'eau bouillante projetée comme il est dit ci-dessus.

Art. 6. — Les hangars et emplacements servant à recevoir, dans les gares de chemin de fer, les animaux des espèces dénommées à l'article 1er ; les voies que ces animaux ont parcourues dans l'intérieur des gares ; les rampes et quais, les ponts mobiles et tout matériel ayant servi à l'embarquement et au débarquement sont nettoyés et désinfectés. Les déjections dont ils sont couverts sont arrosées avec l'une des trois solutions désinfectantes ; elles sont ensuite enlevées et il est procédé à un lavage à grande eau.

Art. 7. — Les litières et fumiers extraits des wagons et les déjections ramassées dans les places occupées ou les voies parcourues par les animaux sont déposés dans un endroit inaccessible aux animaux et enlevés au moins une fois chaque semaine.

Art. 8. — Les compagnies de chemin de fer sont autorisées à percevoir, à titre de frais de désinfection, les taxes ci-après :

40 centimes par cheval, poulain, âne ou mulet ;

30 centimes par bœuf, taureau, vache ou génisse ;

15 centimes par veau ou porc ;

5 centimes par mouton, brebis, agneau ou chèvre.

Toutefois, pour les transports d'un même expéditeur, la taxe ne peut dépasser 2 francs par wagon à un seul plancher et 3 francs par wagon à deux planchers.

La taxe de 2 francs par wagon à un seul plancher et de 3 francs par wagon à deux planchers est perçue lorsque, sur la demande de l'expéditeur, un wagon est spécialement affecté à ses animaux, quel qu'en soit le nombre.

Les taxes ci-dessus fixées sont exigibles quelle que soit l'étendue du parcours effectué pour le transport des animaux ; elles sont portées au compte de la compagnie à qui appartient la gare destinataire.

Quel que soit le nombre des compagnies qui concourent au transport, la taxe n'est perçue qu'une fois, à moins qu'il n'y ait transbordement ; le transbordement ne peut être imposé aux expéditeurs qu'aux gares frontières et aux gares de jonction avec un chemin de fer d'intérêt local.

Art. 9. — Le wagon dans lequel, au moment de la visite sanitaire à l'entrée en France, on constate la présence d'un cu de plusieurs animaux atteints de maladie contagieuse, ne peut pénétrer plus avant sur le territoire français s'il n'est soumis préalablement à la désinfection. Cette opération a lieu sous la direction du vétérinaire préposé à la visite des animaux.

Quant aux animaux, il leur est fait application des dispositions du décret du 22 juin 1882 et de l'arrêté du 28 juillet 1888.

Les wagons vides ou chargés de marchandises quelconques venant de l'étranger et qui sont reconnus, au moment de leur arrivée sur le territoire français, avoir contenu des animaux et n'avoir pas été complètement désinfectés, sont refoulés à moins que la compagnie française ne consente à les désinfecter à la gare frontière.

Les wagons venant de l'étranger avec un chargement d'animaux et qui sont reconnus, au moment de leur arrivée sur le territoire français, n'avoir pas été complètement désinfectés sont refoulés avec leur chargement.

Art. 10. — Les infractions aux dispositions du présent arrêté sont constatées par des procès-verbaux rédigés en triple expédition, dont une est adressée au Procureur de la République, la seconde au Préfet du département et la troisième au Ministre des travaux publics.

Art. 11. — L'arrêté du 30 avril 1883 est et demeure abrogé.

Art. 12. — Le présent arrêté sera notifié aux Compagnies pour être appliqué à partir du 1er juillet 1898.

Il sera publié et affiché.

Les Préfets, les fonctionnaires et agents du contrôle sont chargés d'en surveiller l'exécution.

Paris, le 1er avril 1898.

Le Président du Conseil,
Ministre de l'agriculture,   *Le Ministre des travaux publics,*
          J. MÉLINE.   TURREL.

Arrêté ministériel du 1er avril 1898 concernant la désinfection du matériel employé au transport des animaux par terre et par eau.

Le Président du Conseil, Ministre de l'agriculture,

Vu la loi du 21 juillet 1881, sur la police sanitaire des animaux, aux termes de laquelle les entrepreneurs de transport par terre et par eau doivent, en tout temps, désinfecter le matériel ayant servi à transporter des animaux ;

Vu le décret du 22 juin 1882, portant règlement d'administration publique pour l'exécution de ladite loi ;

Vu le décret du 28 juillet 1888 et l'arrêté ministériel en date du même jour, rendu pour son exécution ;

Vu l'arrêté du 12 mai 1883 concernant la désinfection du matériel employé au transport des animaux par terre et par eau ;

Vu l'avis du Comité consultatif des épizooties ;

Sur le rapport du Directeur de l'agriculture,

Arrête :

CHAPITRE PREMIER

Transports par terre.

Art. 1er. — Tout entrepreneur de transports par terre est tenu de désinfecter immédiatement après le déchargement les véhicules ayant servi à transporter des bêtes bovines et autres espèces de ruminants (moutons, chèvres, etc.), des chevaux, ânes, mulets et porcs.

Art. 2. — La désinfection est faite, au choix de l'entrepreneur, au moyen de l'un des désinfectants suivants :

Le bichlorure de mercure en solution à 1 p. 1 000 additionné d'acide chlorhydrique à 5 p. 1 000 ;

L'hypochlorite de soude commercial au dixième, c'est-à-dire 1 litre d'hypochlorite avec 9 litres d'eau ;

Le lait de chaux préparé au moment de l'emploi avec de la chaux vive dans la proportion de 10 p. 100 ;

L'eau bouillante projetée à l'aide de la vapeur sous pression.

La désinfection comprend les opérations ci-après :

1° Retirer des véhicules la litière et les déjections abondamment arrosées au préalable avec l'une des trois solutions désinfectantes désignées ci-dessus ;

2° Détacher du plancher et des parois à l'aide d'un racloir et d'un crochet approprié les matières adhérentes à leur surface ou qui remplissent les joints des planchers et balayer ces immondices ;

3° Après ces opérations, procéder au lavage à grande eau du plancher et des parois de manière à ne laisser subsister aucune trace de déjection. Le lavage doit s'étendre à l'intérieur et à l'extérieur du véhicule ;

4° Lorsque le véhicule sera suffisamment ressuyé, badigeonner le plancher et les parois avec l'une des trois solutions désinfectantes indiquées ci-dessus ou les soumettre à l'action de l'eau bouillante projetée comme il est dit ci-dessus.

Art. 3. — Tout véhicule dans lequel, au moment de la visite à l'entrée en France, est constatée la présence d'un ou de plusieurs animaux atteints de maladie contagieuse ne peut pénétrer plus avant sur le territoire français qu'après avoir été soumis à une désinfection complète. Cette opération a lieu sous la direction du vétérinaire préposé à la visite.

Quant aux animaux, il leur est fait application des dispositions du décret du 22 juin 1882 et de l'arrêté du 28 juillet 1888.

CHAPITRE II

Transports par eau.

Art. 4. — Tout bateau ou navire ayant servi à transporter des bêtes bovines et autres espèces de ruminants (moutons, chèvres, etc.), des chevaux, ânes, mulets et porcs, est désinfecté immédiatement après le débarquement des animaux.

Art. 5. — La désinfection s'applique aux places occupées ou parcourues par les animaux et aux objets à leur usage. Elle a lieu conformément aux prescriptions de l'article 2.

Art. 6. — Les pontons, passerelles et tous appareils ayant servi au débarquement sont désinfectés d'après les mêmes procédés.

Art. 7. — Après chaque arrivée et chaque départ, les quais et les emplacements destinés à recevoir les animaux sont désinfectés par l'enlèvement des déjections, le lavage à grande eau suivi d'un balayage à fond, puis par l'arrosage avec l'une des trois solutions désinfectantes indiquées à l'article 2.

Art. 8. — Dans les ports de mer, les opérations de désinfection ont lieu sous la direction des vétérinaires chargés de la visite des animaux.

Art. 9. — L'arrêté du 12 mai 1883, ci-dessus visé, est et demeure rapporté.

Art. 10. — Les Préfets des départements sont chargés, chacun en ce qui le concerne, de l'exécution du présent arrêté qui sera publié et affiché.

Fait à Paris, le 1er avril 1898.

J. MÉLINE.

POLICE SANITAIRE.

Loi du 21 juin 1898 sur le Code rural.

(Livre III : de la Police rurale. — Titre 1er : Police administrative.)

Le Sénat et la Chambre des députés ont adopté.
Le Président de la République promulgue la loi dont la teneur suit :

22.

Titre Ier. — De la police rurale concernant les personnes, les animaux et les récoltes.

Art. 1er. — Les maires sont chargés, sous la surveillance de l'administration supérieure, d'assurer, conformément à la loi du 5 avril 1884, le maintien du bon ordre, de la sécurité et de la salubrité publiques, sauf dans les cas où cette attribution appartient aux préfets. Ils sont également chargés de l'exécution des actes de l'autorité supérieure relatifs à la police rurale.

CHAPITRE PREMIER

De la sécurité publique.

Art. 2. — Les maires veillent à tout ce qui intéresse et garantit la sécurité publique.

Ils doivent, par des précautions convenables, prévenir les accidents et les fléaux calamiteux, pourvoir d'urgence à toutes les mesures d'assistance et de secours, et, s'il y a lieu, provoquer l'intervention de l'administration supérieure.

. . . .

Art. 14. — Les animaux dangereux doivent être tenus enfermés, attachés, enchaînés et de manière qu'ils ne puissent causer aucun accident soit aux personnes, soit aux animaux domestiques.

Art. 15. — Lorsque des animaux errants sans gardien, ou dont le gardien refuse de se faire connaître, sont trouvés pacageant sur des terrains appartenant à autrui, sur les accotements ou dépendances des routes, canaux, chemins ou sur des terrains communaux, le propriétaire lésé ou son représentant a le droit de les conduire ou de les faire conduire immédiatement au lieu de dépôt désigné par l'autorité municipale.

Le maire, s'il connaît le propriétaire responsable du dommage, lui en donne avis. Dans le cas contraire, il est procédé à la vente de ces animaux, conformément aux dispositions de l'article 1er du titre VI, livre Ier du Code rural.

Lorsque les animaux errants qui causent le dommage sont des volailles, des oiseaux de basse-cour de quelque espèce que ce soit, ou des pigeons, le propriétaire, fermier ou métayer du champ envahi pourra les tuer, mais seulement sur le lieu, au moment où ils auront causé le dégât et sans pouvoir se les approprier.

Si, après un délai de vingt-quatre heures, celui auquel appartiennent les volailles tuées ne les a pas enlevées, le propriétaire, fermier ou métayer du champ envahi est tenu de les enfouir sur place.

Art. 16. — Les maires prennent toutes les mesures propres à empêcher la divagation des chiens; ils peuvent ordonner que les chiens seront tenus en laisse ou muselés. Ils prescrivent que les chiens errants et tous ceux qui seraient trouvés sur la voie publique ou dans les champs non munis d'un collier portant le nom et le domicile de leur maître seront conduits à la fourrière et abattus après un délai de quarante-huit heures s'ils n'ont point été réclamés et si le propriétaire reste inconnu.

Le délai est porté à huit jours francs pour les chiens avec collier ou portant la marque de leur maître.

Les propriétaires, fermiers ou métayers ont le droit de saisir ou de faire saisir par le garde champêtre ou tout autre agent de la force publique les chiens que leurs maîtres laissent divaguer dans les bois, les vignes et les récoltes. Les chiens saisis sont conduits au lieu de dépôt désigné par l'autorité communale, et si, dans les délais ci-dessus fixés, ces chiens n'ont point été réclamés et si les dommages et les autres frais ne sont point payés, ils peuvent être abattus sur l'ordre du maire.

. . . .

CHAPITRE II

De la salubrité publique.

Art. 18. — Les maires sont chargés de veiller à tout ce qui intéresse la salubrité publique.

Ils assurent l'exécution des dispositions légales et réglementaires qui ont pour but de prévenir les maladies contagieuses ou épizootiques.

Ils doivent donner avis d'urgence au préfet de tout cas d'épidémie, de tout cas d'épizootie qui leur seraient signalés dans le territoire de la commune.

Ils peuvent prendre les mesures provisoires qu'ils jugent utiles pour arrêter la propagation du mal.

1re Section. — Police sanitaire.

. . . .

Art. 27. — La chair des animaux morts d'une maladie quelle qu'elle soit ne peut être vendue et livrée à la consommation.

Tout propriétaire d'un animal mort de maladie non contagieuse est tenu, soit de le faire transporter dans les vingt-quatre heures à un atelier d'équarrissage régulièrement autorisé, soit, dans le même délai, de le détruire par un procédé chimique ou par combustion, soit de le faire enfouir dans une fosse située autant que possible à 100 mètres des habitations, et de telle sorte que le cadavre soit recouvert d'une couche de terre ayant au moins 1 mètre d'épaisseur.

Il est défendu de jeter des bêtes mortes dans les bois, dans les rivières, dans les mares ou à la voirie, et de les enterrer dans les étables, dans les cours attenant à une habitation ou à proximité des puits, des fontaines et abreuvoirs publics.

Art. 28. — Le maire fait livrer à un atelier d'équarrissage régulièrement autorisé, ou enfouir, ou détruire par un procédé chimique, ou par combustion, le corps de tout animal trouvé mort sur le territoire de la commune et dont le propriétaire, après un délai de douze heures, reste inconnu.

2e Section. — Police sanitaire des animaux.

Art. 29. — Les maladies réputées contagieuses et qui donnent lieu à déclaration et à l'application des mesures de police sanitaire ci-après sont :

La rage dans toutes les espèces ;

La peste bovine dans toutes les espèces de ruminants;

La péripneumonie contagieuse, le charbon emphysémateux ou symptomatique et la tuberculose dans l'espèce bovine;

La clavelée et la gale dans les espèces ovine et caprine;

La fièvre aphteuse dans les espèces bovine, ovine, caprine et porcine;

La morve et le farcin, la dourine dans les espèces chevaline, asine et leurs croisements;

La fièvre charbonneuse ou sang de rate dans les espèces chevaline, bovine, ovine et caprine;

Le rouget, la pneumo-entérite infectieuse dans l'espèce porcine.

Art. 30. — Un décret du Président de la République, rendu sur le rapport du Ministre de l'agriculture après avis du Comité consultatif des épizooties, pourra ajouter à la nomenclature des maladies réputées contagieuses dans chacune des espèces d'animaux énoncées ci-dessus toutes autres maladies contagieuses dénommées ou non qui prendraient un caractère dangereux.

Les mesures de police sanitaire pourront être étendues, par un décret rendu dans la même forme, aux animaux d'espèces autres que celles ci-dessus désignées.

Art. 31. — Tout propriétaire, toute personne ayant, à quelque titre que ce soit, la charge des soins ou la garde d'un animal atteint ou soupçonné d'être atteint de l'une des maladies contagieuses prévues par les articles 29 ou 30, est tenu d'en faire immédiatement la déclaration au maire de la commune où se trouve l'animal.

L'animal atteint, ou soupçonné d'être atteint d'une maladie contagieuse, doit être immédiatement, et avant même que l'autorité administrative ait répondu à l'avertissement, séquestré, séparé et maintenu isolé autant que possible des autres animaux susceptibles de contracter cette maladie.

La déclaration et l'isolement sont obligatoires pour tout animal mort d'une maladie contagieuse ou soupçonnée contagieuse, ainsi que pour tout animal abattu, en dehors des cas prévus par le présent livre, qui, à l'ouverture du cadavre, est reconnu atteint ou suspect d'une maladie contagieuse.

Sont également tenus de faire la déclaration tous vétérinaires appelés à visiter l'animal vivant ou mort.

Il est interdit de transporter l'animal ou le cadavre avant que le vétérinaire sanitaire l'ait examiné. La même interdiction est applicable à l'enfouissement, à moins que le maire, en cas d'urgence, n'en ait donné l'autorisation spéciale.

Art. 32. — Le maire doit, dès qu'il a été prévenu, s'assurer de l'accomplissement des prescriptions contenues dans l'article précédent et y pourvoir d'office, s'il y a lieu.

Aussitôt que la déclaration prescrite par l'article précédent a été faite, ou, à défaut de déclaration, dès qu'il a connaissance de la maladie, le maire fait procéder sans retard par le vétérinaire sanitaire à la visite de l'animal ou à l'autopsie du cadavre.

Ce vétérinaire constate et au besoin prescrit la complète exécution des dispositions de l'article 31 et les mesures de désinfection immédiatement nécessaires.

Il donne d'urgence communication au maire des mesures qu'il a prescrites et, dans le plus bref délai, il adresse son rapport au préfet.

Art. 33. — Après la constatation de la maladie, le préfet statue sur les mesures à mettre à exécution dans le cas particulier.

Il prend, s'il est nécessaire, un arrêté portant déclaration d'infection.

Cette déclaration peut entraîner, dans le périmètre qu'elle détermine, l'application des mesures suivantes :

1° L'isolement, la séquestration, la visite, le recensement et la marque des animaux et troupeaux dans ce périmètre ;

2° La mise en interdit de ce même périmètre ;

3° L'interdiction momentanée ou la réglementation des foires et marchés, du transport et de la circulation du bétail ;

4° La désinfection des écuries, étables, voitures ou autres moyens de transport, la désinfection ou même la destruction des objets à l'usage des animaux malades ou qui ont été souillés par eux, et généralement des objets quelconques pouvant servir de véhicules à la contagion.

Un règlement d'administration publique détermine celles de ces mesures qui sont applicables suivant la nature des maladies (1).

Art. 34. — Lorsqu'un arrêté du préfet a constaté l'existence de la peste bovine dans une commune, les animaux qui en sont atteints et ceux de l'espèce bovine qui auraient été contaminés, alors même qu'ils ne présenteraient aucun signe apparent de maladie, sont abattus par ordre du maire, conformément à la proposition du vétérinaire sanitaire et après évaluation.

Il est interdit de suspendre l'exécution desdites mesures pour traiter les animaux malades, sauf dans les cas et sous les conditions qui seraient spécialement déterminés par le ministère de l'agriculture, sur l'avis du Comité consultatif des épizooties.

Art. 35. — Dans le cas prévu par l'article précédent, les animaux malades sont abattus sur place, ou sur le lieu d'enfouissement si le transport du cadavre est déclaré par le vétérinaire plus dangereux que celui de l'animal vivant ; le transport en vue de l'abatage peut être autorisé par le maire, conformément à l'avis du vétérinaire sanitaire, pour ceux qui ont été seulement contaminés.

Les animaux des espèces ovine et caprine qui ont été exposés à la contagion sont isolés et soumis aux mesures sanitaires déterminées par le règlement d'administration publique rendu pour l'exécution de la loi.

Art. 36. — Dans les cas de morve et de farcin, de tuber-

(1) En attendant, c'est le décret du 22 juin 1882 et l'arrêté ministériel du 28 juillet 1888 qui régissent la matière.

(Déclaration de M. Viger, Ministre de l'agriculture, à la séance de la Chambre des députés, du 30 mars 1899.)

culose dûment constatés, les animaux doivent être abattus sur ordre du maire.

Quant il y a contestation sur la nature de la maladie entre le vétérinaire sanitaire et le vétérinaire que le propriétaire aurait fait appeler, le préfet désigne un troisième vétérinaire, conformément au rapport duquel il est statué.

Art. 37. — Dans le cas de péripneumonie contagieuse, le préfet ordonne, dans le délai de deux jours après la constatation de la maladie par le vétérinaire délégué, l'abatage des animaux malades et l'inoculation des animaux d'espèce bovine dans le périmètre déclaré infecté.

L'inoculation n'est pas obligatoire pour les animaux que le propriétaire prend l'engagement de livrer à la boucherie dans un délai maximum de vingt et un jours à partir de la date de l'arrêté de déclaration d'infection.

Le Ministre de l'agriculture a le droit d'ordonner l'abatage des animaux d'espèce bovine ayant été dans la même étable ou dans le même troupeau, ou en contact avec des animaux atteints de péripneumonie contagieuse.

Art. 38. — La rage, lorsqu'elle est constatée chez des animaux de quelque espèce qu'ils soient, entraîne l'abatage qui ne peut être différé sous aucun prétexte.

Les chiens et les chats suspects de rage doivent être immédiatement abattus. Le propriétaire de l'animal suspect est tenu, même en l'absence d'un ordre des agents de l'administration, de pourvoir à l'accomplissement de cette prescription.

Art. 39. — Dans les épizooties de clavelée, lorsque le propriétaire d'un troupeau infecté ne fera pas claveliser les animaux de ce troupeau, le préfet pourra, par arrêté pris sur l'avis du vétérinaire délégué, ordonner l'exécution de cette mesure.

En dehors des cas d'épizootie, la clavelisation des troupeaux sains ne doit pas être exécutée sans autorisation du préfet, qui prend alors un arrêté de déclaration d'infection.

Art. 40. — L'exercice de la médecine vétérinaire dans les

maladies contagieuses des animaux est interdit à quiconque n'est pas pourvu du diplôme de vétérinaire.

Art. 41. — L'exposition, la vente ou la mise en vente des animaux atteints ou soupçonnés d'être atteints de maladie contagieuse sont interdites.

Le propriétaire ne peut s'en dessaisir que dans les conditions déterminées par le règlement d'administration publique prévu à l'article 33.

Ce règlement fixera, pour chaque espèce d'animaux et de maladies, le temps pendant lequel l'interdiction de vente s'appliquera aux animaux qui ont été exposés à la contagion.

Art. 42. — La chair des animaux morts de maladies contagieuses quelles qu'elles soient, ou abattus comme atteints de la peste bovine, de la morve ou farcin, des maladies charbonneuses, du rouget et de la rage, ne peut être livrée à la consommation.

Les cadavres des animaux morts ou abattus comme atteints de maladies contagieuses doivent, au plus tard dans les vingt-quatre heures, être détruits par un procédé chimique ou par combustion, ou enfouis préalablement recouverts de chaux vive, et de telle sorte que la couche de terre au-dessus du cadavre ait au moins 1 mètre d'épaisseur.

Les cadavres des animaux morts de maladies charbonneuses, ceux des animaux morts ou ayant été abattus comme atteints de peste bovine, ne peuvent être enfouis qu'avec la peau tailladée.

Les conditions dans lesquelles devront être exécutés le transport, la destruction ou l'enfouissement des cadavres sont déterminées par le règlement d'administration publique prévu à l'article 33.

Art. 43. — Lorsque des animaux ont dû être abattus comme atteints de péripneumonie contagieuse, de tuberculose et de pneumo-entérite infectieuse, la chair ne pourra être livrée à la consommation qu'en vertu d'une autorisation spéciale du maire, sur l'avis conforme, écrit et motivé, délivré par le vétérinaire sanitaire.

Toutefois, les poumons et autres viscères de ces animaux devront être détruits ou enfouis, en observant les précautions ordonnées par l'article précédent.

Le maire adresse immédiatement au préfet copie de l'autorisation qu'il a accordée ; il y joint un duplicata de l'avis formulé par le vétérinaire sanitaire et l'attestation que les poumons et autres viscères ont été détruits ou enfouis en sa présence, ou en présence de son délégué.

Le règlement prévu par l'article 33 spécifiera les cas dans lesquels la chair des animaux atteints des maladies ci-dessus pourra être livrée à la consommation.

Art. 44. — La chair des animaux abattus comme ayant été en contact avec des animaux atteints de la peste bovine ne peut être livrée à la consommation que sur l'avis du vétérinaire sanitaire ; dans tous les cas, leurs peaux, abats et issues ne peuvent être enlevés du lieu de l'abatage qu'après avoir été désinfectés dans les conditions prescrites par le règlement d'administration publique.

Art. 45. — Tout entrepreneur de transport par terre ou par eau qui aura transporté des animaux est tenu, en tout temps, de désinfecter, dans les conditions prescrites par le règlement d'administration publique, les véhicules qui auront servi à cet usage, ainsi que les étables, les écuries, quais et cours où les animaux ont séjourné.

Art. 46. — Il est alloué aux propriétaires des animaux abattus pour cause de peste bovine, en vertu de l'article 3 4, une indemnité des trois quarts de leur valeur avant la maladie.

Il est alloué aux propriétaires des animaux abattus pour cause de péripneumonie contagieuse, ou morts par suite de l'inoculation, dans les conditions prévues par l'article 37, une indemnité ainsi réglée :

La moitié de leur valeur avant la maladie, s'ils en sont reconnus atteints ;

Les trois quarts, s'ils ont seulement été contaminés ;

La totalité, s'ils sont morts des suites de l'inoculation.

L'indemnité à accorder ne peut dépasser la somme de 400 francs pour la moitié de la valeur de l'animal, celle de 600 francs pour les trois quarts et celle de 800 francs pour la totalité de sa valeur.

Art. 47. — Il n'est alloué aucune indemnité aux propriétaires d'animaux importés des pays étrangers, abattus pour cause de péripneumonie contagieuse dans les trois mois qui ont suivi leur introduction en France.

Art. 48. — Lorsque l'emploi des débris d'un animal abattu pour cause de peste bovine ou de péripneumonie contagieuse a été, conformément à l'article 43 ou à l'article 44, autorisé pour la consommation ou un usage industriel, le propriétaire est tenu de déclarer le produit de la vente de ces débris.

Ce produit appartient au propriétaire; s'il est supérieur à la portion de la valeur laissée à sa charge, l'indemnité due par l'État est réduite de l'excédent.

Art. 49. — Avant l'exécution de l'ordre d'abatage, il est procédé à une évaluation des animaux par le vétérinaire délégué et un expert désigné par la partie.

A défaut, par la partie, de désigner un expert, le vétérinaire délégué opère seul.

Il est dressé un procès-verbal de l'expertise; le maire le contresigne et donne son avis.

Art. 50. — La demande d'indemnité doit être adressée au Ministre de l'agriculture, dans le délai de trois mois à dater du jour de l'abatage, sous peine de déchéance.

Le ministre peut ordonner la revision des évaluations faites en vertu des articles 46 et 49, par une commission dont il désigne les membres.

L'indemnité est fixée par le ministre, sauf recours au Conseil d'État.

Art. 51. — Toute infraction aux dispositions relatives à la police sanitaire prescrites par le présent titre et aux règlements rendus pour leur exécution peut entraîner la perte de l'indemnité prévue par l'article 46.

La décision appartient au ministre, sauf recours au Conseil d'État.

Art. 52. — Il n'est alloué aucune indemnité aux propriétaires d'animaux abattus par suite de maladie contagieuse autre que la peste bovine ou la péripneumonie contagieuse, dans les conditions spéciales visées aux articles 34 et 37, et la tuberculose bovine dans les conditions ci-dessous :

Dans le cas de saisie de viande pour cause de tuberculose, des indemnités seront accordées aux propriétaires qui se seront conformés aux prescriptions des lois et règlements sur la police sanitaire.

Le montant de cette indemnité sera réglé conformément aux proportionnalités établies dans la loi de finances de l'exercice 1898.

Art. 53. — En cas d'épizooties, et à défaut des propriétaires, le maire désigne un enclos dans lequel devront être portés et enfouis, dans les conditions prescrites par les deuxième et troisième paragraphes de l'article 42, tous les cadavres des animaux contaminés.

Art. 54. — Il est défendu de faire paître aucun animal sur le terrain d'enfouissement affecté aux cadavres des animaux morts de maladie contagieuse ou de livrer à la consommation les fourrages qui pourraient y être récoltés.

3ᵉ Section. — Importation et exportation des animaux.

Art. 55. — Les animaux des espèces chevaline, asine, bovine, ovine, caprine et porcine sont soumis, en tout temps, aux frais des importateurs, à une visite sanitaire au moment de leur entrée en France, soit par terre, soit par mer.

La même mesure peut être appliquée aux animaux des autres espèces lorsqu'il y a lieu de craindre, par suite de leur introduction, l'invasion d'une maladie contagieuse.

Art. 56. — Les bureaux de douane et ports de mer ouverts à l'importation des animaux soumis à la visite sont déterminés par décret.

Art. 57. — Le Gouvernement peut prohiber l'entrée en France, ou ordonner la mise en quarantaine des animaux susceptibles de communiquer une maladie contagieuse, ou tous les objets pouvant présenter le même danger.

Il peut, à la frontière, prescrire l'abatage, sans indemnité, des animaux malades ou ayant été exposés à la contagion, et enfin prendre toutes les mesures que la crainte de l'invasion d'une maladie rendrait nécessaires.

Art. 58. — Les mesures sanitaires à prendre à la frontière sont ordonnées par les maires dans les communes rurales, par les commissaires de police dans les gares frontières et dans les ports de mer, conformément à l'avis du vétérinaire désigné par l'administration pour la visite du bétail.

En attendant l'intervention de ces autorités, les agents des douanes peuvent être requis de prêter main-forte.

Art. 59. — Dans les ports de mer ouverts à l'importation du bétail, il sera établi des quais spéciaux de débarquement, munis des agrès nécessaires, ainsi que des locaux destinés à recevoir les animaux mis en quarantaine par mesure sanitaire.

Les installations prévues au paragraphe précédent seront préalablement soumises à l'agrément du ministre de l'agriculture.

Pour couvrir les dépenses de ces installations, il pourra être perçu des taxes spéciales sur les animaux importés.

Art. 60. — Le Gouvernement est autorisé à prescrire à la sortie les mesures nécessaires pour empêcher l'exportation des animaux atteints de maladies contagieuses.

Art. 61. — Les frais d'abatage, d'enfouissement, de transport, de quarantaine, de désinfection, ainsi que tous autres frais auxquels peut donner lieu l'exécution des mesures sanitaires prescrites, sont à la charge des propriétaires ou conducteurs d'animaux.

En cas de refus des propriétaires ou conducteurs d'animaux de se conformer aux injonctions de l'autorité administrative, il y est pourvu d'office à leur compte. Les frais de ces opérations seront recouvrés sur un état dressé par le maire et rendu exécutoire par le préfet. Les oppositions seront portées devant le juge de paix.

La désinfection des wagons de chemins de fer, prescrite par l'article 45, a lieu par les soins des Compagnies ; les frais de cette désinfection sont fixés par le Ministre des travaux publics, les compagnies entendues.

Art. 62. — Un service des épizooties est établi dans chacun des départements, en vue d'assurer l'exécution de toutes les prescriptions de police sanitaire des animaux.

Les frais de ce service seront compris parmi les dépenses obligatoires à la charge des budgets départementaux et assimilés aux dépenses classées sous les paragraphes 1 à 4 de l'article 60 de la loi du 10 août 1871.

Art. 63. — Les communes dans lesquelles il existe des foires et marchés aux chevaux ou aux bestiaux, des abattoirs ou des clos d'équarrissage, seront tenues de préposer, à leurs frais, et sauf à se rembourser par l'établissement d'une taxe sur les animaux amenés, un ou plusieurs vétérinaires pour l'inspection sanitaire des animaux qui y sont conduits.

Cette dépense est obligatoire pour la commune.

Art. 64. — Un règlement d'administration publique détermine l'organisation du Comité consultatif des épizooties institué auprès du Ministre de l'agriculture.

Les renseignements recueillis par le ministre, au sujet des épizooties, sont communiqués au comité, qui donne son avis sur les mesures que peuvent exiger ces maladies.

CHAPITRE III

De la protection des animaux domestiques.

Art. 65. — Il est interdit d'exercer abusivement des mauvais traitements envers les animaux domestiques.

Art. 66. — Tout entrepreneur de transport par terre ou par eau doit pourvoir, toutes les douze heures au moins, à l'abreuvement et à l'alimentation des animaux confiés à sa garde.

Si les animaux transportés sont accompagnés d'un gardien, l'entrepreneur est tenu de fournir gratuitement les seaux, auges et autres ustensiles pour permettre l'alimentation et l'abreuvement, et aussi l'eau nécessaire.

Les transports par chemins de fer restent d'ailleurs soumis aux règlements arrêtés par le Ministre des travaux publics, après avis du Ministre de l'agriculture, les compagnies entendues. Ces règlements déterminent les obligations des compagnies et la rémunération qui peut leur être due.

Art. 67. — Indépendamment des mesures locales prises par les maires, le préfet prescrit, pour l'ensemble des communes du département, les précautions à prendre pour la conduite et le transport à l'abattoir ou pour l'abatage des animaux.

Art. 68. — Les maires veillent à ce que, aussitôt après chaque tenue de foire ou de marché, le sol des halles, des marchés, des champs de foire, celui des hangars et étables, des parcs de comptage, la plate-forme des ponts à bascule et tous autres emplacements où les bestiaux ont stationné, ainsi que les lisses, les boucles d'attachement et toutes parties en élévation qu'ils ont pu souiller, soient nettoyés et désinfectés.

Art. 69. — Les marchés, halles, stations d'embarquement ou de débarquement, les auberges, écuries, vacheries, bergeries, chenils et autres lieux ouverts au public, gratuitement ou non, pour la vente, l'hébergement, le stationnement ou le transport des animaux domestiques, sont soumis à l'inspection du vétérinaire sanitaire.

A cet effet, tous propriétaires, locataires ou exploitants, ainsi que tous régisseurs ou préposés à la garde et à la surveillance de ces établissements, sont tenus de laisser pénétrer le vétérinaire sanitaire en vue d'y faire telles constatations qu'il juge nécessaires.

Si la visite a lieu après le coucher du soleil, le vétérinaire sanitaire devra être accompagné du maire ou du représentant de la police locale.

Un arrêté du Ministre des travaux publics, après entente avec le Ministre de l'agriculture, fixera les conditions dans lesquelles devra s'effectuer, dans les gares des chemins de fer, la surveillance du service sanitaire.

Art. 70. — Le vétérinaire sanitaire, au cas où il trouve les locaux insalubres pour les animaux domestiques, indique les mesures à prendre ; en cas d'inexécution, il adresse au maire et au préfet un rapport dans lequel il fait connaître les mesures de désinfection et de nettoyage qu'il a recommandées et qu'il juge utiles pour y remédier.

Le préfet peut ordonner aux frais de qui de droit, et dans un délai qu'il détermine, l'exécution de ces mesures.

En cas d'urgence, le maire peut prescrire des mesures provisoires.

Art. 71. — Lorsqu'un champ de foire ou un autre emplacement communal destiné à l'exposition en vente des bestiaux aura été reconnu insalubre, le vétérinaire délégué adresse un rapport au maire et au préfet, et le maire prescrit l'exécution des mesures de nettoyage et de désinfection indiquées.

A défaut du maire, le préfet peut, après mise en demeure, conformément à l'article 99 de la loi municipale, ordonner l'interdiction du champ de foire ou prescrire aux frais de la commune, les mesures indispensables à faire cesser les causes d'insalubrité pour les animaux domestiques.

Le préfet invite le conseil municipal à voter la dépense nécessitée par l'exécution de ces mesures. Il peut, s'il y a lieu, inscrire d'office au budget communal un crédit d'égale somme.

Art. 72. — A dater du jour où l'arrêté du préfet ou du maire est signifié à la partie intéressée jusqu'à celui où les mesures prescrites sont exécutées, l'usage des locaux dont l'insalubrité a été constatée est interdit.

. . . .

La présente loi, délibérée et adoptée par le Sénat et par la Chambre des députés, sera exécutée comme loi de l'État.

Fait à Paris, le 21 juin 1898.

FÉLIX FAURE.

Par le Président de la République :

Le Président du Conseil,
Ministre de l'agriculture,

JULES MÉLINE.

Indemnités en matière de tuberculose.

CIRCULAIRE MINISTÉRIELLE DU 3 AOUT 1899.

Monsieur le Préfet,

La loi de finances du 30 mai 1899 contient en son article 41 les dispositions suivantes :

« L'article 81 de la loi de finances du 13 avril 1898, accordant des indemnités dans le cas de saisie de viande et d'abatage d'animaux pour cause de tuberculose, est remplacé par les dispositions suivantes :

« Dans le cas de saisie de viande et d'abatage d'animaux pour cause de tuberculose, des indemnités sont accordées aux propriétaires qui se sont conformés aux lois et règlements sur la police sanitaire.

« Ces indemnités seront réglées ainsi qu'il suit :

« 1° Au tiers de la valeur qu'avait l'animal au moment de l'abatage, lorsque la tuberculose est généralisée ;

« 2° Aux trois quarts de cette valeur, lorsque la maladie est localisée ;

« 3° A la totalité de la valeur de l'animal abattu par mesure administrative, s'il résulte de l'abatage que cet animal n'était pas atteint de tuberculose ;

« Dans tous les cas, la valeur de la viande et des dépouilles vendues par les soins du propriétaire, sous le contrôle du maire, sera déduite de l'indemnité prévue ;

23.

« Cette indemnité ne pourra être supérieure à 200 francs pour le tiers de la valeur et à 450 francs pour les trois quarts. »

Il résulte de cette nouvelle disposition législative que l'indemnité accordée pour saisie de viande provenant d'un animal tuberculeux livré volontairement à la boucherie par son propriétaire ou abattu par mesure administrative, n'est plus basée sur la valeur des parties saisies comme l'indiquait la précédente loi du 13 avril 1898, mais sur la valeur qu'avait l'animal au moment de l'abatage.

C'est une modification complète de la base d'évaluation adoptée précédemment pour les viandes saisies, et, par suite, les dispositions de la circulaire en date du 23 mai 1898, qui vous avait été adressée par l'un de mes prédécesseurs pour déterminer les conditions dans lesquelles devaient être accordées les indemnités prévues par l'article 81 de la loi de finances du 13 avril 1898, ne sont plus applicables. J'ai dû, en conséquence, établir pour l'attribution de ces indemnités une nouvelle réglementation qui fait l'objet de la présente circulaire.

Ces indemnités ne peuvent être accordées que sur la demande des intéressés, et c'est auprès de vous, monsieur le Préfet, que ceux-ci auront à se pourvoir dans le délai maximum de trois mois. Vous voudrez bien constituer pour chaque affaire un dossier comprenant les pièces suivantes :

Indemnités pour saisies de viandes. — Pièces à produire.

1° La demande de l'intéressé rédigée sur papier timbré et visée par le maire de sa commune ;

2° Une copie certifiée de la déclaration de la maladie faite à la mairie. Cette pièce indiquera la date exacte à laquelle cette formalité aura été remplie ;

3° Le laissez-passer délivré par le maire pour l'envoi de l'animal à l'abattoir, lorsque cet animal aura été déplacé pour être sacrifié ;

4° Le procès-verbal d'expertise dressé ainsi qu'il est indiqué ci-après;

5° Le procès-verbal de saisie établi par le vétérinaire inspecteur de l'abattoir dans lequel l'animal aura été sacrifié. Lorsque l'animal aura été abattu sur place, cette pièce sera établie par le vétérinaire sanitaire qui doit assister à l'abatage et qui certifiera que cet abatage a été effectué en sa présence;

6° Une déclaration du propriétaire faisant connaître pour chaque tête de bétail abattu le produit de la vente des animaux ou de leurs chairs et débris. Cette pièce devra être certifiée par le maire ou le vétérinaire inspecteur de l'abattoir dans lequel l'animal aura été sacrifié;

7° Un certificat du vétérinaire sanitaire attestant que l'étable qui renfermait l'animal malade a été désinfectée conformément aux prescriptions de l'arrêté du 1er avril 1898.

Procès-verbal d'expertise.

Le procès-verbal d'expertise devra être dressé au moment de l'abatage. L'évaluation sera effectuée par le vétérinaire sanitaire ou par le vétérinaire chargé de l'inspection de l'abattoir dans lequel l'animal sera conduit et un expert désigné par le propriétaire; à défaut d'expert, l'un de ces vétérinaires opérera seul. Le procès-verbal d'expertise ainsi dressé devra nécessairement contenir, indépendamment du nom et de l'adresse du propriétaire et des appréciations des signataires, l'indication du poids de l'animal sur pied, et il devra être approuvé par le propriétaire; si ce dernier était absent ou refusait d'accepter l'évaluation, il en serait fait mention.

Procès-verbal de saisie.

Le procès-verbal de saisie sera établi séparément du procès-verbal d'expertise. Il sera dressé, soit par le vétérinaire sanitaire, soit par le vétérinaire inspecteur de l'abattoir; il devra porter le nom et le domicile du propriétaire, la date du laissez-passer du maire de la commune où l'animal était séquestré lorsque cet animal aura été déplacé pour être abattu ; l'étendue de la maladie, c'est-à-dire si elle était localisée ou généralisée, la nature des morceaux saisis et leur poids.

Les deux procès-verbaux d'expertise et de saisie devront être établis en deux exemplaires originaux. L'un des exemplaires sera remis à l'intéressé ; l'autre, après avoir été visé par le maire de la commune où l'animal a été abattu, vous sera adressé par ses soins dans les cinq jours qui suivront la saisie.

Dans le cas où le propriétaire qui a livré l'animal à l'abattoir résiderait dans un département autre que celui où aura lieu la saisie, vous devrez transmettre le procès-verbal à votre collègue de ce département.

Ces dispositions, qui concernent les indemnités accordées pour saisies de viande provenant d'animaux tuberculeux livrés volontairement à la boucherie par leurs propriétaires, après avoir effectué la déclaration prescrite par la loi, sont également applicables aux indemnités accordées dans le cas où les animaux ont été abattus par mesure administrative. Les mêmes pièces doivent être fournies par le propriétaire, notamment la copie de la déclaration de la maladie faite à la mairie.

Obligation de la déclaration de la maladie.

Je vous signalerai tout particulièrement l'importance de cette formalité et je vous rappellerai que le législateur, en allouant des indemnités pour saisies de viandes provenant d'animaux tuberculeux, a voulu inciter les propriétaires à faire connaître leurs animaux malades et, à cet effet, il les dédommage du préjudice que peut leur causer l'application des mesures prescrites par la loi et qui ne permettent dans ce cas de ne vendre ces animaux pour une autre destination que la boucherie. Les intéressés ne peuvent donc prétendre à ces indemnités que s'ils se sont conformés aux prescriptions de notre législation sanitaire dont la plus importante, celle qui est fondamentale, est la déclaration à la mairie de toute bête atteinte ou soupçonnée d'être atteinte d'une des maladies contagieuses énumérées dans la loi. Il est bien évident que si l'autorité municipale ou les agents du service sanitaire, en faisant prescrire la séquestration d'un animal tuberculeux, ont agi d'office, c'est-à-dire sans que le propriétaire, son représentant ou son vétérinaire ait fait de déclaration, ce propriétaire ne peut prétendre à indemnité si la viande provenant de l'animal dont il s'agit est l'objet d'une saisie totale ou partielle. Il en est de même lorsque la tuberculose est constatée après l'abatage sur un animal qui n'a été l'objet d'aucune déclaration. Dans le premier cas, le propriétaire a contrevenu aux prescriptions de la loi en ne faisant pas connaître qu'il possédait un animal manifestement atteint de tuberculose, qui devait lui paraître tout au moins suspect ; il doit, par ce fait, être déchu de tout droit à indemnité. Dans le second cas, il ne lui a été causé aucun préjudice, puisqu'il a toujours conservé la libre disposition de son animal et il ne peut par suite prétendre au bénéfice de la loi du 30 mai 1899.

L'allocation de l'indemnité prévue par cette loi pour saisie de viande provenant d'un animal tuberculeux est donc subordonnée à la déclaration préalable. Ce n'est seulement que lorsqu'un animal abattu par mesure administrative, c'est-à-dire par ordre de l'autorité, ne serait pas reconnu tuberculeux à l'abatage que la formalité de la déclaration ne doit pas être exigée.

Abatages d'animaux par mesure administrative.

Dans une circulaire du 31 octobre 1898, des instructions très précises vous ont déjà été adressées par mon prédécesseur au sujet de ces abatages par ordre de l'autorité, qui ont été autorisés par l'article 36 de la loi du 21 juin 1898 sur le Code rural.

Vous trouverez dans cette circulaire, à laquelle je vous prie de vouloir bien vous reporter, toutes les indications relatives aux conditions dans lesquelles l'abatage doit être prescrit, ansi que les précautions à prendre pour éviter toute chance d'erreur de diagnostic.

Elle prévoit néanmoins la possibilité d'une erreur de ce genre qui donnerait lieu à l'application du paragraphe 3 de l'article 41 de la loi de finances du 30 mai 1899 et elle fixe en conséquence les pièces à fournir à l'appui de la demande d'indemnité. Sur ce point, quelques modifications sont à apporter par suite des dispositions de la nouvelle loi et des difficultés qui se sont présentées dans la pratique.

Cette partie de la circulaire ne doit donc pas être appliquée et vous devrez vous conformer aux indications suivantes :

Procès-verbal d'expertise et procès-verbal d'autopsie.

L'évaluation de la valeur de l'animal devra avoir lieu au moment de l'abatage et être effectuée dans les mêmes conditions que celles qui sont indiquées dans la présente circulaire pour les animaux livrés volontairement à la boucherie. En outre du procès-verbal d'expertise établi à la suite de cette évaluation, il devra être dressé par le vétérinaire inspecteur de l'abattoir dans lequel l'animal aura été sacrifié ou par le vétérinaire sanitaire qui aura assisté à l'abatage, lorsque cet abatage aura lieu sur place, un procès-verbal d'autopsie.

Indemnités pour abatage par ordre d'animaux non reconnus tuberculeux.

Les pièces à fournir à l'appui des demandes d'indemnités pour les animaux abattus par mesure administrative et reconnus non tuberculeux après l'abatage sont donc les suivantes :

Pièces à fournir.

1° Demande du propriétaire ;

2° Rapport du vétérinaire sanitaire à la suite duquel l'aba-
age aura été ordonné ;

3° Copie certifiée conforme par le maire de l'ordre d'aba-
age ;

4° Certificat constatant que l'ordre d'abatage a reçu son
exécution ;

5° Procès-verbal d'expertise ;

6° Procès-verbal d'autopsie ;

7° Déclaration du propriétaire faisant connaître pour chaque
tête de bétail abattue le produit de la vente des animaux ou
de leurs chairs et débris ; cette pièce doit être certifiée par le
maire ou le vétérinaire inspecteur de l'abattoir dans lequel
l'animal a été sacrifié.

Règlement des indemnités.

Le règlement des indemnités sera effectué par mon administration en ce qui concerne les saisies de viande pour
cause de tuberculose généralisée et les abatages par mesure
administrative. Vous devrez, en conséquence, constituer,
ainsi qu'il est prescrit, les dossiers de ces deux catégories
de demandes et me les faire parvenir dans le plus bref délai.

Quant aux indemnités à accorder pour les saisies de
viandes pour cause de tuberculose localisée, je vous laisse le
soin de les régler. Vous aurez à prendre un arrêté à cet effet
et à m'adresser pour chaque mois un état conforme au
modèle L ci-joint, qui ne devra pas indiquer toutes les
saisies opérées pendant le mois par suite de tuberculose
localisée, mais seulement celles qui auront donné lieu à une
indemnité et dont vous aurez effectué le règlement. Le
montant de cet état sera ordonnancé sans retard à votre
nom afin que vous puissiez dans le plus bref délai faire

remettre aux intéressés les sommes qui leur seront dues. A l'appui des mandats que vous aurez à délivrer pour chacun d'eux, vous devrez joindre les pièces énumérées dans la présente circulaire.

Rappel aux intéressés des prescriptions de la loi.

Les dispositions de l'article 41 de la loi de finances n'étant applicables qu'aux propriétaires qui se sont conformés aux lois et règlements sur la police sanitaire, je vous serai obligé de vouloir bien inviter les maires à faire connaître à leurs administrés les obligations que la loi leur impose.

Aux termes de notre législation sanitaire, tout propriétaire qui soupçonne un de ses animaux d'être atteint de tuberculose doit en faire sur-le-champ la déclaration au maire de sa commune et tenir cet animal isolé jusqu'à ce que l'autorité soit intervenue.

Après visite du vétérinaire sanitaire, cet animal est placé, s'il y a lieu, sous la surveillance de ce vétérinaire. Dans ce cas, il est maintenu isolé et séquestré, c'est-à-dire séparé dans l'étable de ceux qui sont restés indemnes, et il ne peut être vendu que pour la boucherie.

Lorsqu'un propriétaire veut faire sacrifier un animal ainsi placé sous la surveillance du vétérinaire sanitaire, il doit en prévenir le maire qui délègue ce vétérinaire pour assister à l'abatage, lorsque cette opération est effectuée sur place, ou qui délivre un laissez-passer lorsque l'animal doit être sacrifié dans un abattoir.

Un animal placé en surveillance peut être utilisé pour la reproduction et le travail; mais son propriétaire ne doit, comme il est dit plus haut, ne s'en défaire que pour le livrer à la boucherie. S'il s'agit d'une vache laitière, le lait ne devra pas être vendu; mais après avoir été bouilli, il pourra être utilisé sur place pour l'alimentation des animaux.

Enfin, les veaux nés de vaches en surveillance devront, dès leur naissance, être séparés de leur mère.

Je vous serai obligé de m'accuser réception de la présente circulaire, à laquelle je vous prie de donner la plus grande publicité possible, notamment en l'insérant dans le *Recueil des actes administratifs* de votre département.

Recevez, monsieur le Préfet, l'assurance de ma considération la plus distinguée.

Le Ministre de l'agriculture,
DUPUY.

Décret du 15 octobre 1810, relatif aux manufactures et ateliers qui répandent une odeur insalubre ou incommode.

Art 1er. — A compter de la publication du présent décret, les manufactures et ateliers qui répandent une odeur insalubre ou incommode, ne pourront être formés sans une permission de l'autorité administrative : ces établissements seront divisés en trois classes.

La première classe comprendra ceux qui doivent être éloignés des habitations particulières ;

La seconde, les manufactures et ateliers dont l'éloignement des habitations n'est pas rigoureusement nécessaire, mais dont il importe néanmoins de ne permettre la formation qu'après avoir acquis la certitude que les opérations qu'on y pratique sont exécutées de manière à ne pas incommoder les propriétaires du voisinage, ni à leur causer des dommages ;

Dans la troisième classe, seront placés les établissements qui peuvent rester sans inconvénient auprès des habitations, mais doivent rester soumis à la surveillance de la police.

Art. 2. — La permission nécessaire pour la formation des manufactures et ateliers, compris dans la première classe, sera accordée avec les formalités ci-après par un décret rendu en notre Conseil d'État ;

Celle qu'exigera la mise en activité des établissements compris dans la seconde classe, le sera par les préfets, sur l'avis des sous-préfets.

Les permissions pour l'exploitation des établissements

placés dans la dernière classe, seront délivrées par les sous-préfets, qui prendront préalablement l'avis des maires.

Art. 3. — La permission pour les manufactures et fabriques de première classe ne sera accordée qu'avec les formalités suivantes :

La demande en autorisation sera présentée au préfet, et affichée par son ordre dans toutes les communes, à 5 kilomètres de rayon.

Dans ce délai, tout particulier sera admis à présenter ses moyens d'opposition.

Les maires des communes auront la même faculté.

Art. 4. — S'il y a des oppositions, le Conseil de préfecture donnera son avis, sauf la décision du Conseil d'État.

Art. 5. — S'il n'y a pas d'opposition, la permission sera accordée, s'il y a lieu, sur l'avis du préfet et le rapport de notre Ministre de l'intérieur.

Art. 6. — S'il s'agit de fabriques de soude, ou si la fabrique doit être établie dans la ligne des douanes, notre directeur général des douanes sera consulté.

Art. 7. — L'autorisation de former des manufactures et ateliers, compris dans la seconde classe, ne sera accordée qu'après que les formalités suivantes auront été remplies.

L'entrepreneur adressera d'abord sa demande au sous-préfet de son arrondissement, qui la transmettra au maire de la commune dans laquelle on projette de former l'établissement, en le chargeant de procéder à des informations *de commodo et incommodo*. Ces informations terminées, le sous-préfet prendra sur le tout un arrêté qu'il transmettra au préfet. Celui-ci statuera, sauf le recours à notre Conseil d'État par toutes parties intéressées.

S'il y a opposition, il y sera statué par le Conseil de préfecture, sauf le recours au Conseil d'État.

Art. 8. — Les manufactures et ateliers ou établissements portés dans la troisième classe, ne pourront se former que sur la permission du Préfet de police, à Paris, et sur celle du maire, dans les autres villes.

S'il s'élève des réclamations contre la décision prise par le Préfet de police ou les maires, sur une demande en formation de manufacture ou d'atelier compris dans la troisième classe, elles seront jugées au Conseil de préfecture.

Art. 9. — L'autorité locale indiquera le lieu où les manufactures et ateliers compris dans la première classe pourront s'établir, et exprimera sa distance des habitations particulières. Tout individu qui ferait des constructions dans le voisinage de ces manufactures et ateliers, après que la formation en aura été permise, ne sera plus admis à en solliciter l'éloignement.

Art. 10. — La division en trois classes des établissements qui répandent une odeur insalubre ou incommode, aura lieu conformément au tableau annexé au présent décret. Elle servira de règle, toutes les fois qu'il sera question de prononcer sur des demandes en formation de ces établissements.

Art. 11. — Les dispositions du présent décret n'auront point d'effet rétroactif : en conséquence, tous les établissements qui sont aujourd'hui en activité, continueront à être exploités librement, sauf les dommages dont pourront être passibles les entrepreneurs de ceux qui préjudicient aux propriétés de leurs voisins ; les dommages seront arbitrés par les tribunaux.

Art. 12. — Toutefois, en cas de graves inconvénients pour la salubrité publique, la culture, ou l'intérêt général, les fabriques et ateliers de première classe qui les causent pourront être supprimés, en vertu d'un décret rendu en notre Conseil d'État, après avoir entendu la police locale, pris l'avis des préfets, reçu la défense des manufacturiers ou fabricants.

Art. 13. — Les établissements maintenus par l'article 11 cesseront de jouir de cet avantage, dès qu'ils seront transférés dans un autre emplacement, ou qu'il y aura une interruption de six mois dans leurs travaux. Dans l'un et l'autre cas, ils rentreront dans la catégorie des établissements à former, et ils ne pourront être remis en activité qu'après avoir obtenu, s'il y a lieu, une nouvelle permission.

Signé : NAPOLÉON.

Ordonnance royale du 14 janvier 1845 contenant règlement sur les manufactures, établissements et ateliers qui répandent une odeur insalubre ou incommode.

Art. 1er. — A compter de ce jour, la nomenclature jointe à la présente ordonnance servira seule de règle pour la formation des établissements répandant une odeur insalubre ou incommode.

Art. 2. — Le procès-verbal d'information *de commodo et incommodo*, exigé par l'article 7 du décret du 15 octobre 1810, pour la formation des établissements compris dans la seconde classe de la nomenclature, sera pareillement exigible, en outre de l'affiche de demande, pour la formation de ceux compris dans la première classe.

Il n'est rien innové aux autres dispositions de ce décret.

Art. 3. — Les permissions nécessaires pour la formation des établissements compris dans la troisième classe seront délivrées, dans les départements, conformément aux articles 2 et 8 du décret du 15 octobre 1810, par les sous-préfets, après avoir pris préalablement l'avis des maires et de la police locale.

Art. 4. — Les attributions données aux préfets et aux sous-préfets par le décret du 15 octobre 1810, relativement à la formation des établissements répandant une odeur insalubre ou incommode, seront exercées par notre directeur général de la police dans toute l'étendue du département de la Seine, et dans les communes de Saint-Cloud, de Meudon et de Sèvres, du département de Seine-et-Oise.

Art. 5. — Les préfets sont autorisés à faire suspendre la formation ou l'exercice des établissements nouveaux qui, n'ayant pu être compris dans la nomenclature précitée, seraient cependant de nature à y être placés. Ils pourront accorder l'autorisation d'établissement pour tous ceux qu'ils jugeront devoir appartenir aux deux dernières classes de la nomenclature, en remplissant les formalités prescrites par le décret du 15 octobre 1810, sauf, dans les deux cas, à rendre compte à notre directeur général des manufactures et du commerce.

Ordonnance de police du 30 novembre 1837, concernant les établissements dangereux, insalubres ou incommodes.

Art. 1ᵉʳ. — Le décret du 15 octobre 1810 et l'ordonnance royale du 14 janvier 1815 précités seront de nouveau publiés et affichés dans le ressort de notre Préfecture.

Art. 2. — Toute personne qui voudra établir, dans le ressort de notre Préfecture, des manufactures ou ateliers, compris dans l'une des trois classes de la nomenclature annexée à la présente ordonnance, devra nous adresser une demande en autorisation, conformément aux articles 3, 7 et 8 du décret du 15 octobre 1810 et à l'article 4 de l'ordonnance du 14 janvier 1815 précités.

Art. 3. — Aucune demande en autorisation d'établissements classés ne sera instruite, s'il n'y est joint un plan en double expédition, dessiné sur une échelle de cinq millimètres par mètre, et indiquant les détails de l'exploitation, c'est-à-dire la désignation des fours, fourneaux, machines ou chaudières à vapeur, foyers de toute espèce, réservoirs, ateliers, cours, puisards, etc., qui devront servir à la fabrique. Ce plan devra indiquer les tenants et aboutissants aux ateliers.

Lorsque la demande aura pour objet l'autorisation d'ouvrir un établissement compris dans la première classe, il devra être produit par le pétitionnaire, indépendamment du plan ci-dessus indiqué, un second plan, également en double expédition, dressé sur une échelle de vingt-cinq millimètres pour cent mètres, et qui donnera l'indication de toutes les habitations situées dans un rayon de huit cents mètres au moins.

Art. 4. — Il ne pourra être fait aucun changement dans un établissement classé et autorisé, sans une autorisation nouvelle.

Tout établissement dans lequel on aura fait des changements à l'état des lieux désignés sur le plan joint à la demande, et dans l'autorisation, pourra être fermé.

Art. 5. — Tout propriétaire d'établissements classés, qui n'est pas pourvu de l'autorisation exigée par le décret du 15 octobre 1810 précité, devra, dans le délai d'un mois, à compter du jour de la publication de la présente ordonnance, nous adresser la demande pour obtenir, s'il y a lieu, la permission qui lui est nécessaire.

Ordonnance royale du 15 avril 1838 relative aux abattoirs publics et communs.

Art. 1ᵉʳ. — Sont rangés dans la première classe des établissements dangereux, insalubres ou incommodes, les abattoirs publics et communs à ériger dans toute commune, quelle que soit sa population.

Art. 2. — La mise en activité de tout abattoir public et commun légalement établi entraînera de plein droit la suppression des tueries particulières situées dans la localité.

Art. 3. — Quand il y aura lieu à autoriser une commune à établir un abattoir public, toutes les mesures relatives tant à l'approbation de l'emplacement qu'aux voies et moyens d'exécution devront nous être soumises simultanément par nos ministres de l'intérieur et des travaux publics, de l'agriculture et du commerce, pour en être ordonné par un seul et même acte d'administration publique.

Décret impérial du 1ᵉʳ août 1864, qui autorise les préfets à statuer sur les propositions d'établir des abattoirs.

Art. 1ᵉʳ. — Les préfets statueront sur les propositions d'établir des abattoirs.

Art. 2. — Les taxes d'abatage seront calculées de manière à ne pas dépasser les sommes nécessaires pour couvrir les frais annuels d'entretien et de gestion des abattoirs, et pour tenir compte à la commune de l'intérêt du capital dépensé pour leur construction et de la somme qui serait affectée à l'amortissement de ce capital.

Art. 3. — Ces taxes ne pourront dépasser le maximum de un centime cinq millièmes (0 fr. 015) par kilogramme de viande de toute espèce.

Art. 4. — Toutefois, lorsque les communes seront forcées de recourir à un emprunt ou à une concession temporaire pour couvrir les frais de construction des abattoirs, les taxes pourront être portées à deux centimes (0 fr. 02) par kilogramme de viande nette, si ce taux est nécessaire pour pourvoir à l'amortissement de l'emprunt ou indemniser le concessionnaire de ses dépenses.

Art. 5. — Lorsque l'amortissement indiqué dans les articles 2 et 4 sera effectué, les taxes seront ramenées au taux nécessaire pour couvrir seulement les frais d'entretien et de gestion.

Art. 6. — Si des circonstances exceptionnelles nécessitaient des taxes supérieures à celles qui ont été indiquées, elles ne pourront être autorisées que par décret impérial rendu en Conseil d'État.

Décret du 3 mai 1886, qui fixe la nomenclature des établissements dangereux, insalubres ou incommodes.

Art. 1er. — La nomenclature et la division en trois classes des établissements insalubres, dangereux ou incommodes, sont fixées conformément au tableau annexé au présent décret.

Art. 2. — Les décrets en date des 31 décembre 1866, 31 janvier 1872, 7 mai 1878, 22 avril 1879, 26 février 1881 et 20 juin 1883, sont rapportés.

DÉSIGNATION DES INDUSTRIES	INCONVÉNIENTS	CLASSES
Abattoirs publics (Voir aussi Tueries).	Odeur et altération des eaux.	1re.
Boyauderies (Travail des boyaux frais pour tous usages).	Odeur, émanations nuisibles.	1re.
Boyaux salés destinés au commerce de la charcuterie (Dépôts de).	Odeur....................	2e.
Chairs, débris et issues (Dépôts de) provenant de l'abatage des animaux.	Odeur....................	1re.
Chiens (Infirmerie de)..............	Odeur et bruit...........	1re.
Cuirs verts et peaux fraîches (Dépôts de).	Odeur....................	2e.
Échaudoirs :		
1° Pour la préparation industrielle des débris d'animaux.	Odeur....................	1re.
2° Pour la préparation des parties d'animaux propres à l'alimentation.	Idem....................	3e.
Engrais-cment des volailles dans les villes (Établissement pour l')....	Odeur....................	3e.
Équarrissage des animaux (Ateliers d').	Odeur, émanations nuisibles.	1re.
Laiteries en grand dans les villes....	Odeur....................	2e.
Lard (Ateliers à enfumer le).........	Odeur et fumée..........	3e.
Peaux de moutons (Séchage des).....	Odeur....................	3e.
Peaux salées et non séchées (Dépôts de).	Idem....................	3e.
Poissons salés (Dépôts de)..........	Odeur incommode........	2e.
Porcheries comprenant plus de 6 animaux adultes :		
1° Lorsqu'elles ne sont point l'accessoire d'un établissement agricole.	Odeur, bruit............	2e.
2° Lorsque, dépendant d'un établissement agricole, elles sont situées dans les agglomérations urbaines de 5 000 âmes et au-dessus.	Idem....................	2e.
Salaison et préparation des viandes.	Odeur....................	3e.
Salaisons (Ateliers pour les) et le saurage des poissons.	Odeur....................	2e.
Salaisons (Dépôts de) dans les villes.	Idem....................	3e.
Sardines (Fabrique de conserves de) dans les villes.	Odeur....................	2e.
Saucissons (Fabrication en grand de).	Idem....................	2e.
Triperies annexes des abattoirs......	Odeur et altération des eaux.	1re.
Tueries d'animaux (Voir aussi Abattoirs publics).	Danger des animaux et odeur	2e.
Vacheries dans les villes de plus de 5 000 habitants	Odeur et écoulement des urines.	3e.

Commentaire.

En résumé, les articles 1, 3 et 5 de la loi du 27 mars 1851 permettent de saisir et de détruire les viandes ladriques, trichinées, fiévreuses, avariées ou putréfiées, etc. ; car l'expression : *denrées alimentaires corrompues* doit être prise dans son sens le plus large. Il faut l'entendre — et les tribunaux l'entendent ainsi : viandes altérées, gâtées ou corrompues, par la fièvre ou la maladie (métro-péritonite, ladrerie, trichinose, etc.). Les articles 423 du Code pénal, 2, 3 et 4 de ladite loi font connaître les peines encourues par les délinquants.

L'article 27 de la loi du 21 juin 1898 sur le Code rural interdit de vendre et de livrer à la consommation la chair des animaux morts d'une maladie, quelle qu'elle soit. L'article 42 de ladite loi prohibe l'usage alimentaire des viandes provenant d'animaux morts de maladies contagieuses, quelles qu'elles soient, ou abattus comme atteints de la peste bovine, de la morve ou farcin, des affections charbonneuses, du rouget et de la rage. L'article 43 ne permet la vente pour la consommation des animaux abattus comme atteints de péripneumonie contagieuse, de tuberculose et de pneumo-entérite infectieuse qu'en vertu d'une autorisation spéciale du maire, sur l'avis conforme, écrit et motivé, délivré par le vétérinaire sanitaire. (Les poumons et autres viscères sont détruits ou enfouis.)

L'intervention du maire ne sera pas nécessaire dans les communes où il existe un abattoir avec un service d'inspection des viandes. Ce service, qui a une délégation de l'autorité municipale, est apte à donner l'autorisation prévue par l'article 43.

Enfin l'article 1ᵉʳ de l'arrêté ministériel du 28 septembre 1896 trace à l'inspecteur sa ligne de conduite, lorsqu'il se trouve en présence de bovidés tuberculeux.

Pour notre part, nous considérons comme insuffisant l'article 27 précité. Tel qu'il est, en effet, il ne satisfait pas complètement aux exigences de l'hygiène alimentaire.

Le premier paragraphe devrait être suivi d'un deuxième ainsi libellé :

La viande des animaux malades ne peut être livrée à la consommation publique qu'en vertu d'une autorisation spéciale du maire, sur l'avis conforme, écrit et motivé, délivré par un vétérinaire.

Cette disposition additionnelle était indispensable pour empêcher à la campagne la vente d'animaux météorisés, fiévreux, etc. et saignés *in extremis*.

Que dire enfin d'une loi qui manque de sanction pénale ?

Aux contrevenants à l'article 42 précité, paragraphe 1er, on peut soutenir à la rigueur que l'article 32 de l'ancienne loi du 21 juillet 1881 est applicable. Mais que feront les juges, s'il s'agit, par exemple, d'infractions à l'article 27, lequel n'a pas son correspondant dans l'ancienne loi ?

S'appuieront-ils, pour punir les délinquants, sur la loi du 27 mars 1851 ?

Combien il eût été préférable d'introduire dans la nouvelle loi — comme dans l'ancienne — un chapitre relatif aux pénalités !

CHAPITRE XII

ÉTUDE DE LA GARANTIE DANS LES VENTES D'ANIMAUX
DE BOUCHERIE.

De 1804 à 1838, le commerce des animaux d'élevage
ou de travail, aussi bien que celui des animaux de boucherie, était soumis aux règles du droit commun
(articles 1641 et suivants du Code civil). De nombreuses
difficultés avaient surgi, soit sur la question de savoir
si tel ou tel vice (ou maladie) était caché, antérieur à
la vente et assez grave pour empêcher l'acheteur de jouir
utilement des animaux, soit sur la question des délais
qui variaient suivant les usages locaux (art. 1648).

Le 20 mai 1838, une loi spéciale fut promulguée. Elle
énumérait les espèces animales et les vices qui devaient
entraîner la rédhibition, faisait connaître la procédure à
suivre et les délais dans lesquels l'action pouvait être
intentée valablement. Mais cette loi régissait exclusivement les ventes et échanges d'animaux *non* destinés à
la boucherie. Sur ce point, aucun doute ne pouvait
subsister ; car le rapporteur, M. Lherbette, avait déclaré
que cette nouvelle législation s'appliquait seulement au
commerce des animaux d'élevage ou de travail. C'était
là néanmoins un réel progrès, l'acheteur se trouvant
dispensé de prouver l'antériorité, l'invisibilité et la gra-

vité du vice, pourvu qu'il se mît en règle dans les délais légaux.

Les ventes d'animaux pour la boucherie continuaient à être régies par les articles 1641 à 1649 du Code civil. Au surplus, les jugements rendus par les tribunaux établissaient que les bouchers et charcutiers avaient droit à la garantie du Code.

Quand la loi du 2 août 1884 parut à l'*Officiel*, il y eut un tolle général. D'aucuns, et l'on peut dire la majorité, y voyaient, non seulement la radiation totale des vices rédhibitoires chez les bovins vendus pour l'élevage ou le travail — *ce qui était indéniable* — mais encore la suppression complète de la garantie du Code en matière d'animaux vendus pour la boucherie. *A priori*, la teneur de l'article 12 semblait justifier une pareille croyance ; de plus, la décision du tribunal de commerce de Lille (9 décembre 1884) était venue l'étayer. Il s'agissait d'un bœuf tuberculeux saisi à l'abattoir : le boucher ayant intenté une action en restitution de prix à son vendeur, s'était vu débouter de sa demande.

Pour eux, la nouvelle loi s'appliquait à la fois aux animaux de travail et à ceux destinés à la consommation : mais en dehors des espèces animales et des vices énumérés, aucune garantie n'était due par le vendeur.

D'autres enfin émettaient des opinions si bizarres que nous ne croyons pas devoir les rapporter.

Cependant, l'émotion de la première heure dissipée, la réflexion se fit et l'on ne tarda pas à comprendre que les inquiétudes étaient au moins exagérées, si toutefois elles avaient encore quelque raison d'être.

Nous savons déjà que sous l'empire de la loi du 20 mai 1838, le commerce des animaux de boucherie était régi par les articles 1641 à 1649 du Code civil ; et, de plus, par des règlements qui avaient force de loi à Paris.

Les bouchers, achetant sur les marchés de Sceaux et de Poissy les animaux destinés à alimenter la capitale, avaient droit, d'après l'ordonnance de police du 25 mars 1830, à une garantie de neuf jours (*garantie nonaire*) pour les cas de mort naturelle « à la charge par les marchands bouchers, de faire en sorte que la mort desdits bœufs ne puisse être causée par leur faute ou par celle de ceux qu'ils préposeront à leur conduite ».

Cette garantie nonaire était tout simplement inique, elle mettait trop de risques à la charge du vendeur et pendant trop longtemps.

Ainsi de Sceaux aux abattoirs de Paris, il n'y a que quelques heures de marche. Pour une cause quelconque, le boucher ne sacrifie pas immédiatement le bœuf qu'il vient d'acheter; il ne le fait abattre que le neuvième jour. Mais, durant cet intervalle, l'animal peut périr des suites d'une maladie qui ne l'aurait pas fait saisir, s'il eût été sacrifié plus tôt. Par exemple, un bœuf atteint de gravelle (cystite chronique calculeuse) est bon pour la consommation, s'il n'y a ni maigreur excessive, ni complication. Mais si, avant l'abatage, il se produit une rupture de la vessie et conséquemment une péritonite et une infection urineuse mortelles, l'animal devient inutilisable pour la boucherie. La perte est pour le vendeur.

Dans cet exemple, il s'agit d'un vice antérieur à la vente et non apparent. La garantie est due, disait-on, d'après l'article 1647 (1er alinéa). La durée des délais pour intenter valablement l'action variait suivant les usages locaux (art. 1648); à Paris, le boucher avait neuf jours.

A notre avis, l'ordonnance de police précitée imposait

au vendeur d'animaux destinés à la consommation de Paris, une garantie plus étendue encore. Elle le rendait responsable de tous les cas de mort naturelle, quelle qu'en fût la cause, qui se produisaient dans les neuf jours. On n'avait plus à rechercher si l'animal était mort des suites d'une maladie antérieure à la vente et invisible au moment de la convention. Ainsi, le bœuf qui, chez le boucher, contractait une indigestion mortelle, périssait pour le compte du vendeur, sauf le cas où celui-ci pouvait prouver que la mort de l'animal avait été causée par la faute du boucher ou par celle de ses employés. Mais le plus souvent, pour ne pas dire toujours, le vendeur se trouvait dans l'impossibilité d'administrer cette preuve et notamment dans le cas qui nous occupe.

L'article 12 de la loi du 2 août 1884 a abrogé cette garantie exceptionnelle. A ce sujet, M. Labiche, rapporteur de la loi au Sénat, s'est, du reste, nettement expliqué.

« Ce privilège n'a plus aucune raison d'être. Aujourd'hui l'approvisionnement de Paris se fait par chemin de fer. Les bœufs arrivent sur le marché rapidement et sans fatigue. Déjà en 1851, un rapport favorable à l'abrogation de la garantie nonaire avait été adopté par l'Assemblée législative. Il n'y a plus lieu de conserver cette législation exceptionnelle. »

En effet, le projet de 1851 renvoyait à la loi de 1838, et non pas à l'article 1647 du Code civil, les cas de mort naturelle.

Désormais donc, en cas de mort naturelle survenue avant l'abatage, on appliquera l'article 10 de la loi du 2 août 1884. On n'aura plus à rechercher si la maladie qui a fait périr l'animal était antérieure à la vente et non apparente au moment de la convention. Il faudra seulement se rappeler que la loi du 31 juillet 1895, ou loi Darbot, a réduit à sept le nombre des vices rédhibitoires. Toutes les fois que la perte du porc ne proviendra pas de la ladrerie, que la mort du cheval, de l'âne et du mulet ne sera pas la conséquence de l'immobilité, de l'emphysème pulmonaire, du cornage chronique, du tic proprement dit, avec ou sans usure des dents, de boiteries anciennes intermittentes ou de la fluxion périodique des yeux, le vendeur ne sera pas responsable. De plus, l'acheteur n'aura aucun recours contre son vendeur, si l'animal ne meurt pas de l'un des vices énumérés ci-dessus, lors même que l'autopsie révélerait l'existence de la ladrerie chez le porc.

En ce qui concerne les bovidés, la question est vite résolue, la loi du 2 août 1884 ayant supprimé tous les vices réputés autrefois rédhibitoires dans les ventes d'animaux de cette espèce. Ainsi, le bœuf qui meurt des suites d'une maladie antérieure et cachée, quelle qu'elle soit, périt pour le compte du boucher, lors même que cette maladie motiverait la saisie de la viande.

Voilà pourquoi nous approuvons pleinement l'arrêt rendu par le tribunal de commerce de Paris dans la contestation suivante :

Le 29 mai 1899, M..., boucher à l'abattoir de La Villette, achetait de F..., marchand de bestiaux, une vache destinée à la consommation. Quelques heures après l'achat, l'animal succombait en bouverie aux suites d'une péritonite dont l'existence remontait, d'après le certificat d'autopsie délivré par un vétérinaire, à un mois environ.

Nommé expert, Garnier, l'éminent directeur de la

Presse vétérinaire, a conclu au rejet de la demande en remboursement formée par M...

Mais le boucher né malin sait presque toujours se tirer d'embarras. L'animal étant reconnu malade, il le fait abattre immédiatement et, si la viande est confisquée, il intente valablement une action en garantie, en vertu des articles 1641 et 1643.

Enfin, la perte arrivée par cas fortuit sera également pour le compte de l'acheteur (art. 1647, 2ᵉ alinéa). Exemple : si la foudre tue un cheval atteint de morve latente, un bœuf tuberculeux, un porc reconnu ladre à l'autopsie, la perte est pour l'acheteur, boucher ou charcutier.

Dans son rapport, M. Labiche dit encore :

« L'admission de la ladrerie au nombre des vices rédhibitoires permettra aux charcutiers trompés dans leurs marchés d'exercer leur recours contre leurs vendeurs, tandis qu'avec la législation de 1838, ils avaient intérêt à déguiser la maladie et à faire entrer dans la consommation des viandes malsaines. C'est dans le plus grand nombre des cas à l'autopsie que la ladrerie peut être reconnue avec exactitude. »

Ouvrons une parenthèse. — Avant la loi du 2 août 1884, la ladrerie constituait déjà un vice rédhibitoire quand il s'agissait d'animaux vendus pour la boucherie. La maladie remplit, en effet, les conditions exigées par les articles 1641 et 1643, surtout à Paris où elle entraîne toujours la saisie totale.

Malheureusement, avec le droit commun, certains tribunaux de commerce faisaient souvent une fausse application des règles du Code. Ils déboutaient parfois le charcutier de sa demande en garantie dans le cas suivant :

Le porc a été langueyé et l'on n'a pas constaté l'existence de la ladrerie, soit qu'il n'y eût réellement pas de grêlons sous la langue, soit que le langueyeur, tout en opérant consciencieusement, n'ait pas su les découvrir. Il arrive assez fréquemment — et aucun vétérinaire n'ignore ce fait — que les grains ou cysticerques fassent défaut sous la langue, bien que l'animal soit ladre.

Au moment de l'habillage, l'existence de la maladie est reconnue et la saisie effectuée.

Les tribunaux de commerce décidaient alors que le vendeur avait reçu *implicitement* du charcutier une décharge de garantie pour la ladrerie. Voilà pourquoi le premier obtenait gain de cause.

A Bordeaux, les commissionnaires avaient affiché sur les murs du marché un placard dont voici à peu près la teneur :

Ils informaient les acheteurs qu'ils ne répondraient pas des porcs saisis à l'abattoir pour cause de ladrerie, quand le langueyage aurait été pratiqué et n'aurait rien révélé.

Si une affaire de ce genre venait à se présenter, le tribunal de commerce de cette ville ne manquait pas de condamner le charcutier, alléguant que celui-ci avait exonéré son vendeur de toute garantie concernant la ladrerie.

Mais l'acheteur avait-il adhéré aux conditions portées sur ce placard ?

Quoi qu'il en soit, nous pouvons dire maintenant avec M. Labiche que, sous l'empire de la loi du 20 mai 1838, « les charcutiers avaient intérêt à déguiser la maladie et à faire entrer dans la consommation des viandes malsaines ».

En rangeant la ladrerie parmi les vices rédhibitoires,

le législateur de 1884 a eu surtout en vue la protection du charcutier, dont la demande en garantie n'était pas admise (nous avons vu précédemment dans quels cas) par certains tribunaux de commerce. Désormais, le porc langueyé et reconnu sain, qui sera saisi ensuite à l'abattoir pour cause de ladrerie, engagera néanmoins la responsabilité du vendeur, si aucune stipulation de non-garantie (art. 1643), n'est intervenue entre les parties.

La loi du 2 août 1884 n'oblige pas l'acheteur à faire langueyer les porcs dont il va devenir le propriétaire. Pour un motif quelconque, le charcutier ne fait pas procéder à cette opération, quoique sur le marché il y ait des langueyeurs. Après l'abatage, on constate que l'un des porcs est ladre et qu'il existe, en outre, des grains sous la langue; cè qui autorise à croire que le langueyage, s'il avait été pratiqué, aurait fait refuser l'animal sur pied. Dans cette hypothèse, le vendeur est-il encore garant?

Galtier répond affirmativement et il ajoute : « Pour que le vendeur soit en pareil cas exonéré de la garantie, il faut ou que l'acheteur ait connu la maladie ou que, par une clause spéciale de la vente, il ait consenti à ne pas être garanti ; mais encore faut-il, pour que cette clause soit valable, que le vendeur ait ignoré lui-même l'existence de la ladrerie, car, quand il la connaît, il doit la dévoiler, s'il veut être valablement déchargé de la garantie que la loi lui impose (art. 1643, Code civil). »

L'acheteur doit prouver l'identité de l'animal, son origine, sa provenance. Si la ladrerie n'est reconnue qu'au moment de l'habillage, le porc a été brûlé ou échaudé, il a perdu ses soies, etc. Cette preuve n'est pas alors facile à établir, tant s'en faut.

Le législateur de 1884 a prévu ces difficultés et ne les

a pas trouvées insurmontables. Voici, en effet, ce que nous lisons dans l'exposé des motifs :

« Ces raisons ne sont pas décisives; elles ne s'appliquent pas à la consommation des ménages ruraux, ni même à celle des petites villes. Là, les porcs sont achetés un à un, souvent un seul suffit à l'approvisionnement de la maison pour toute l'année; les acquisitions sont faites entre personnes qui se connaissent, en présence de leurs voisins; l'identité de l'animal ne pourra presque jamais être contestée, et dans tous les cas la provenance serait facilement établie. . . . .

« Et même dans les grandes villes, même dans l'abattoir de Paris, cette action peut être encore d'une grande efficacité.

« On trouvera sans trop de peine le moyen d'établir des marques permanentes sur l'ongle, à l'oreille ou au groin des animaux. »

Donc, avis aux charcutiers.

Malheureusement la ladrerie n'engage la responsabilité du vendeur qu'autant que le prix de la vente du porc dépasse 100 francs (art. 4 de la loi du 2 août 1884). Si l'acheteur veut être garanti pour un porc valant moins de 101 francs, il doit exiger de son vendeur une clause spéciale; mais s'il a été victime du dol (1) du vendeur, il sera protégé par le droit commun, quel que soit le prix de la vente.

En résumé :

1° *La loi du 2 août 1884 n'a été faite que pour remplacer la loi du 20 mai 1838;*

2° *Elle régit le commerce des animaux d'élevage ou*

____

(1) Le vendeur a, par exemple, épinglé les cysticerques pour dissimuler la maladie.

de travail, mais s'applique dans une certaine mesure aux animaux de boucherie.

Ainsi, la ladrerie est un vice rédhibitoire aussi bien pour les porcs vendus aux charcutiers que pour ceux vendus en vue de l'élevage, de l'exploitation ou destinés à la consommation des particuliers. Dans tous les cas, sans exception, la procédure à suivre et les délais pour intenter l'action en garantie sont les mêmes ; il faut appliquer les règles contenues dans les articles 3, 5, 6, 7, 8 et 9 ;

3° *Par son article 12, elle abroge tous les règlements imposant une garantie exceptionnelle (garanties nonaire et autres) aux vendeurs d'animaux destinés à la boucherie.*

4° *Elle abroge aussi le premier alinéa de l'article 1647 du Code civil.*

En cas de mort naturelle survenue avant l'abatage, son article 10 est seul applicable.

Mais elle n'a pas abrogé les articles 1641, 1642, 1643, 1644, 1645, 1646, 1648, 1649 et le 2ᵉ alinéa du 1647.

Toutes les maladies qui offrent les caractères exigés par les articles 1641 et 1643 et qui entraînent la saisie de la viande, notamment la ladrerie chez le bœuf, la trichinose chez le porc, etc., engagent, comme par le passé, la responsabilité du vendeur. Celui-ci n'est dispensé de la garantie que dans le cas où, ignorant lui-même l'existence de la maladie, il a stipulé de son acheteur une décharge de garantie (art. 1643).

Enfin, le vendeur est garant, quel que soit le prix de la vente, qu'il soit supérieur ou inférieur à 100 francs (sauf, nous l'avons vu, pour la ladrerie chez le porc).

En résumé, le droit commun est applicable aux animaux (équidés, bovidés, ovidés, caprins et suidés) vendus pour la boucherie, sauf, nous le répétons, pour la ladrerie chez le porc, ainsi que — nous allons le voir dans un instant — pour les maladies *réputées* contagieuses par la loi.

D'ailleurs, pour bien montrer que les bouchers ont droit à la garantie du Code, comme avant la loi du 2 août 1884, nous n'avons qu'à rappeler quelques jugements :

20 novembre 1884. — Tribunal de commerce de Lyon : vache tuberculeuse saisie à l'abattoir ; rédhibition.

26 août 1885. — Tribunal de commerce de la Seine : bœuf présentant des ecchymoses abondantes motivant une saisie partielle ; réduction de prix, conformément à l'article 1644.

24 décembre 1886. — Tribunal civil de Saint-Calais : nouveau cas de tuberculose ayant entraîné la saisie ; rédhibition.

21 juin 1888. — Tribunal de commerce de Bordeaux : affaire du même genre ; rédhibition (1).

Au surplus, le législateur de 1884 n'a voulu abolir que les privilèges contraires « non seulement à la loi sur les vices rédhibitoires, mais au droit commun. Les bouchers de Paris seront, comme leurs confrères de province, suffisamment protégés par le droit commun. » (Rapport de M. Maunoury.)

Ce passage justifie à nouveau les conclusions que nous avons formulées plus haut.

---

(1) A cette époque, la tuberculose pouvait être considérée comme le type des maladies remplissant les conditions exigées par les articles 1641 et 1643 du Code civil. En effet, elle n'était réputée ni contagieuse par la loi du 21 juillet 1881, ni vice rédhibitoire par la loi du 2 août 1884.

MALADIES OU VICES RÉDHIBITOIRES DES ANIMAUX DE BOUCHERIE.

Pour être rédhibitoire, une maladie doit réunir les conditions exigées par les articles 1641 et 1643 du Code civil.

Voici les principaux cas :

CHEVAL.	BOEUF.
Infection purulente.	Rupture de la vessie.
Tuberculose.	Métro-péritonite.
	Ladrerie.

PORC.

Ladrerie.
Trichinose.
Tuberculose.
Viandes odorantes ou ayant un goût détestable.

La maigreur excessive et l'extrême jeunesse ne constituent pas des vices rédhibitoires : si les animaux sont saisis, la perte est pour l'acheteur, car il s'agit là de défauts visibles, apparents (art. 1642).

Mais les parties ont le droit, par une convention, d'étendre ou de restreindre la garantie pour des vices cachés ou apparents (art. 1134 et 1627 du Code civil).

Le boucher peut, par exemple, exiger de son vendeur une garantie pour la maigreur extrême (défaut visible), dans le cas où l'animal serait saisi à l'abattoir.

Si le prix d'un porc ne dépasse pas 100 francs, le charcutier peut, par une clause spéciale, se faire garantir la ladrerie.

Au contraire, le vendeur de bonne foi — c'est-à-dire celui qui ignore l'existence du vice caché — peut, par une stipulation expresse, s'exonérer de la garantie. Mais s'il a connaissance du vice, la décharge n'est pas valable. Dans ce cas, il doit déclarer la maladie et en ne la dévoilant pas, il commet *un dol négatif ou par réticence* (art. 1116).

Celui-ci ne se présume pas, il doit être prouvé par l'acheteur (art. 1116 et 2268).

Le vendeur de bonne foi n'est tenu qu'à la restitution du prix et au remboursement des frais occasionnés par la vente (art. 1646); le vendeur de mauvaise foi doit, en outre, des dommages-intérêts (art. 1645).

Parfois, il importe beaucoup à l'acheteur de démontrer la mauvaise foi de son vendeur. Exemple : un boucher achète, en vue de la consommation, un cheval atteint de morve. L'inspecteur saisit l'animal; mais celui-ci avait contaminé auparavant les chevaux du voisin. Eh bien, le préjudice résultant de la contamination sera à la charge du boucher, s'il ne peut pas prouver la mauvaise foi du vendeur.

Nous venons de voir que les parties peuvent étendre ou diminuer la garantie : elles ont même le droit de la supprimer complètement. En tout cas, il faut se rappeler que les conventions doivent être écrites, la preuve testimoniale n'étant pas admise, en matière civile, quand le prix de la chose vendue dépasse la somme de 150 francs (art. 1341 du Code civil).

En matière commerciale, la preuve testimoniale est admise au-dessus de 150 francs (art. 109 du Code de commerce).

. . . .

En cas de maladie *réputée* contagieuse par la loi, la vente est nulle (art. 1ᵉʳ de la loi du 31 juillet 1895, qui a complété l'art. 13 de la loi du 21 juillet 1881, devenu l'art. 41 de celle du 21 juin 1898).

Ainsi donc, la perte des animaux saisis à l'abattoir pour cause de morve, de tuberculose, de rouget, etc., doit être supportée par le vendeur, alors même que le prix d'achat ne dépasse pas 100 francs. En ce qui concerne la tuberculose chez les bovidés, ledit vendeur a parfois invoqué cette circonstance que l'animal, objet du litige, n'était pas préalablement à l'abatage soumis à la séquestration administrative. Mais les tribunaux civils d'Amiens (16 mars 1897) et de Caen (31 mai 1897) ont, avec raison, décidé que la saisie et l'enfouissement de la viande, après les constatations régulières faites par l'inspecteur sanitaire, devaient être assimilés à la séquestration, puisqu'ils offraient les mêmes garanties et concouraient au même but. Aussi bien la demande en nullité formée par le boucher a été déclarée recevable.

Remarque. — Aux équidés et suidés saisis partiellement ou totalement pour cause de tuberculose, le droit commun (art. 1641 et 1643) est seul applicable. En effet, notre législation sanitaire ne vise la tuberculose que dans l'espèce bovine.

TRIBUNAUX COMPÉTENTS. PROCÉDURE A SUIVRE. DÉLAIS.

1° Justices de paix. — Elles ont été instituées par le décret du 16-24 août 1790, modifié par la loi du 29 ventôse an IX.

Il y a dans chaque canton un juge de paix, lequel a des attributions nombreuses. Ainsi, ce modeste magistrat joue le rôle de conciliateur entre les parties qui veulent entamer un procès devant un tribunal d'arrondissement; il préside les conseils de famille qui délibèrent sur les intérêts des enfants mineurs, appose et lève les scellés, etc.

Comme juge, sa compétence est fixée par la loi du 25 mai 1838 (art. 1er). Il statue en premier et dernier ressort jusqu'à 100 francs ; mais il ne juge qu'en premier ressort de 101 à 200 francs.

Si le montant de la demande dépasse 200 francs, il est incompétent, sauf le cas où il s'agirait de termes de loyer, par exemple.

Toutefois, si le vendeur est commerçant (marchand de chevaux, commissionnaire en bestiaux, etc.), l'affaire doit être portée devant le tribunal de commerce, alors même que le montant de la demande n'excède pas 200 francs (1).

D'après l'article 2 du Code de procédure civile, l'action doit être intentée devant le juge de paix du domicile ou de la résidence du vendeur.

Quant à la formalité prescrite par l'article 2 de la loi du 2 mai 1855, c'est-à-dire l'envoi d'un billet d'avertissement au défendeur, l'acheteur est dispensé de la remplir, en ce qui concerne la ladrerie chez le porc (art. 9 de la loi du 2 août 1884).

2° Tribunaux civils ou de première instance. — Ils ont été créés par la loi du 27 ventôse an VIII (18 mars 1800).

Il y en a un au chef-lieu de chaque arrondissement, sauf à Puget-Théniers (Alpes-Maritimes), à Saint-Denis et à Sceaux (Seine), ce qui en porte le nombre à 369.

Dans les arrondissements importants, les tribunaux de première instance comptent plusieurs chambres : 11 à Paris, 4 à Lyon, Marseille et Bordeaux.

---

(1) On remarquera que l'acheteur-boucher ou charcutier étant toujours commerçant, nous sommes, par ce fait, dispensé d'entrer dans de plus longues considérations sur la question de savoir devant quelle juridiction le vendeur doit être appelé.

Leur compétence est fixée par la loi du 11 avril 1838 (art. 1er) : ils jugent en dernier ressort jusqu'à 1500 francs. Au-dessus, leurs décisions sont susceptibles d'appel.

Si le vendeur n'est pas commerçant, s'il est cultivateur, par exemple, il doit toujours être actionné devant le tribunal civil de son arrondissement, quand le montant de la demande dépasse 200 francs. Chacune des parties doit alors constituer avoué, lequel conduit l'affaire.

3° Tribunaux de commerce. — Ils ont été créés par la loi du 14 septembre 1807.

Il y en a 218 et, partant, on devine qu'un grand nombre de chefs-lieux d'arrondissement n'en possèdent pas. Mais dans les villes où ils font défaut, c'est le tribunal civil qui juge *commercialement* (art. 640 du Code de commerce).

Les membres (président et juges) de ces tribunaux sont des commerçants élus par leurs collègues.

Les tribunaux de commerce jugent en dernier ressort jusqu'à 1 500 francs. Au-dessus, il peut être fait appel, à moins que les parties n'aient déclaré au préalable qu'elles voulaient être jugées sans appel (art. 639 du Code de commerce).

Si le vendeur est commerçant, s'il est, par exemple, marchand de chevaux ou de bestiaux, commissionnaire, etc., il doit être actionné soit devant le tribunal de commerce de son domicile, soit devant celui de l'arrondissement où la vente a eu lieu, soit enfin devant celui de l'arrondissement où le paiement a été effectué (art. 420, Code de procédure civile).

Les parties sont tenues de comparaître en personne ou de se faire représenter par un fondé de procuration spéciale (avocat ou agréé près du tribunal de commerce, etc.), le ministère des avoués étant interdit.

4° Délais. — En ce qui concerne la ladrerie, la procédure à suivre et les délais pour intenter l'action sont réglés par les articles 5, 6, 7, 8 et 9 de la loi du 2 août 1884. Le charcutier a donc au moins un délai de neuf jours francs, non compris le jour fixé pour la livraison. Ce laps de temps est augmenté à raison de la distance, soit un jour par chaque 50 kilomètres ou fraction de 40 kilomètres et au-dessus (art. 1033, Code de procédure civile).

Exemple : si une distance de 290 kilomètres sépare la domicile du vendeur du lieu où le porc a été abattu, le charcutier a un délai de quinze jours francs pour intenter l'action rédhibitoire.

Le certificat de saisie ou procès-verbal de constatation du vétérinaire-inspecteur remplaçant l'expertise (arrêts de la Cour de cassation des 10 novembre 1885 et 23 mars 1887) et la demande étant dispensée de tout préliminaire de conciliation, il en résulte :

1° Qu'il est inutile de provoquer la nomination d'ex perts ;

2° Que, par conséquent, le vendeur ne sera pas appelé à l'expertise ;

3° Que le charcutier n'a qu'une seule formalité à remplir : *assigner*, ou citer directement (c'est-à-dire par un exploit d'huissier) son vendeur devant le tribunal compétent.

Il importe que le procès-verbal de constatation contienne le signalement complet de l'animal, de façon à en bien établir l'identité.

Un cultivateur a vendu son porc 150 francs. A l'habillage, l'animal est reconnu ladre et saisi. L'affaire est, sans conteste, du ressort de la justice de paix. Or, on sait que d'après l'article 2 de la loi du 2 mai 1855, le demandeur doit d'abord appeler le défendeur par l'intermédiaire d'un « billet d'avertissement » (coût : 90 centimes) délivré et envoyé par le greffier. Eh bien, dans le cas qui nous occupe, ce sera d'emblée une citation d'huissier qui obligera le cultivateur à comparaître devant le juge.

Relativement aux autres vices rédhibitoires des animaux de boucherie, la procédure à suivre est celle édictée par les articles 1, 2, 4, 59, 61, 415, etc., du Code de procédure civile. Quant aux délais pour intenter l'action, ils varient suivant la nature des vices rédhibitoires et l'usage du lieu (art. 1648 du Code civil).

S'il n'existe aucune coutume dans la localité, nous pensons qu'il est conforme à l'esprit de la loi d'accorder à l'acheteur-boucher ou charcutier un délai de neuf jours francs, qui sera augmenté à raison de la distance, suivant les règles de l'art. 1033 du Code de procédure civile.

Si le vendeur a commis un dol, l'acheteur peut, pendant dix ans, intenter une action en nullité ou en rescision de la convention (art. 1304 du Code civil).

Enfin l'acheteur (boucher ou charcutier) a un délai de dix jours à partir du jour de l'abatage — sans que toutefois l'action puisse jamais être introduite après l'expiration du délai général de quarante-cinq jours — quand l'animal était atteint d'une maladie *réputée* contagieuse entraînant la saisie de la viande (Voir l'article premier de la loi du 31 juillet 1895).

En terminant ce chapitre, nous ferons observer que le préliminaire de conciliation est exigé, quand l'acheteur intente une action en nullité basée sur le dol, ou (ce qui est le cas pour les maladies réputées contagieuses par la loi) sur l'inexistence de la vente. Par conséquent, si l'affaire est de la compétence du juge de paix, l'envoi du billet d'avertissement est nécessaire ; si, au contraire, elle est de la compétence du tribunal civil, l'acheteur doit d'abord faire citer en conciliation son vendeur devant le juge de paix du domicile du vendeur.

Si celui-ci ne comparaît pas ou si le magistrat n'a pu concilier les parties, l'acheteur doit alors assigner le vendeur devant le tribunal civil, dans le mois qui suit la non-comparution ou la non-conciliation (art. 57 du Code de procédure civile).

Dans tous les autres cas, c'est-à-dire quand il s'agit de l'action rédhibitoire ou estimatoire proprement dite et quand le vendeur est commerçant, le préliminaire de conciliation est inutile.

TABLE DES MATIÈRES

CHAPITRE V

CHAPITRE VI

CHAPITRE VII

VIANDES PROVENANT D'ANIMAUX ATTEINTS DE MALADIES PARASITAIRES NON MICROBIENNES.

CHAPITRE VIII

VIANDES PROVENANT D'ANIMAUX ATTEINTS DE MALADIES MICROBIENNES OU VIRULENTES.

CHAPITRE IX

CHAPITRE X

CHAPITRE XI

DROIT COMMUN, LÉGISLATION SANITAIRE ET LÉGISLATION APPLICABLE AUX ÉTABLISSEMENTS CLASSÉS.

CHAPITRE XII

ÉTUDE DE LA GARANTIE DANS LES VENTES D'ANIMAUX

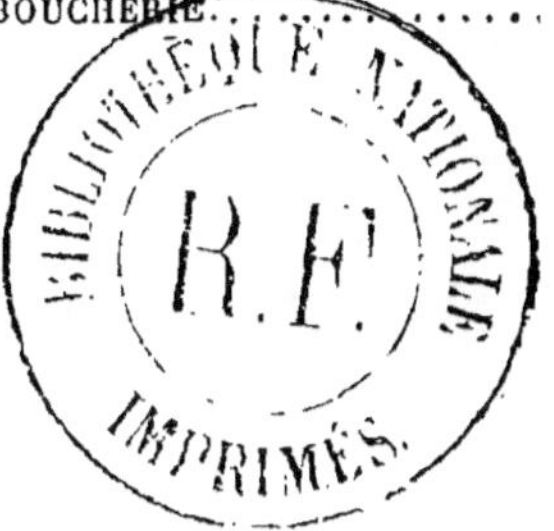